薪火传承——永炎篇3

主编　王燕平　范逸品　白卫国

主审　范吉平

编委（以姓氏笔画为序）

王燕平　支英杰　田金洲　白卫国
纪鑫毓　张允岭　张占军　张华敏
张志强　张志斌　陈姚静　范逸品
贾春华　郭蓉娟　商洪才

全国百佳图书出版单位
中国中医药出版社
·北京·

图书在版编目（CIP）数据

薪火传承 . 永炎篇 . 3/ 王燕平，范逸品，白卫国主编 .—北京：
中国中医药出版社，2022.5
ISBN 978 - 7 - 5132 - 7374 - 9

Ⅰ . ①薪⋯　Ⅱ . ①王⋯②范⋯③白⋯　Ⅲ . ①中国医药学—研究
Ⅳ . ① R2

中国版本图书馆 CIP 数据核字（2022）第 009347 号

中国中医药出版社出版

北京经济技术开发区科创十三街 31 号院二区 8 号楼
邮政编码　100176
传真　010-64405721
三河市同力彩印有限公司印刷
各地新华书店经销

开本 850×1168　1/16　印张 16.75　彩插 0.5　字数 386 千字
2022 年 5 月第 1 版　2022 年 5 月第 1 次印刷
书号　ISBN 978 - 7 - 5132 - 7374 - 9

定价　88.00 元
网址　www.cptcm.com

服 务 热 线　010-64405510
购 书 热 线　010-89535836
维 权 打 假　010-64405753

微信服务号　zgzyycbs
微商城网址　https://kdt.im/LIdUGr
官 方 微 博　http://e.weibo.com/cptcm
天猫旗舰店网址　https://zgzyycbs.tmall.com

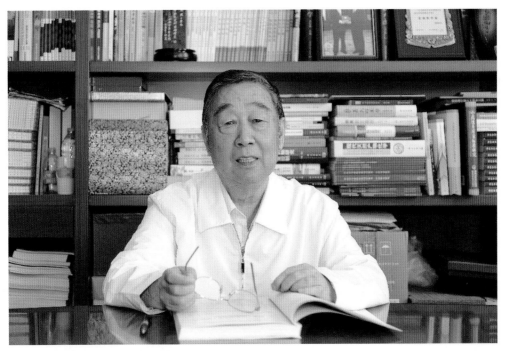

王永炎院士近照

　　中医药学是国学的组成部份,体现了国学的精髓和深邃的哲理,是中华民族科技文明的历史范畴。优秀的传统文明不仅是过去的,而是承接过去、今天、未来的历史流程。中西医并重传承发展中医药学造福民生嘉惠医林。

王永炎 自署 2019年11月

王永炎院士寄语

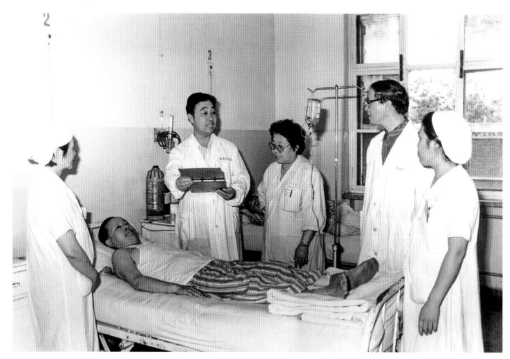

王永炎院士查房

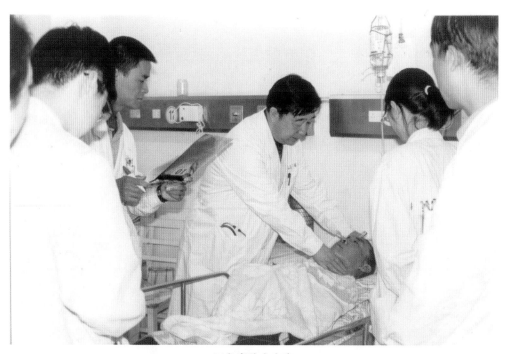

王永炎院士查房

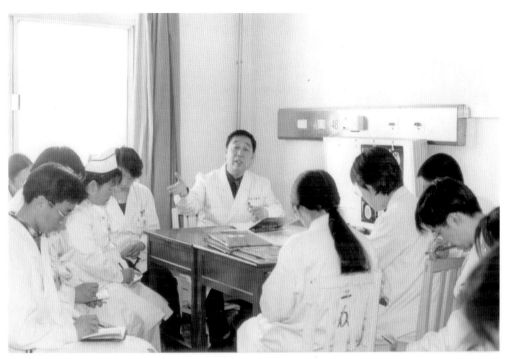

王永炎院士组织病例讨论

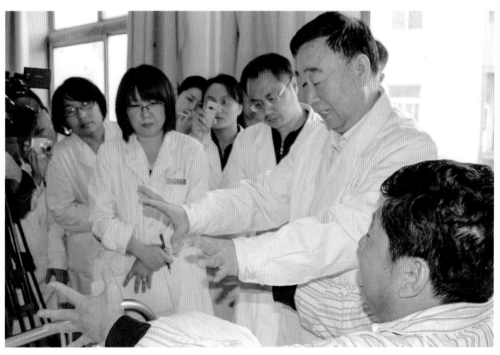

王永炎院士查房教学

感悟赋

国学启蒙，时值变局。

西学东渐，兴事难遇。

往昔苦痛，学人铭记。

并学中西，刻苦研习。

积四十年，穷寒筑浚。

色斯其举，翔而后至。

无迎无忌，知足如义。

窘未尝忧，瓮牖荐睡。

临危接篱，大笔半臂。

乐见善人，乐闻善事。

大道之行，利如浮云。

储善立美，兰蕙如佩。

儒道之美，后辈承绪。

天人合德，见贤思齐。

道通为一，原象明理。

知行明心，事功唯义。

正者政也，中和同异。

终极理想，同舟共济。

师承重情，至爱不离。

吾辈国医，老骥伏枥。

科技文明，始源论启。

传承教育，历经风雨。

企盼春天，矢志不移。

守正创新，欲事则立。

王永炎教授作于 2019 年 8 月

修身

慎言处世事，立事望功成。
有权勿滥用，得意勿妄行。
诚敬不可忘，执教严必竟。
致良知净心，明明德立命。

王永炎教授作于 2020 年 3 月

珍惜余年

病瘥无事且从容，进读哲史改弦行。
世事反思当自谦，垂老执教惟践仁。
道通为一敬代静，不亡余年须珍重。
任我克难自觉行，大德良知廓大公。

王永炎教授作于 2020 年 6 月

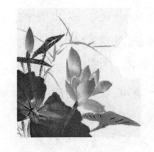

　　20世纪上叶，中医被称为旧医，在多次论争中医是否科学的余波中，我自愿开始学习中医。我5岁开始读《三字经》《千字文》，有一年半私塾教育的经历，因此，自幼便热爱国学。

　　从历史范畴看，中华国学所涉及的哲学理念、人文精神、科技发明弥足珍贵，具备科学与人文融合的双重属性，是整体论与还原论的辩证统一，是演绎与归纳方法学的整合联用，它蕴涵着中华民族璀璨的科技文明。中医药学是国学的重要组成部分，蕴含着国学的精髓，是世界古代医药学中唯一被全面系统传承至今的。它不忘本来，吸纳外来，以我为主，面向未来，与时俱进，体现出强韧的生命力。无论在兴盛的汉唐还是在衰落的南北朝、五代十国，只要民族处于战乱、瘟疫肆虐时期，中医药均挺立在防控疫情、疗伤治病、保卫生命的前沿，保障国家的发展、民族的繁衍，推进医事药事体制日臻完善。中医药确是我国传统科技文明的瑰宝。

　　医学是人学，人学的核心是"仁"，倡导仁德、仁义、仁心、仁术。儒家仁学是我国社会人群的主流意识，重名教、重伦理、敢承担；崇尚大德、践行公德、不舍私德，义利事功而天道酬勤。仁德是生命的力量，"礼归于仁""礼之用，和为贵"。"礼"即调节，和而不同，"尚同""小康"。建设团结、和谐、创新的学术研究团，儒学克己复礼是抵御及矫正纵财、纵势、纵众取宠、社会价值观异化的锐器。道学讲求"无、朴"纯素、顺自然、重易学、知常变，主张无私欲，无为而治又无不为，以不污不杂的纯素与仁者爱人相联系，丰富了儒家的仁学内涵。优秀的中华传统文化，既惟仁又惟道，儒道互补。惟仁者，重视道德修养，以仁心处世事，作为社会成员尽心尽责为社会服务；惟道者，提高心灵智慧，重视本真之我的原发创生性，培育对科学选题的求知欲、好奇心、想象力等创新素养。

儒道互补演绎着一种力的平衡，中国哲学既入世又出世，以出世的精神做入世的事业。"格物"是完成事业，"致知"为提高道德境界。我们的目的是要知道外界和自我本性的"理"。用"敬"而"致知"。"敬"即敬畏、谦卑。何以用"敬"？若不用敬，可能是一智之习而不能达到体悟的目标。务必记住中医治学有感性、理性、悟性。年轻一代学人只有"博施于民而济众"，方能"从心所欲而不逾矩""各美其美""美美与共"，求真储善，而至和谐统一，以美立命。《论语·子罕》曰："逝者如斯夫，不舍昼夜。"表达了对本真之我存在的领悟和对事物生成的珍惜。总之，先做"仁"，而后做某种职业的人。

农耕文明的河图、太极图的符号系统是中华民族古代哲学、科学、医药学的根基，具有始源性意义。《太极图说》曰："无极而太极。太极动而生阳，动极而静；静而生阴，静极复动。一动一静，互为其根；分阴分阳，两仪立焉。"太极为易变之源头，无极而太极。无极由至极而来，至极为太虚寥廓幽玄，气禀清明，散漫多元，即混沌为一，为道，为无。"无生有"或"有生于无"，"无"与"有"都是逻辑符号。万物由气聚成形，形立神生，形与神俱而纯素为朴，此为无极而太极。阳变阴和而成水、火、木、金、土，五气顺布，四时行焉，五行一阴阳也，阴阳一太极也。对中华传统文化的"阴阳"符号，英国伟大的历史学家汤因比予以赞许，在其撰著的《历史研究》一书中讲道："在不同社会，不同的观察者用来表示静止状态和活动状态这一宇宙韵律的各种符号中，阴阳是最贴切的……是直接表现出了交替的韵律。"他还说："中国人传统的世界观受了中国三千年经验的考验，其中一个主要观念是'阴''阳'的辩证交替。无论阴或是阳只要发展到极端，就会变成另一端，从而自动地恢复自然的平衡。因为另一端发展到自然所能容忍的最大限度，就会最终回到这种交替模式。当然这不是在一个平面上交替，而是螺旋式上升。阴阳观念的核心实际上是'否极泰来'的辩证法。"

国学宗师章太炎先生曾说："中医之成绩，医案最著。"医案是医生记录临床诊疗过程的真实文献，是中医历代名家医论医术发展创新的载体之一，也是中医以象为主体，以气、阴阳、五行的关联作为指导，治未病、辨证论治防控传染病及治疗现代难治病的临床经验积淀汇总的精华。将激活数据学融入古今医案研究，将大数据梳理总结发掘成为"活"的数据，诠释理法方药疗效评价的临床效益，将是重要的有前景的研究方向。以不确定性、非线性的数据展现天道自然一体的混沌运动，而混沌并非混乱、无序、无用的。数据背后隐匿着看似由简单原因导致的复杂的科学结果。

20世纪末，中医药学界引入了循证医学，2019年3月中国中医科学院成立了中国循证医学研究中心。经过20多年的发展，其循证方法学在中医的卫生决策和中药新药的研发与应用中，对临床价值的评价均起到了一定积极作用。目前，循证医学也遇到了伦理学与逻辑学等方面的挑战，正朝向多元化、多学科的循证科学建设。改进"循"的方法学，面对真实世界，吸纳物理学、化学、生物学的科技成果，融入叙事医学的人文关怀，以充分的证据，提高医疗效益评价的科学性。中医药学的优势在临床，需要用循证医学技术，克服局限性，开创出适合中医药临床疗效评价的新路。

叙事医学于21世纪初兴起，结合人文医学精神，加强医德教育，培养医患道德共同体。目前朝向新时代，面对数字化新纪元建设学科，争取在高等医学门类院校有一席之地，编写相应的教材，本硕博各阶段开设新课，对于已办专刊与专门栏目，组织扩充培养专业队伍。推广叙事技巧，在场聆听患者疾苦，对其痛苦做到感同身受，培养同理心，认真听故事、写故事、讲故事，学会书写平行病历，提高患者抗病能力，帮助患者树立正确的生死观。仁者寿，由"寿则多辱"转化为"义则不辱""死而不亡者寿"，在生命的最后阶段努力去做未竟的事业。

1999年启动国家人口与健康领域（"973计划"方剂关键问题的基础研究）项目。我提出"方剂配伍的潜能蕴藏在整合之中，不同饮片、不同组分、不同化合物的不同配伍具有不同的效应。诠释多组分与多靶点的相关性，针对全息病证，融合对抗、补充、调节于一体，发挥增效减毒与减毒增效的和谐效应"的假说，历12年模块药理学与化学生物学整合，多组学"网络"演绎分析与归纳综合相关的研究，目前合成生物学的重点选题之一是植物、动物、天然药物的研究，为中药复方配伍机理研究拓展了新机遇。在信息智能融合时代，为复方药物从结构、功能、信息、应力多元化视角阐释药效毒理质控机制的研究创造了条件。

直面16世纪发轫的牛顿数理实验，近代科学模式遇到了大科学、大数据、科技文明的挑战。科学技术与巨大工程的融合发展，单光子不可分割，量子态不可重复与复制，激活数据学对不确定性、非线性大数的发掘，暗物质、暗能量存在的被证实，脑科学暗知识的研究发展，将迎来新世纪信息、智能两化融合的历史突变期。人类对世界的认知可能会产生根本性的改变。显然，大科学、高概念、大数据的时代有利于国学、国医、国药的发展。中医基础理论不再是黑箱而是打开了一扇窗。临床诊疗积累的每一份病历将成为大数据待发掘信息的资料。

优秀的中华传统文明是一种存在，是一种运动，它不仅是过去科技文明的伟大创造，而且是承接过去、今天、未来历史的关键。今天国家的中医政策由"团结中医"转变为"中西医并重"，《中华人民共和国中医药法》的颁布实施，给中医药学的传承发展带来了天时、地利、人和的良好机遇。期盼已久的春天到来了，我和学长虽已进入垂暮之年，自当老骥伏枥，不忘初心，为发展复兴中医药学尽心尽责。学科进步是事业发展的基石，应为年轻一辈营造宽松、和谐、创新的学术环境，多做有益的工作。

王永炎

2021 年 11 月

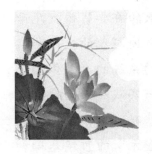

前言

　　本书从文化哲学与生命健康、象思维与中医学、务本开新、整合医学、学科建设五个方面系统整理与总结著名中医药学家王永炎先生所做学术研究，较全面地体现出其学术思想。

　　王永炎先生是当代医学大家，是中医药行业的学科带头人，现为中央文史研究馆馆员、中国中医科学院名誉院长。先生在中医临床、教学、科研和管理工作等各个方面均做出了杰出的贡献，可谓卓具建树。王永炎先生门人弟子众多，桃李芬芳，许多人现在已经成为中医界的中坚力量。本书撷取了先生和门人弟子近年来部分最新的学术研究成果，以飨读者。可以说，这些成果反映了当代中医科学研究的水平，引领了中医未来学术发展的方向，对于启示当今中医药学术研究，开阔中医药学人研究视野，推动中医药事业传承和创新具有重要和深远的意义。

　　本书充满了创新精神和独立之思考，具有较强的理论性。故有必要钩玄提要，方便读者把握本书的思想脉络与精髓。

　　第一章，文化哲学与生命健康。主要阐发了王永炎先生关于中国文化哲学与中医学生命健康关系的深邃思考。

　　中医药学是中华文明的瑰宝，是在中国哲学和传统文化的基础上形成的全世界唯一全面系统传承下来的传统医药学。当前正值中华文化大发展大繁荣的时代，作为与中华传统文化密不可分的中医药学，正面临着新的机遇和挑战。王永炎先生提出，在保持中医学自身特色、发挥其特有优势的基础上，应该不断提高中医学人的文化自觉水平和能力，在发展中医药学时树立文化自觉，重视中华传统文化与中医药学的比较研究，使其相互沟通交流。同时，中医药学的发展也要坚持与时俱进。要将中医药学置于大科学背景下，适应大环境的变迁，服务大卫生的需求，实现科学人文融合互动、东学西学兼收并蓄，积极构建具有中国特色的医疗卫生保健体系。

中医学植根于中华文化的土壤，是中华文化传承的重要载体，几千年来中医药学不断汲取中国传统哲学文化精华，有效地与人的生命和疾病的防治规律相结合，形成了人文与生命科学相融的系统的、整体的医学知识体系。中华文化哲学概念对于中医药的理论与实践有着始源性的意义和重要的影响，奠定了中医学理论思维的哲学基础。本章中王永炎先生以圆融通达的智慧出入于医哲之间，对"恬惔虚无"的哲学基础和"气"进行了深度诠解。"恬惔虚无"是《素问·上古天真论》提出的中医学命题，以往对其文献阐释仅仅局限于医学范畴，常常浮光掠影，语焉不详。王永炎先生将"恬惔虚无"的中医学内涵放置于中国文化哲学的原始语境中进行阐扬和诠解，认为"恬惔虚无"具有心灵哲学的品性，有守正防邪的医学内涵，起源于中华文化的哲学观，其哲学基础是植根于中华民族历史文化土壤的"良性觉知"，即先秦儒道"仁德""无、朴"的国学精神从心灵意识层面形成的健康理念和生命境界，赋予"恬惔虚无"以丰富的文化哲学内涵。"气"作为中国古代哲学的核心范畴之一，也是中医学的重要概念。本章中王永炎先生结合唯物史观与唯心史观从"气与太虚""气与象""气与理"等不同向度对"气"的含义进行了诠释，并对中医提到的先天真元之气的内涵从哲学层面进行了阐释，对于深化中医学的重要概念"气"的研究具有重要的学术意义。

在老龄化加速的当今社会，王永炎先生对老年人的健康给予了认真关注和积极呼吁。他认为应该重视老年人脑疾病的早期预防，尤其要了解认知障碍是阿尔茨海默病临床前期的高危阶段，要充分发挥中医药养生保健与治未病等特色优势，在认知障碍阶段早期预警、有效干预，是积极应对老龄化问题的突破点和关键内容。要对老年人群的认知老化水平进行客观评价，解析认知老化的规律和脑机制，才能为疾病早期预警与治疗提供依据。而构建大规模、高标准的老年脑健康社区队列是实现上述目标的前提和基础。王永炎先生提出，要构建多维度的老年脑健康基础数据库，这对研究中国老年人群的认知衰退规律，促进老年脑健康，预防认知障碍及其相关重大脑疾病，实施中国脑科学计划都有着重要意义。

第二章，象思维与中医学。详尽阐述了王永炎先生对象思维与中医学联系的认识。

"象"是中国传统文化哲学中最为本质的属性，它在相当程度上决定了中国文化哲学的思维取向，形成了中国传统思维方式的基础与核心。"象思维"是一种区别于概念思维的原创性思维方式，是中国传统文化所特有的思维方式。"象思维"也是中医学的原创特征和主要思维方法之一，对中医理论的形成与发展有着重要的影响。王永炎先生提出象思维之象有原象、具象之分。原象即本原之象，即太虚，即混沌，即元气，即无，即一，即道。原象是具有初始化的混沌系统，是整体流转之象。从主客一元的角度看，太虚原象是泯灭心物，消融主客的整体之象，而从主客对待的二元论角度讲，太虚原象涵盖了通过感觉器官所感知的"物象"和虽然不能用感觉器官感知，却可以通过心灵体悟的"心象"或"意象"。原象无形，但具有原发创生性，混沌一气，一气生有，气聚成形，形气相感而化生万物。万物均为形而下的器象，或具象。中医学的五运——木、火、土、金、水，六气——寒、热、暑、湿、燥、风，生命机体器官、精、津、液等，均为具象。具象与原象是有紧密关联的，原象与具象可以相互流通转化，具象以显明的方式呈现，最终又以幽隐的方式回归于原象。

"证候"作为中医学对疾病现象特有的认知形式，是中医理论在临床诊疗中最具体的体现。其核心内容是中医原创性思维"象思维"背景下"象—素—候—证"的病机证候要素的具象整合。中医辨证论治是从"观"象开端的具象过程。观象者，观天地阴阳之象，万物生灵之象，健康疾病之象，五运关联之象。就辨证过程而言，先以视听嗅味触等感觉器官望舌象、候脉象、观症象、病象等所取诸象为具象，以象为素，以素为候，以候为证，据证言病。因证脉治，病证结合，重视慢病隐喻病因与病史关联，以证候为核心，方证相应，象意并举，承制调平，防治求本。

五运六气是中医学的重要理论，涉及时空环境对人体生理病理和心理的影响。王永炎先生援引中国传统文化相关理论，以象思维视角对五运六气所涉及的天道时空、人道自然哲学内涵进行了诠解，认为中华文明的核心是天、道、自然一体。"天人合一"是中国传统文化的基本特征，表述的不仅是人与自然的和谐关系，而且传递出了一种"天人合德"的精神。天道上下有位，左右有纪，盛衰有时，阴阳升降，寒暑彰兆。生灵万物与天地五运六气系统诸元素变化流转，以时空整体相互关联，人居天地气交之中，顺应自然，从其气则和，违其气则病。天不仅是自然秩序的代表,也是人间的秩序与价值的根源,人的"仁德"源于天的"生德",天人能够合一,合一的基础是"德",在对"天道"的体认中,把握"仁性",觉解"人"的精神生命。内省忠恕,克己复礼,惟仁和合,修身中正,恪守识变,从整体动态直观视角来领悟宇宙和人生的真谛,达致天与人、宇宙与人生、心性与天道的相互贯通,体悟天人合德的生命观,求真、求善、求美。此外,王永炎先生认为,解析河图、太极图符号系统衍化生命的关联性,发掘其内涵对人类健康与疾病的防治蕴含的深邃哲理,有助于中医药学开拓创新。

第三章,务本开新。重点论述了中医药传承创新与人才培养的问题。二者紧密联系,相辅相成,辩证统一。中医药传承和创新的关键在于中医药人才培养,而后者是接续和联系中医传统和现代的"津梁"。

传承和创新是中医药发展和腾飞的两翼。《论语·学而》曰:"君子务本,本立而道生。"中医药的传承要立足根本。何为根本?王永炎先生指出,一是坚守传统,一是培养人才。

传统方法所做的中医研究是临床诊疗水平提高的源头与基础,中医学派的研究是中医传统方法研究与中医临床医学发展紧密联系的契合点。王永炎先生认为,中医学派的创建与发展,很好地解决了创新与传承的关系问题,提示了一种值得学习重塑的中医发展模式。中医药学的优势在临床,中医药不仅需要理论创新,更需要临床思维创新。在坚守优秀传统文明的基础上,要借鉴当代科技人文的新成果,蓄力中医药临床医学研究,以服务民生而嘉惠医林。

"千秋基业,人才为本",中医药发展振兴重在中医复合型创新人才的培养。为了中医药的发展能够适应我国建设创新型国家和人才强国的战略需求,王永炎先生提出培养临床中坚骨干人才,造就学科领军人物是当务之急。在人才培养方面,要遵循中医药学自身发展的规律,要把中医理论知识的深厚积淀与临床经验的活用有机地结合起来。既要勤求古训,熟谙中医经典著作,又要融汇新知,汲取现代科学的临床思维方法。既要重视专科知识学习,更要重视全科培养和通才教育,这样才能培养优秀的中医复合型创新人才。中医科学研究要克服体制弊病,反对功利科研,鼓励自由探索,倡导独立思考。科研体制要回归顺应自然,求真、求实、求异的学术本位,鼓励科研管理者创新机制,合理配置资源,营造多元开放、宽松和谐、独立自由的学术环境和学术氛围,积极倡导和培育大胆怀疑的科学精神。要保护争议，宽容失败，崇尚竞争，勇于创新，发现培养中医杰出人才。

第四章，整合医学。王永炎先生提出了"整合医学"的理念。

随着全球化、大数据时代的到来，当今社会正处于后现代中国东西方科学文明交汇转型与重构的大背景下，中医药发展面临着时代的机遇和现实的挑战。如何处理传统中医学与现代文明的关系，不能不成为有关怀的现代中医学人焦思渴虑的问题。在这个问题上，民国先贤提供了解决方案。陈寅恪在为冯友兰的《中国哲学史》下册撰写审查报告时说："窃疑中国自今日以后，即使能忠实输入北美或东欧之思想，其结局亦等于玄奘唯识之学，在吾国思想史上，既不能居最高之地位，且亦终归于歇绝者。其真能于思想上自成系统，有所创获者，必须一方面吸收输入外来之学说，一方面不忘本来民族之地位。此两种相反而适相成之态度，乃道教之真精神，新儒家之旧途径，而两千年吾民族与他民族思想接触史之所昭示者也。"王永炎先生汲取了先贤智慧并予以阐扬，提出在新的形势下，中医药学的传承与创新应该直面复杂系统的科学问题，围绕生命科学与人文医学领域的新趋势、新问题，以我为主，我主人随，坚守国学特质，兼取异质文化的养分，打通学科之间的畛域，促进多学科交叉渗透与融合。在弘扬原创思维的基础上，积极寻求中医学与西医学的契合点，关键在于整合集成，优势互补，将中医研究（自身理论与临床）与研究中医（西医学、生物学、化学、信息学等多学科的成果与问题）兼容和合，进行科学与人文的整合，整体论与还原论的整合，象思维与概念思维的整合，系统性研究与描述性研究的整合，循证医学与叙事医学的整合，最终会通中西，化育新生，实现统一整合医学。

第五章，学科建设。是王永炎先生对中医药学科建设进行的前瞻性思考。进入21世纪，全球科学格局的变化，对中医学发展提出了新的要求。学科是科学的分支，学科建设是科学发展进步的基础。中医药学科建设是中医药发展和创新的重要环节。本章详细阐述了王永炎先生对于中医药学科建设属性、学科优势、学科建设目标的定位与实施，研究方向的界定、遴选与培植、稳定性，学科带头人在学科建设中的地位与作用，学科方向的变革与创新等方面的见解。

本书的五章内容绝大部分是原创内容，每一篇都呈现出一片新的视野，看似是不同专题领域发出的各类运思，其实都统摄于同一个核心内容，那就是中医学创造性继承和创新性发展。唐磊在《几被遗忘的思想者——孙越生》一文中写道："思想家之不同于一般理论家，表现在思力上就是思想家能跨越学科畛域，洞察历史因果，如庖丁解牛般捕捉现象域、问题群的关键节点，发为言论则每有深切人心、回味无穷的接受效果。"王永炎先生正是基于中医药发展过程中存在的现象和问题的历史认知与现实观照，从文化哲学与生命健康、象思维与中医学、务本开新、整合医学、学科建设五个维度，以深沉的哲学感悟和敏锐的科学理性，展现对未来时代的洞见和睿智，为中医药的传承和创新提供了富有建设性的探索和前瞻性的期待。

本书大部分内容是王永炎先生在耄耋之年身体抱恙之后撰写的。古人云："志道精思，未始须臾息，亦未尝须臾忘也。"这正是先生在治学旅途上不懈追求、不懈探索的真实写照。先生曾言："只要生命烛光还在燃烧，能够照亮脚下的路，就要继续向前！"体现了先生为学术献身、为真理献身的无私奉献精神和崇高理念！思之为之感慨，为之动容。

先生从医执教50年，发"寻晚周之医轨，读经典之示要，辟当代之宏基，展未来之趋向"的学术宏愿，终身都在广泛吸纳各门学科的营养，会通中西医学，博采众家之长，秉承智慧求索之道，不断在新兴领域垦殖拓荒；先生奉行"惟仁惟学，敬畏谦卑，求真储善"的人生践履，"为事业出力，为团队修身"，圆融和合，砥砺奋进，严谨治学，澹宁做人；以哲人的智慧，思想的力量，圣贤的胸襟，立时代之潮头，通古今之变化，发思想之先声，追求科学理性，关照社会现实，彰显人文精神。

文以明道，文亦载人。本书呈现出的是先生"旧学邃密，新知深沉"，融通古今的治学境界；是先生"独立之精神，自由之思想"，鼓励后学的学术担当；是先生"心随朗日高，志与秋霜洁"，清粹弘毅的人生品格。

王永炎先生在中医药理论、临床、科研、教学、中西医学整合、文化哲学等各个领域均有创获，成就显著。坦白而言，整理先生的学术思想，实在是心怀敬畏，诚惶诚恐。唯有寄希望于师门贤达俊彦，爝火传薪，携手并进，继往开来。

编委会

2021 年 12 月 15 日

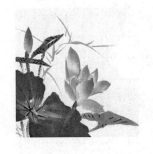

第一章
文化哲学与生命健康

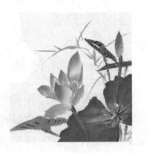

第一节　发展中医药学应有文化自觉

习近平同志指出：中医药学凝聚着深邃的哲学智慧和中华民族几千年的健康养生理念及其实践经验，是中国古代科学的瑰宝，也是打开中华文明宝库的钥匙，深入研究和科学总结中医药学对丰富世界医学事业、推进生命科学研究具有积极意义。当前正值中华文化大发展大繁荣的时代，作为与中华传统文化密不可分的中医药学，面对我国文化繁荣发展与科技转型的重要阶段，如何树立文化自觉，处理好自身与西方文化、西医学之间的关系，树立发展自信，增强发展动力，是需要深入思考与研究的重大课题。

一、文化自觉对中医药学发展具有重要意义

20世纪90年代，有学者提出"文化自觉论"，这对于解决世界文化多元并存时代中医药学的健康发展具有重要意义。所谓文化自觉，是指生活在既定文化中的人对自身文化有"自知之明"，明白它的来历、形成的过程、所具有的特色和发展的趋向。"自知之明"是为了加强对文化转型的自主能力，使自己的文化能够不断适应新环境，从而更好地传承发展。从这个意义上说，有"自知之明"才有文化自觉，有文化自觉才有文化自信，有文化自信才有文化繁荣发展。

我们在当下发展中所面对的复杂问题是前所未有的，中医药学的发展也是如此。对于中医药学发展而言，必须处理好的一个问题就是与西方文化、西医学之间的关系。要处理好这个关系，增强发展自信、发展动力，必须要有新思维。新思维从哪里来？从中华民族几千年源远流长、博大精深的传统文化中来。这就需要有文化自觉，了解中华传统文化的特点和发展趋势，明白中医药学与中华传统文化之间的紧密关系。作为中医药学研究者、工作者，不但要精通中国自己的医学，还要了解中国自己的哲学、美学等的特点，实现人文为科学奠基、科学促进人文发展的目的。简而言之，我们倡导文化自觉，就是要自觉弘扬中华优秀传统文化；我们强调发展中医药学要有文化自觉，就是要从中华传统文化的视角审视中医药学的生命

力、发展趋势。

二、看待医学问题应有文化视角

当今世界，人类健康面临前所未有的危机，迫切需要我们去积极应对。然而，这种健康危机并非单纯的医学问题，其背后是文化问题。追求经济利益最大化的价值取向对人类生存的自然环境和社会环境都产生了极大影响，导致人类生活方式和社会行为都发生了很大变化，由此带来种种健康问题和社会问题。所以，看待医学问题要有文化视角。

现在，一方面，饥饿、营养不良等问题在一些国家依然严重威胁着人民的生命健康；另一方面，营养过剩和生活方式不健康导致的疾病，如肥胖、高血压、高脂血症、冠心病、脂肪肝、动脉硬化、糖尿病等发病率在一些国家大幅上升。城镇化的快速推进带来城市人口膨胀，导致城市里各种资源尤其是人类赖以生存的水资源非常紧缺，更使保障人类健康的医疗资源非常紧缺。食品添加剂、农药、化肥、防腐剂等的大量使用直接影响人类健康，而环境污染导致的温室效应以及抗生素的滥用，为新型传染病的出现提供了温床。随着社会竞争日益激烈、生活节奏不断加快以及一些人价值观的扭曲，人们的心理发生很多变化，导致抑郁症和心因性精神障碍的发病率不断攀升。抑郁症现在的患病率已达 11.8%。此外，随着社会老龄化日益加剧，老年病患者开始增多。有资料表明，老年人在临终前两年间的医疗费用占本人整个医疗费用的 70%。人类面临前所未有的健康危机，我们必须从多方面去深思应对之道，其中一个重要的方面就是从文化视角去看待医学问题，在理念上有所创新。我们要树立顺应自然的理念，实现自然、社会与人类健康之间的和谐统一。强调发展中医药学要有文化自觉，正是因为人类健康问题不是简单的医学问题，中医药学与中华传统文化之间的紧密关系有利于我们在应对人类健康危机时创新理念。

三、中医药学具有自己独特的文化优势

中医药学的理念源于中华传统文化。中华传统文化源远流长，儒、释、道互为补充，核心是儒学。儒家强调"仁义""和而不同"，道家强调"道法自然"等，对中医药学的形成和发展具有重要影响。立足于中华传统文化的中医药学所形成的生命观和健康观，强调以人为本、涵养道德、修身养性、形神一体、天人合一，重视物质和精神的统一。这些理念对健康维护和疾病防治有着十分重要的意义。

有人认为，中华传统文化属于农耕文明的范畴。一直以来人们对其劣势批判得比较多，特别是 1915 年的新文化运动提出"打倒孔家店"，甚至有人提出废除中医药学。事实上，不能说农耕文明就是小农经济、目光短浅，还要看到农耕文明顺应自然的优势。近些年来，西方一些学者也肯定了农耕文明的优势，认为立足于农耕文明的中华传统文化有其自身优势。与此相适应，与中华传统文化紧密相关的中医药学也有自己独特的文化优势。比如，中医药学强调"气"的概念，主张"生气通

天"，认为人体的生命活动与自然界密切相关；主张"大而无外"，体现的是包括天地人的整体观。西医学比较重视微观方法手段，分子水平可以是"小而无内"，还可以往下分，做到更加精细，但还应从整体出发，把整体观念和还原分析结合起来，这是医学研究必然要走的路。人类对疾病和健康的认识也一定要涉及影像学和大生化以外的人的自我感受与修为，应将叙事医学与循证医学相结合，重视临床试验与证候组学、方剂组学、腧穴组学的基础研究。

中医药学以天地人整体观来把握人的健康维护与疾病防治，如"人以天地之气生，四时之法成""四气调神""生气通天"，都体现出顺应四时、形与神俱、融通整合的理念。这些先进的理念使得中医在诊疗当代疾病时具有独特而显著的疗效。比如，近几年手足口病高发，发病的孩子凡是疹子特别多、口腔里的疱疹也很多的尚无生命危险；而那种疹子隐而不发的孩子，往往容易出现重症甚至死亡。这符合中医透疹泄毒的原则。在疫苗研究滞后于新发疾病的状况下，中医药学可以发挥重要作用。中医药学的"整体观念""辨证论治"等理论、方法与器物，对西医学的研究与发展有很大启迪。中医药学也顺应了转化医学、健康医学、个体化医学与精准医学发展的趋势，将在应对健康危机中发挥重要作用。

现在，党和国家高度重视中医药学的发展，中医药学发展的春天已经来了，但仍存在乍暖还寒的情况。我们需要改变这种乍暖还寒状态，在发展中医药学时树立文化自觉，重视中华传统文化与中医药学的比较研究，使其相互沟通交流。同时，中医药学的发展也要坚持与时俱进。比如，我们不片面追随西医学的科研评价体系，但是在世界顶级杂志上发表中医药学研究的文章，对提升中医药学的国际影响力确有裨益；为解决过分强调师承教育模式导致中医药队伍萎缩的问题，可以将师承教育与博士后人才培养相结合。中医西医要融通共进，但应该以我为主、我主人随。我们要将中医药学置于大科学背景下，适应大环境的变迁，服务大卫生的需求，实现科学人文融合互动、东学西学兼收并蓄，积极构建具有中国特色的医疗卫生保健体系。

（王永炎）

第二节 传统文化与现代文明结合以提高文化自觉

中医药学是中华文明的瑰宝，是在中国哲学和传统文化的基础上形成的，吸取了现代科技文明的精髓，体现出创造性继承和创新性发展的特性。中医药学历经五千年仍葆青春，关键在于中医学人的文化自觉。中华传统文化产生于农耕文明，史前的河图洛书与负阴抱阳的太极图是古代哲学与科学的根基，强调"一元和合""尚一""尚同"。"治未病""辨证论治"是中医临床医学的核心，数以千计的名家医案是中医师们活生生的诊疗记录，国学哲理与临床经验一直支撑着学科框架更新。历史证实，中医药学为民族繁衍发挥了重大作用，故虽有近百年的中西纷争，在人民的拥戴下中医药依然挺立于世界医药学之林。这些源于中医学人对传统文化精神的继承，对中医药学理论和实践的领悟与发扬，也源于中医学人对现代科技文明精华的汲取，并将之应用于中医药继承创新，强调我主人随的文化自觉。

中医药是全世界唯一全面系统传承下来的传统医药学，系统的传承离不开完整的继承和持续的创新。继承是基础，创新是归宿，中医药的创新主要看能否回应时代的需求和挑战，一脉相承的传统文化同现代科技、现代生活、现代精神相结合，有利于满足大卫生、大健康的需求。

2011 年，我国城市人口首次历史性地超过农村人口，沿袭数千年的乡土社会向城市社会转化，社会发展由农耕文明向工业文明过渡，并且信息智能科技已不断融入社会。医药卫生方面既需要满足农村乡镇的需求，又要建设现代意义的城市社区，同时需要填补我国全科医学的短板。中医在农村原来没有严格的分科，现在需要回归到医生掌握多种技能为乡民疗伤治病。我国已进入老龄化社会，人口增长率下降，而人力资源是核心竞争力，故实施积极的老龄化政策也成了医学研究的主题之一。同时，现代科技和发展拓宽了对中医药学的研究空间，大数据时代的到来，从理念、技术、装备等方面丰富了中医的学科属性。

国家大数据重点实验室提出了激活数据学，把大数据之"大"发掘为"活"的数据，如中医医案与非对照的临床疗效观察报告，大量非线性的数据背后隐藏着混沌，但混沌并非混乱、无序、无用，经梳理、挖掘可以诠证辨证论治理、法、方、药的实践价值，激活数据学应用的新技术可开启数字文明新纪元。

近年量子卫星的发射成功揭示了单光子不可分割，量子态不可复制，动摇了主客二元只有可重复可复制才是科学的理念，为中医个体化诊疗的科学性打开了一扇窗。然而，目前仍然存在一些问题，如中医学人对高概念大数据时代的信息学习普遍不足，对信息智能融入尚处于认知学习阶段等。

中医药学的学科发展离不开国学哲理的指引和临床经验的积累，一则是"道"，一则是"术"，"道"与"术"两者相辅相成，殊途同归。

中医药学的诊治最重视怡神养性，道生一，一生二，二数神，"二"者即阴阳。《素问·阴阳应象大论》曰："阴阳者，天地之道也，万物之纲纪，变化之父母，生杀之本始，神明之府也，治病必求于本。"神明即后世所称的"元神"，怡神养性，将生命消融在大自然的天地境界，去适应自然与社会的变化，推动生、长、化、收、藏的生理平衡，是"道"的哲理层面。具体到养生延年和诊治疾病，总体要求是"怡情志，调升降，顾润燥，纳化常"，方法手段多种多样，如导引、吐纳、针灸、膏摩等。

在当今社会价值观异化、利益驱动、世事复杂的状况下，养生强调"守静笃"而"护正气"，倡导动静结合。每天抽用一定时间入静、坐忘、心斋以缓解紧张烦劳的情绪，重视节制饮食与气化功能。"出入废则神机化灭，升降息则气立孤危"，通过调升降与顾润燥，顺应气候、物候等变化，节制饮食，适当运动等方式以维护人体气化功能，正常可概括为"纳化常"。传统文化重在"道"的修养，"民为邦本，本固邦宁""礼之用，和为贵"均是大道，是中华文化的核心。

医学是人学，医学生的教育应先成"仁"而后成为医务工作者，"仁德"是生命的力量，是社会的规范，也是人文的准则。医学领域的学科带头人必须胸怀"仁德"，善于团结、包容并认真听取不同的意见，以身作则，才有可能形成一支开放、进取、创新的团队。

传统文化《易经》的精髓是强调"日新更日新"，要与时俱进、实事求是、精益求精、自强不息，将易、数、象赋予新时代的内涵，将仁、义、礼、智、信作为当今社会主义新时期应有的学养。

传统文化向现代文化的转化也要注重传播手段的现代化，包括电子、网络、人工智能等，让下一代能不断传递和继承下去；还要同现代生活方式相适应。当今家庭的结构、育儿的方式与过去相比都有变化，可以说文化的内涵已渗透到社会生活的各方面，因此，传统文化在民间传承，要将民俗文化与家庭文化结合。要重视源头历史，厘清中华民族的根本，接续民族精神的命脉。我们要坚守中医学文化姓"中"，不姓"西"，要以我为主，我主人随，同时要积极吸纳融汇外来的现代文明，才能自立于世界之林。

中医学根植于国学文化的土壤中，形与神俱，形立神生，心身合一，形神兼养，体现的是知—情—意的心理过程。医务工作者需要完善修养，更须强调人文关怀，以人为中心，坚守仁爱谦诚品行，建设情感—道德共同体。

直面社会生活的多元化需要文化自觉，中医学科建设亦必须适应多元化、多层次的发展，处理好东西方文化及两种医学之间差异与融合的矛盾。

华夏文明出于农耕文化，重视家族血缘，强调天人合一的宇宙观、和而不同的终极理想，自强不息，义利事功，求真储善，厚德载物，善于吸纳外来的文化科技成果。

西方文明产生于重工商业、重视契约法制的环境下，提倡自由奋斗。我们应将东西方文化整合，洋为中用，古为今用，今为我用，综合集成。共同树立文化自觉，强化自信，需要有"自知之明"。明晰中医药学科的始源、发展、衍化的过程，掌握其所具有的特征和未来发展的趋势。"自知之明"是要加强对文化整合转型的自主能力，使中医药文化能够适应大健康、大卫生新环境的需求。有"自知之明"才有自信，有自信才能繁荣发展，实现人文为科学奠基，科学促进人文的进步。

我们强调中医学人要提高文化自觉，倡导敢于担当，为社会服务，团结包容，建设好开放创新的学术团队；以道通为一、"无、朴"纯素的精神，顺应自然，合乎规律地造福民生。既要以传统文化审视中医药学的生命力，又必须与现代科技文明相结合。中医药学是打开中华文明宝库的钥匙，它汲取了传统文明的哲学内涵，并在新时代与现代科技和西方文明相整合。中医学人须拥有文化自觉，用中医原创思维，以新图变，变中图强，我主人随，在继承中华传统文化的精髓和中医药学宝贵的知识财富的基础上，利用现代科技继续持之以恒地发展、创造、创新。

（王永炎　张华敏　纪鑫毓　王燕平）

参考文献

［1］王永炎.发展中医药学应有文化自觉［N］.人民日报，2015-06-03（16）.

［2］张华敏，王永炎.高概念特征与中医学［J］.环球中医药，2018，11（5）：641-644.

［3］刘喜明.国医大师路志正学术思想初探［J］.中医学报，2013，28（2）：193-195.

［4］杨秋莉，王永炎.叙事医学与中医学的人文关怀［J］.现代中医临床，2015，22（2）：1-3.

第三节　诠释"恬惔虚无"及其哲学基础

"恬惔虚无"是《素问·上古天真论》提出的："恬惔虚无，真气从之；精神内守，病安从来？""恬惔虚无"是以心灵哲学为基点的命题，对人类身心健康具有重要意义。理解、解释和延伸"恬惔虚无"的内涵，对于理解中医养生的理念，指导当下国人心灵健康及诠释国学国医，净化心灵有重要现实价值。

一、"恬惔虚无"诠解

"恬"即安静，安然，坦然。《说文解字》解释为"安也"。如恬卧（安卧，指清静无为），恬愉（安适愉快），恬泰（安逸舒适），皆指安静。《荀子·富国》"轻非誉而恬失民"，则为安然、泰然之意。如恬退（安然引退），恬不知怪（安然处之，不以为怪），恬不知羞（安然处之，不以为耻），恬不为怪（言恬不知怪），恬如（安然，泰然），皆指恬然、泰然之意。

"惔"本意为淡泊，即清净、纯素。清净则心安顺事，纯素即朴，不杂为纯、不污为素；惔者，平和庸常地过日子。惔与显赫富贵相悖，如若追求显贵而不及则必生乱。以平淡为怀，天天都是好日子，安详清静过好每一天。恬惔即淡泊名利，清静安逸。恬惔的心灵或意识层面是淡雅、淡定以内守精神，非功利性，非物态化，在充斥繁复杂多物欲的社会中，以仁德之力量，泛爱众，致良知，体现民族优秀文化传统，可谓淡雅；淡定则是以恒心克服一切贪婪狂癫，始终不渝追求崇尚高洁的定力。

"虚无"观是国学儒、道、佛的范畴。"虚"即原象，此谓太虚。太虚绝不是真空，当属真气从之的元气，即中和之气。一元正气是中医原创思维的体现，此为混沌阴阳未分之原象。原象体现生命的力量，既不离物质性的人体脏腑、经络、四肢百骸等的功能，又是心智水平恍兮、惚兮的感受、印象、记忆等"直觉"的觉知载体。"无"是道，道者无名、无己、无功，核心是无私欲，故无为而治又无不为。道通为一，"一"乃哲学大数，大一无外，高山平原、江河湖海、宇宙星空。小一无内，粒子再分，分子、原子、质子、中子等。大一蕴含小一，小一容含大一。老聃谓："大曰逝，逝曰远，远曰反。"缘此小一归依网络，大一归于天地，天地只能定位于大自然，包括人类，所以"天、道、自然"一体，人必须合规律性顺自然，合目的性生产生活利民生。"道通为一"体现原象的大象无形之象，也是直观动态流转整体的象，又是融入内心安抚精神之象。

"恬惔虚无，真气从之；精神内守，病安从来"。依《素问·上古天真论》王冰注："恬惔虚无，静也。法道清净，精气内持，故其气从，邪不能为害。"依其法道，于心身健康则恬惔为重，于心灵哲学以虚无观筑其根基。"观"者，即看，属于范畴。虚无超越取象，以视听嗅味触等感官看舌象、候脉象、观症象、辨病象等，诸象取之为具象，以象为素，从象开端为辨证辨病而设定。恬惔虚无观当属原象，人体首当提升到良好的心理状态，正气存内、邪不可干，其医学观渊源于中华民族的哲学观。

二、"恬惔虚无"的哲学基础

"恬惔虚无"为我们营造出良好的心理状态。其以"静"转化为"敬"，敬畏体现人性的品格，在人类学史上积淀为自然的、洁净的、崇高的心理体验。又以谦卑的人生态度把一切看淡以求"势"，从而获得排除一切杂念，顺应、消融于大自然中的生存力量。先秦儒家荀况认为，凡是善的德行都是人努力的产物。荀子说："天有其时，地有其财，人有其治，夫是之谓能参。"依其说"人与天地参"，人的职责当是利用天地赋予的物质来创造自己的文化。人们必须生活在社会中，为群居而无争，自然以诚敬处之，淡然有礼，尊礼而行就是道德。可见，恬惔虚无的良好心理状态，无疑能保护元真，抵御病邪侵害，更为重要的是维护中和、庸常的幸福生活，"恬惔虚无"由心理的觉知转化为文化学的价值观。

"恬惔虚无"具有心灵哲学的品性。由植根于民族历史文化土壤的"觉知"，以启迪、汇聚、整合经验并转化跃升为基础理论内容，也就是先秦儒道所倡导的"仁德""无、朴"的国学精神，从心灵意识层面形成的对健康的理念，恰恰是从经验至理论，再从理论至经验，是逐渐向高层次、整一性、多时空新一轮的心智循环。看似来来去去地重复，其实在来中之来、去中之去中不断丰富与发展，将理论本身指向了诊疗实践，也带来了人们对生活阅历的体认，这种心智循环为理论的完善、提高、成熟提供了素材。这种心智循环不是平滑的旋转，而是心灵哲学对关于"进展"意义上的认识。心灵循环也是现实的看法，推而广之，又是历史文化语境中人性整合的标志。通过对"恬惔虚无"的诠释，将其延伸到意象思维的创生性，尤其是虚无观的非实体性原象，以象筑境，境以蓄意，意以扬神。将可感知的具象与无形之观的原象整合，诉诸物我两忘，回归到本真本然之我，进入思想和精神完全自由的境域，拓宽精神与"思"的路径，使原象之观、无形之观的"无"，有生于无的"无"，成为真正创造性的"生生不已"之源。精神与"思"的这种原动力，朝着求知、求理、开悟的取象迈步。

三、读懂中医理论离不开唯心史观

追忆 1962 年我即将毕业前夕，北京中医学院（现北京中医药大学）因"五老上书"，要求学生留下来补课 3 个月，主要是补习《黄帝内经》。记得在学习《素问·上古天真论》篇时，先生对"恬惔虚无"一带而过，课后曾去请教先生，先生避而不谈，嘱我去读《十三经注疏》。经历"文革"我才醒悟，受历史条件限制，在那个只许讲一分为二，而不允许讲合二为一的年代，中医基础理论定位在朴素的唯物主义理论上，谁都难以剖析"恬惔虚无""太虚原象""物我合一"的理念。在 21 世纪的今天，医学人文学出现了，尤其是叙事医学逐渐浸润临床工作者的心灵，聆听尊重疾病的故事，再现患者内心的痛苦，医患两个自我融通成为道德的共同体。诸如此类，对心灵哲学唯心史观必不可缺。遍读中国传统文化与中医学书籍，其中概念或理念如敬、恕、和，以敬代静，太虚原象，道通为一，游于艺与成于乐，阴阳二十五人，五态人格，论勇，淫邪发梦，人与天地参，天人合德，日新之谓盛德，等等，真正读懂并验之于临床，切合当下更新的健康理念，对于端正医生和临床工作者的价值观、世界观和宇宙观有重要价值。

回顾人类学的历史，许多时间和人物的评价几乎没有亘古一致的取象，如屈原的《离骚》、陶渊明的《桃花源记》，甚至有为曹操翻案、为海瑞罢官的纷争，对于史料的真伪都可能见仁见智。因此，学人应该喜欢读历史，企望辨明真相，多摄取些许养分，少犯错误、少一些教训。学习哲学才明白时代的流转会有各色各样的限制，难以绝然弄清楚，但凡由人设定的情事，大多有偏见甚至差讹。中医学人应该重视学习经典，反复锤炼自身的品格，依存于内心的那幅"世界图景"，来放眼世界；依循具备人类史格局与普适性的理念，包容一切不同见解，敞开精神襟怀，则愈显心灵境界的宽广。心灵作为价值文化的结晶，学人希冀人格的丰美，心怀敬畏积学储善，医者敬畏仁术而大医精诚。真正的学人能够确认，若无世界文明的多年积累和民族文化的陶冶，他将一无是处。真正的学人深懂谦卑，那些足以托起巨人地位的原创性学说乃至体系，说到底皆是某种智慧设定或假说，是人类给定历史语境的认同，一切皆是"约定俗成"。

中国哲学以其"直觉"概念为出发点，道家老庄之学尤其如此，他的起点和终点皆是混沌的全体。形而上学的任务仅仅在于"对于不可知是不可知这个事实说些什么，谁若知道了不可知是不可知，谁也就总算对于他有所知"，"不知而知"是哲学"负的方法"。

从逻辑上说不可感者超越经验，既不可感又不可思者超越理智。哲学是对人生有系统反思的思想，由于反思的性质必当是自体的，不可能成为思想对象之"某物"，非主客二元论，属于自为主体直观，整体动态时空流转，则自然是正方法与负方法的相辅相成，亦是唯物与唯心史观的统一。正确认识物质与意识、器官与功能、生理与心理的关联互动，正确看待唯心史观以诠释"恬惔虚无"为略例，回应并推动健康新观念的实现。

（王永炎　张华敏）

参考文献

［1］许慎．说文解字［M］．天津：天津古籍出版社，1991．
［2］荀子简注［M］．章诗同，注．上海：上海人民出版社，1974．
［3］老子．老子［M］．李存山，注译．郑州：中州古籍出版社，2008．
［4］王冰．黄帝内经素问［M］．林忆，校正．北京：人民卫生出版社，1956．

第四节 气的诠解

"气"是中国哲学的重要概念，也是中医学的重要概念。中华文化的书画、文学、艺术均提及气。"气"是什么？气离不开物质性，是物质运化的内驱力；气离不开精神性，是生命一切思维活动的力量。人的本体只能是气。本文将以唯物史观与唯心史观结合诠释"气"的内涵。

一、太虚原象

太虚即气、即象，非真空而是浩然混沌之气，处散漫状态，为冲气动则易变，属大一无外的范畴。北宋张载提出"太虚即气"的哲学命题，认为太虚是"气"的本来状态。《正蒙·太和》曰："太虚无形，气之本体，其聚其散，变化之客形尔。"无形的太虚，有形的万物，乃是同一物质"气"的两种不同存在状态。太虚即象，指本体意义的原象，非具体物象。原象无音声形色，涵盖心物，消融主客，是惟恍惟惚的本体存在，是合天人、通物我、应术数的宇宙整体之象，是"道通为一"的一元论。原象，即本原之象，或本体之象。就易之象而言，乃是太极之象；就道家而言，乃是"无物之象"的道象；在禅宗即指"回归心性"的开悟之象。

物象即气，可为感官认知，如郁蒸凝聚，"出入废则神机化灭，升降息则气立孤危"，属形而下之象。心象即气，非感官认知，若廓然大公湛然思慕，其心灵思维、直觉体悟属形而上之象。太虚原气即是人的形体和人的精神思想的本原；太虚原象当是充满无穷无尽具有生化能力的原气。太虚原象涵盖了通过感觉器官感知的"物象"和虽然不能用感觉器官感知却可以通过心灵体悟的"心象"。物象与心象作为同一物"气"的两种不同显现方式，都是"气"之"象"。

（一）原象与气化

原象即元气，是构成万物最基本的要素。原象生成的人体之气是构成机体和维持生命活动最基本的物质，具有很强的活力。《庄子·知北游》曰："人之生，气之聚也，聚则为生，散则为死。"又喻昌《医门法律》曰："惟气以成形，气聚则形存，气散则形亡。"新儒家程朱理学以某事物必有理为哲学命题，有理必有气，气禀清浊与良莠相关。张载《正蒙·乾称》曰："凡'有'皆象也；凡'象'皆气也……"可见，象与气同物异名。《易》谓太极即混沌一体之气，两仪、四象皆为气，阴阳、营卫、脏腑、经络均有气，气化体现人体生理功能；病象、证象，以象为素、以素为候、以候为证、据证言病，当是气机流转失常。人的灵明神机的常与变均为元气所主。从中国哲学视角看气与气化，依"道通为一"，一为大数，大一无外，大象无形，大音无声，气与象无音声无形色。《老子》曰："大曰逝，逝曰远，远曰反。"大一即太极合天地阴阳二气，精气神三生万物，气血津液、五脏六腑；远概为"九"数；"反"同返，为小一无内，可谓"恍惚之数起于毫厘，毫厘之数起于度量"，比喻当今的微粒子基因网络等。大一寓有小一，小一蕴涵大一，尽管同一的象，由一个替代另一个，而终归都是原象的流动或转化。概言之，阴阳的相互作用是气与象变化运动的根本原因。《素问·六微旨大论》曰："是以升降出入，无器不有。"可推及气化是气的运动产生宇宙自然各种变化的过程，包括形态、功能、信息表现的各种变化，体现了天、道、自然的总体。

（二）原象与意象

原象作为本体性存在，就主客而言，物象与心象都是原象的体现，也都是原象所生，以显明的方式呈现，如形态、功能、信息等物质性，最终又以幽隐的方式如意念、直觉、想象等心灵体验回归于原象，故原象是物质性与意识性融汇的一元论。立象以尽意，《庄子·天道》曰"语之所贵者，意也"，明确将意象擢升到思维的层面。以意立象、立象尽意的意象思维是国学国医思维的核心。

中医药学的意象思维从象开端，即是以象为第一性，一切生命表现于外为可见可感的物象、心象资料，包含生理、心理、病理以及对生命体观察与实验的现象、象征或趋势。俞弁的《续医说》曰："御寇有言，医者理也，理者意也，何稽乎？理言治，意言识，得理与意，料理于未见曰医。"医者意也，理也，凸显了对人的生命与疾病的观察、分析、归纳、概括、推演、论理的思维能力。宋明以降，受新儒学派"格物致知"和"致知格物"的影响，意象思维更趋向于理性，充分表达其主体作用。

二、气与理的关联

某事物存在必有其存在之理，有理必有气，这是一个哲学命题。理即道，形而上，气即器，形而下，道与太极相关，人与天地相参，物我一体。荀况是儒学的现实主义派，其论点：凡是善的、有价值的都是人为努力的产物，价值来自文化，文化是人创造的。

人在宇宙中与天地有同等的重要性，天有阳光降雨露，地蕴矿藏产粮棉，都与人制作工具、从事生产和生活密切相关，故人与天地相参。董仲舒曰："天生之，地养之，人成之。""成之"立于元神，节乐即文明文化，"节乐"之"节"即礼乐传统之礼，礼不只是礼仪祭礼，礼有调节人世间人际关系的作用。

儒家学说讲《周易》，"易、变易、不易"本身是抽象的象数系统。《易传》讲"道"为多，可名；64卦384爻的卦辞、爻辞代表宇宙的道。《易传》"道"的多样性体现"数度"，即太虚原象的取象运数。抽象即"道"，具体物象为何，是需要科学实验解决求索的问题，如同样是树，一个开梅花，另一个开玉兰，其理在种质基原不同，已由科学验证。道学讲"道"是真正的无，无者道通为一，"一"即混沌一体，亦是太极。"极"是屋中正中位之脊，极至即无极而太极，太极与太虚原象、太和之气同理。"极"表示事物最高的思想原型，太极总天地万物之理，"道"等同于"太极"，太极生两仪、四象、八卦、六十四卦，两仪可谓一阴一阳之谓道，万物生成的"道"，亦是人性本质本体之道。此就是儒家"数度"与道家"原理"的契合，可谓儒道互补。

太和是气的总名，哲学、工学、农学、医学、文学、艺术所讲气如气立、气势、风骨、合力、魂魄等均能体现气的力度。"太和"之"和"与"异"可相容，相异之气味、禀性等不同品类之事物按一定比例恰到好处地融合为中，为正而中。正亦即太和之道，在功能上含浮沉、升降、动静相感之性，是生氤氲、相荡、胜复、屈伸之始。气禀分清浊。人吸入天阳之清气与食入之谷气，清浊合一化生为元气。元气积于胸中为宗气，充养脏腑经络，营卫津液其流转变化皆是气的功能，气的本质是物质性的。另外，人的意识、思维、理解、想象等精神活动都有气的功能所在。实践美学讲人类进化，在学、用、制作工具生产实践中，求真合规律性顺自然，储善合目的性为民生，终以真、善、美立命顺势安宁，消融于大自然中去。

三、先天真元之气

真气即元气，"天真"系先天禀赋的真元之气，其为人类生命的原动力。对如何保养"天真"的过程中，也揭示了中医学"主动合道"的能动精神。"恬惔虚无，真气从之"，生活庸常质朴，顺势安宁，心境维持清虚静泰，"外不劳形于事，内无思想之患"。"虚无"指无私欲之心而做事，"无"为无己、无功。道学讲"道"即无、璞，心合于气，气合于神，神合于无，追求物我两忘的纯素境界。"真气存之"，指真气顺从于"道"，精神湛然清静不会干扰耗散真气的升降出入，缘此真气才能依"道"，即生命本然的规律生化运行，此即"恬惔虚无，真气从之"的本体。

"精神内守"指人的精气与神气均应潜守，不宜妄泄，妄泄则为致病之由。精气系天地间的灵气，人体形神脏腑百骸的健康衰败与天地同寿，精神内守其核心是按照自然之理，守住自身之神，则能支配自身功能长久保持正常运行的状态。所谓"积精全神"即积聚精气，保全神气；又"呼吸精气，独立守神"，均强调精神在养生祛病延寿方面的重要作用。关于神气、守神、形与神俱的诠释，自20世纪60年代以来，人们因时代因素担心触动无神论，不仅于哲学研究，即使在中医学界也多有回避之嫌，然医学作为人学是必须研讨的问题。《黄帝内经》直接以"神"代表人的生命现象，以"神"的存在与否作为判定人生死之标准，"得神者昌，失神者亡"，因"神"在，万物才有生命，这是生化生理、心理之归依。

先秦道家思想认为，"神"是有形与无形之间转化互通的主因，而且神在生理上为人体生化功能之主宰，但在文化层面上则表现为智慧。中医学的妙悟就在于从无形处着眼来把握有形的官能，因此，在对待"形""神"关系方面应更为强调"神"的作用。

即使有"血气者，人之神"，诸如"神"由形立，具有依于形而存在的物质属性，但其目的还是为人之有意义的生存提供一种物质基础，重在深入阐释"神"的灵明，成人者立于元神，过于强调形的作用，只能导致神的滞着，终使神气散乱而形体官能不能相保，这是人生命中一以贯之的道理。"形与神俱"指形与神高度平衡的状态，即生命存在以及身心健康的基本特征。健康是指人体在形态结构、生理功能和精神心理诸方面的完好、协调状态。形是人的躯体，神是观照自己、观照万物的精神，即所谓的"形神俱备，乃为全体"。

中华传统文化讲"法于阴阳，和于术数"。阴阳被认为是孕育于自然规律之中并推动自然发展变化的基础因素，是各种事物孕育、发展、成熟、衰退直至消亡的原动力，也是逻辑思维基础的核心要素，它既是天地万物的准则，也涵盖医学治病必求其本的理念。"和于术数"的"术"指方法、技巧，"数"有哲学之数与数学之数的分别，这里讲的是《周易》象数系统，哲学的数是反映事物的规律。

《老子》第四十二章曰："万物负阴抱阳，冲气以为和。""冲气"是"易变"流转运化之气，"和"即承制调平，这不仅限于养生，还与人的世界观、认识论紧密相关，维持良好的生活方式永恒不变以为常，保存先天赋予的生命真源。又"德全不危"，"德"即人符合"道"而表现出的本性，亦是本原的生命规律。若能体悟本原的生命规律，自然能够远离危难而得终天年。

《周易》的核心思想在《乾卦·象传》的经典表述，曰"乾道变化，各正性命。保合大和，乃利贞。首出庶物，万国咸宁"。大和即太和，是最高的和谐，既包括人与自然的和谐，也包括人与人之间的和谐。《周易》的核心思想是追求一种以大和为最高目标的天与人、自然与社会的整体和谐，其思维模式是一个阴阳互补的宇宙观、世界观，代表了中国文化自强不息、厚德载物的根本精神，对我们今天人类社会的建设也具有很大的启发意义。

（王永炎　张华敏）

参考文献

［1］王树人.中国象思维与西方概念思维之比较［J］.学术研究，2004（10）：6-15.

［2］王汐朋.张载思想的"象"概念探析［J］.现代哲学，2010（2）：123-128.

第五节　从高概念角度解读《素问·五运行大论》理论内涵

高概念大数据信息智能融合的新时代带来了对优秀的中华传统文化的新认识。古代始于黄河流域的河图、太极图的中原文化是史前期尚无文字记载的哲学、科学的根基，具有深邃的哲理，其符号系统隐喻着天道与生命的关联性，探索发掘其内涵，有助于理解人类健康与疾病的防治，启示驱动创新。

一、天纲明道与健康

天分五气，地列五行。五行定位分属于天干为十。三阴三阳为标，寒暑燥湿分化为本，天真元气分为六化，隶属十二地支。以五运六气观天地阴阳之象、万物生灵之象、健康疾病之象，论天地之动静，神明为之纪，阴阳之升降，寒暑彰其兆，即是天纲。稽考《太始天元册》，土金水木火运，甲庚丙壬戊为太过，己乙辛丁癸为不及。例如金运乙庚者，乙者庚之柔，庚者乙之刚，大而言之阴阳，小而言之夫妇。贤哲谨奉以祀天元，以书天册。天地生灵万物整体动态流变之用，天垂象，地成形，七曜纬虚，五行丽地。地者，所以载生成之形类也。虚者，所以列应天之精气也。人居天地之中，形类与精气之动，犹如根本与枝叶，仰观天象以正阴阳至理真宗，求真顺应自然是明道也。（图 1-1，1-2，1-3）

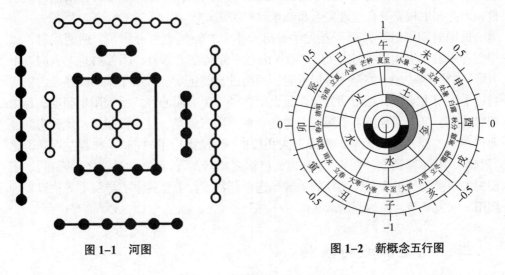

图 1-1　河图

图 1-2　新概念五行图

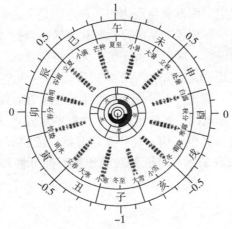

图 1-3　天人相应圆运动图

依河图大气以中气为"枢纽"（图1-1），面南为尊，上为南，下为北，左为东，右为西；图中白圆点表示阳，黑圆点表示阴。天一生水，地六成之，北方壬癸水，水性润下、封藏；地二生火，天七成之，南方丙丁火，火性炎上、宣通；天三成木，地八成之，东方甲乙木，木性曲直、疏泄；地四生金，天九成之，西方庚辛金，金性从革，收敛；中央戊己土，天五向四方地十上下（面南、面北各五），土爱稼穑、运化；以阳气为主导由西北方向东南方升，以阴气为主导，由东南方向西北方降而成"圆运动"。按白圆点1—3顺序左旋依次生成木和火；按照黑圆点2—4顺序右转依次生成金和水。上下左右升降谓周天之位，气相得则和，若以下临上，左旋右转升降失位不相得则病。此象素证候之病位、病机必当察明以维护阴平阳秘的健康。

新概念五行图（图1-2）揭示阳气和阴气分别垂直上升和垂直下降，由于阴中有阳，阳中有阴，所以发生弯曲而呈现圆运动。如肾属水，水既有阳长阴消的一面，又有阴长阳消的一面。缘此可说明肾阳温煦心阳，又可说明肾阴滋养肺阴，前者水火既济，后者金水相生。五行和五脏的关联由于阳长阴消与阴长阳消的同一性，因此相生相克符合生理关系和临床诊疗实践。

民国时期中医学家彭子益先生提出人体十二经气也可分阴阳，两两成对，以中气为枢轴，周而复始地运行，"阳气由右下方向左上方升，阴气由左上方向右下方降"的圆运动。十二经气分成6对，两两进行圆运动。气由手太阴肺经始，依次经过手阳明大肠经、足阳明胃经、足太阴脾经、手少阴心经、手太阳小肠经、足太阳膀胱经、足少阴肾经、手厥阴心包经、手少阳三焦经、足少阳胆经、足厥阴肝经而传遍十二经，如环无端，构成天人相应的圆运动图（图1-3）。如若左不升谓之"阳虚"，右不降谓之"阴虚"；升之太过谓之"阳亢"；降之太过谓之"阴盛"。阴阳失去平衡则处于病态，治疗的关键是选用药物、针灸、推拿、导引等方法以燮理阴阳，恢复平衡，即称调制承平。

二、气运顺逆与疾病

庄子"天地与我共生，而万物与我为一"表达的是天道自然一体。天者，太虚寥廓幽远，浩瀚宇宙苍穹；地者，生灵万物变化流转，秉持太极而无极；人居天地之中，顺应自然，崇尚道德，臻仁储善立美。天之造化，大气举之，燥以干之，暑以蒸之，风以动之，湿以润之，寒以坚之，火以温之；于人风寒在下，燥热在上，湿气在中，火游行其间，寒暑六入，故令虚而生化也；在地燥胜则地干，暑胜则地热，风胜则地动，湿胜则地泥，寒胜则地裂，火胜则地固；从其气则和，违其气则病，不当其位者病，迭移其位者病，失守其位者危。依照五行的引申含义，人体、自然、社会各种事物或现象，凡有五种功能作用，都可将其及相关联者纳入五运范畴。

表 1-1　人体、五行与自然社会的关联图

人体								五行	自然　社会													
五声	五液	五体	五官	五志	志声胜	五腑	五脏	五运	五季	五方	五气	气所胜	五化	五色	五味	味所胜	五时	五音	其德	其令	其政	其变	其眚
呼	泪	筋	目	怒	悲胜怒	胆	肝	木	春	东	风	燥胜风	生	青	酸	辛胜酸	平旦	角	和	宣发	散	摧拉	陨
笑	汗	脉	舌	喜	恐胜喜	小肠	心	火	夏	南	暑(热)	寒胜热	长	赤	苦	咸胜苦	日中	徵	显	郁蒸	明	炎烁	燔焫
歌	涎	肉	口	思	怒胜思	胃	脾	土	长夏	中	湿	风胜湿	化	黄	甘	酸胜甘	日西	宫	濡	云雨	谧	动注	淫溃
哭	涕	皮	鼻	悲	喜胜悲	大肠	肺	金	秋	西	燥	热胜燥	收	白	辛	苦胜辛	日入	商	清	雾露	劲	肃杀	苍落
呻	唾	骨	耳	恐	思胜恐	膀胱	肾	水	冬	北	寒	燥胜寒	藏	黑	咸	甘胜咸	夜半	羽	寒	霰雪	静	凝冽	冰雹

　　从表 1-1 可以看到五运中的其德、其政、其令、其变、五志与其志所胜，人生活在社会环境中，心理、情绪、理解、认知就会受其影响；味所胜对饮食及其嗜好产生影响；气所胜对生态环境的调节产生影响。纵观人生存活动在自然与社会的复杂巨系统中，生灵万物与五运系统诸元素变化流转以时空整体相互关联，可见五运系统关联与高概念背景下万事万物的关联性是一致的。整体观的"观"是范畴，阴与阳、正与邪、动与静、显与隐、升与降等，世界上的一切事物都具有既相互对立，又相互依存的两种基本属性，只有在极限的情况下，二者是"非此即彼"的。正负两个方面的分化与浑然一体"亦此亦彼"。"互融"，阴中有阳，阳中有阴；"互动"，阳消阴长，阴消阳长；"互根"即对称消长，道通为一。依《太极图说》，无中生有，又有生于无，分化、混沌一体是交替出现的。升降对称规律：脾升胃降结伴而行，升降息则气立孤危，出入废则神机化灭，脾胃升降和合则生理机能正常。正与邪是正反两面相抵，邪之所凑，其气必虚；邪与正相抵，正胜邪则病愈，邪胜正则病危。显与潜消长对称规律：显与潜是同时存在的，消与长结伴而行，蕴有正负逻辑。联系现代社会，我们改革开放奔向四个现代化的时期，同时提出韬光养晦的负逻辑，也是为我国带来高速发展良机的因素之一，过去几个世纪能做出来的事业，如今几十年完成了，足知中国哲学的负逻辑与和而不同的理念对世界多元化文明是一大贡献。

三、国学对中医学的指导意义

中医药学根植于中华传统文化，是国学的重要组成部分。儒学倡导"仁"，道学倡导"无、朴"，儒道互补。医学是人学，具有感性、理性和悟性。仁学育人为精诚大医，是医者的主流价值观。无、朴之学对当今医学具有重要指导意义。

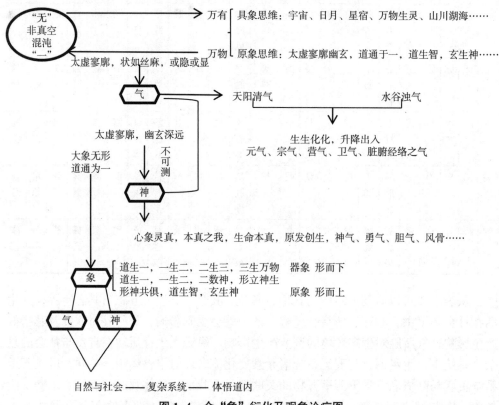

图 1-4　众"象"衍化及观象论病图

证候是时空动态流转之象，也是正邪交争折射的镜像和景象。人的视域有限，肉眼可感知的元素仅有 5% 上下。大天区面积多目标光纤光谱天文望远镜（LAMOST）扩大了人类天文学观察的视野，科技正在进化过程中，然而人类的想象力，本真之我的原发创生性却是探索宇宙的另一重要途径。史蒂芬·霍金宇宙黑洞假说的提出，缘于浩瀚太虚的"无生有"，玄生神而神不可测。当今对太空、深海的观测，激活数据引领开启数字化新纪元。混沌并非混乱、无序、无用，可启发古今上千种名家医案的发掘，医生们系统完整的病历均可作为理法方药的诠证信息资料。信息只能两化融合，通过机器学习发现暗知识，通过"阿尔法折叠"观察蛋白的三维结构，单光子不可分割，量子态不可复制。由此，拓宽了中医中药研究的空间，为中医理论所谓的"黑箱"打开了一扇窗。

学科理念是学科建设的根基，学科进步是事业发展的支柱。目前，年轻中医师补好国学课业，学习象思维，回归中国学人的智慧是一件刻不容缓的大事。解析河图、太极图符号，是明确学科发展方向，推动学科适应新征程的潜能和动力，是造福民生的需要。

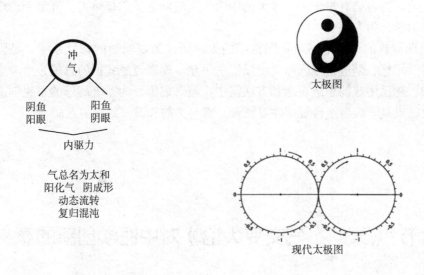

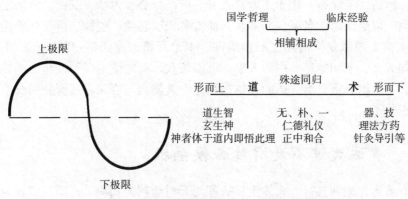

图 1-5　负阴抱阳的太极图——冲气以为和

　　近年中国中医科学院特聘研究员，西北大学教授孟凯韬在所撰《哲理科学概论》中，将哲学思辨与科学论证相结合，创立象数结合的全息太极图。他提出顺逆交替转化规律，事物至极而返的规律决定世界万物发展的总趋势；潜显消长对称规律和正反两面相抵规律统摄世界万物发展变化的全过程；三五生成规律揭示演化过程；对立统一规律、升降浮沉对称规律和相反相成规律决定世界万物的关联方式；渐变突变、质变量变、分浑交替、否定之否定规律决定世界万物发展变化的方式、性质、过程和结果。中国古代贤哲运用河图、太极图符号系统表达了普适性规律，涉及人类生理功能、大自然的运行、社会生活及心理健康等。因于此，哲理科学对中医药学治未病与辨证论治蕴有强韧的潜能与驱动创新的生命力。

　　回首中国传统文化，有汉唐的兴盛，亦有南北朝的衰弱，无论兴衰都要与时俱进。文人于战乱期间谋思想的出路，有过玄学的百家争鸣。医者于疫病流行中挺身而立，救民于危难，推动着医药学的革故鼎新。国学与国医是自然与社会的开发系统，秉持传承创新的理念，容纳一切东西方文化的精髓为我所用。善言天者必有验于人，善言古者必有验于今。今天的中医学人应精进于仁德路上，沉潜于诊疗之中，勤思治学，为人师表。

史前期贤哲的河图洛书与负阴抱阳的太极图作为逻辑学的符号系统，是国学国医的哲学思想，是值得今人做系统反思的思想。先需反思我们的思想，思考应该怎么思想，对已形成的思想观念和方法需中止概念思维，为系统反思的思想创造条件。总之，求真顺应自然合规律性以储善，真与美的和谐一致以美立命。

（王永炎 范逸品）

第六节 《素问·气交变大论》对中医学创新的意义

《素问·气交变大论》主题是五运太过不及，德化政令变异与疾病灾祸发生的关联性。所谓常名缘布，化于太虚，人身参应，身心、舌脉、脏腑、经络之象可以诊察论病，以老庄之学名可名非常名，此常名当以感性、理性、悟性观象论病，尤以本真生命太虚原象体悟病之形诊机理。本论开篇即言明道："《上经》曰：'夫道者，上知天文，下知地理，中知人事，可以长久，此之谓也。'"人与天地共生而万物与我合一，以天道自然一体的整体观视之，人健康与否深受其所处的自然、社会环境的影响。

一、岁运太过不及所致证候病机

天有五运，地列五行，人体生理病理与天时地利人和相关，顺自然者为常则健康，岁运太过不及逆自然而复则病，阴阳往复，顺为明道，逆为失道。以下以木运为例，援引本篇相关内容来说明。"岁木太过，风气流行，脾土受邪"，木克土而土气卑屈，病见"飧泄食减，体重烦冤，肠鸣，腹支满，上应岁星，甚则忽忽善怒，眩冒颠疾，化气不政，生气独治，云物飞动，草木不宁，甚而摇落，反胁痛而吐甚，冲阳绝者，死不治"。若岁木不及，金克木而反乘而至，燥气大行，生气失应，草木晚荣，肃杀而甚，则刚木辟著，柔萎苍干，民病中清（胆为中清之府，即胆病），胠胁痛，少腹痛，肠鸣、溏泄，凉雨时至，上应太白星，其谷苍，上临阳明（中宫土位），生气失政，草木再荣，化气乃急上应太白镇星，其主苍早。综合引述五运之变、四时之应，阐释了天地阴阳留守、大小、离附远近、福祸过失均以象之察而见，明示生理病机并与神识相关，经云："高而远则小，下而近则大。故大则喜怒迩，小则祸福远。"并曰："时至有盛衰，凌犯有逆顺，留守有多少，形见有善恶，宿属有胜负（天上星宿之象），征应有吉凶。"此为象之常也，象见高下，其应一也。"一"即混沌，即自然。顺应自然者，灾变不相加，胜复盛衰不相多，往来大小不相过，出入升降以为常态，神机气运以维护生命。中医学优势在临床，辨证论治的核心是证候，明确五运太过不及、生克乘侮的总体病机，细察舌身诸象，以脏腑经络之象作为证候主体依据，明道医病则万举万当。

论天时以木不及与金不及为例，说明生态环境变异对人体健康的影响。木不及时，春有鸣条律畅之化，则秋有雾露清凉之政；春有惨凄残贼之胜，则夏有炎暑燔烁之复。前者于秋为金克木，后者为火气胜之复，是木生火，皆由木气不及之时发生，故其眚东，其脏肝，其病内舍胠胁，外在关节。若天时以金不及时，夏有光显郁蒸之令，则冬有严凝整肃之应；夏有炎烁燔燎之变，则秋有冰雹霜雪之复。前者于夏为火克金，后者为水气胜之复，是金生水，皆由金气不及之时发生，故其眚西，其脏肺，其病内舍膺胁肩背，外在皮毛。经云："夫五运之政犹权衡也，高者抑之，下者举之，化者应之，变者复之，此生长化收藏之理，气之常也，失常则天地四塞矣。"天地阴阳动静往复，五气之变而四时应之，以神明为纲纪而寒暑彰其兆。

二、认知气之交变，通达宣明之道

承天而行为顺，道法自然，秉象而思，自无不应，必无妄动为常。若卒然而动者，气之交变，应常不应卒，慎思明辨而宣明大道，究于无极者，命曰《素问·气交变大论》。以木运为例，天三生木，地八成之，东方甲乙木主肝胆，在先天八卦中东方为离（☲），离中虚，上下为阳，中间为阴，是阳多阴少，阳中寓阴，火中有水，少阴之数，少阳之位，木曰曲直，主疏泄，肝藏血，胆为中清之府。五官为目，五体为筋，五季为春，五气为风，而气所胜，以燥胜风，五志为怒，而志所胜，悲胜恐，五色为青，五化主生，五味为酸，而味所胜，辛胜酸、五时为平旦，其德为和，其令宣发，其政舒启，其变摧拉，其眚曰陨，岁运太过不及为病，治当损有余而补不足，燮理阴阳求得阴平阳秘。气之动变，固不常在，而德化政令灾变不同其候，是以察其动也，有德有化，有政有令，有变有灾而物由之，而人应之。论世事礼归于仁，礼之用和为贵，均在调制承平的哲理之中。《内经》曰："德化者气之祥，政令者气之章，变易者复之纪，灾眚者伤之始，气相胜者和，不相胜者病，重感于邪则甚也。"宣明大道是太极而至极，至极而无极，道通为一，无朴纯素，无己无功、不杂不污而同天地之化，所以善言天者必应于人，善言古者必验于今，善言气者必彰于物，善言化言变者，通神明之理。认知理解《素问·气交变大论》重大命题，继承贤哲深邃思想，敞开仁德胸怀，善于吸纳古今中外的文明，于浩瀚宇宙苍穹的时空，步入数字化新纪元，以原发创生性本真之我，创新中医药学科内涵。

三、继往圣、开来学，创新为第一要务

回首张仲景《伤寒论》序言所述"阴阳大论"即《黄帝内经素问》运气七篇，缘于稽考《太始天元册》，五运六气学说重视易象太虚、明道天纲，阐明天地人神

整体动态流转之气是生命的本源。追溯医史，自上古时期运用砭石护理，进而《胎胪药录》《伊尹汤液经》以药物疗伤治病，起源于中原黄河流域观测自然所绘制的河图、洛书与负阴抱阳的太极图，是以符号系统表述科学医学理论在先，文字撰述医籍文献在后。而《太始天元册》早于战国时期的《灵枢》《素问》。高保衡、林亿于《重广补注黄帝内经素问·序》中有记载"负阴而抱阳""伊尹调五味以致君，箕子陈五行以佐世，其致一也"。又启玄子王冰所撰序指出："天地之象分，阴阳之候列……诚可谓至道之宗，奉生之始矣。"符号系统"一"即混沌，无朴纯素，大象无形而太虚原象，五运终天布化真灵，是以象与象思维为主体，以五行学说为关联，太和为气之总名，一气化生而为精，气聚形立而生神。重视学科始源即"大医精诚"中所言"博极医源"之源头，也是中医学深邃的哲理，它决定着学科理念与研究方向，是学科框架更新的潜在动力。

20 世纪，全世界对传染病和感染性疾病的防控与治疗曾取得重大成就。我国政府对传染病防控十分重视。列举 1974 年夏季内蒙古自治区锡林郭勒盟暴发的一种人马牛羊均受传染的疫病，以高热、头痛、抽搐为主症，当时病因不明。国务院下令卫生部紧急组织多学科的防疫救护医疗队。王永炎于当天上午 9 点接到通知，下午 3 点赶赴机场乘机前往疫区。防疫队中有中西医专家、兽医专家、昆虫学家、病理学家等一行共 45 人。北京协和医院感染内科的王诗恒教授作队长。王永炎是队伍中最年轻的中医师，这缘于 20 世纪 60 年代做助教时在北京第一传染病医院（即今北京地坛医院）带领学生实习，参与了猩红热、白喉、麻疹并发肺炎、乙型脑炎、脑膜炎等疾病的防治，有防控急性传染病的历练。飞抵疫区后，队长明确要求对病原体传播途径展开调研。当时的要求一是救治患者，另则最重要的是在病原体与传播途径未明确前，以中草药制剂为疫区人群做预防。任务明确后分析病例，发现多数属于气营两燔，治用清营汤煮取 200 毫升，一日四服，若见毒热蒙蔽心神昏迷者化服安宫牛黄丸 2 丸，隔 2 小时再服 1 丸，再隔 4 小时再服 1 丸，嗣后日服 2 次，每次 1 丸。蒙医对传染病的预防治疗善用散剂，选用防风通圣散，此方寓有解表散邪、通理攻下、解毒活血、益气养血等功效，共 17 味药，制成散剂，每次服 6 克，日 2 次。进入疫区 1 周后，查明既往乙脑流行止于河北张家口坝上，内蒙古自治区从未有流行或者散发，故免疫力差，当年暑夏炎酷燔烁又多雨，草原水泡子易孳生蚊虫，而乙脑的传播途径正是经蚊传播，进而导致乙脑病毒肆虐流行且人禽均有发病。本次内蒙古自治区乙脑流行，喷药灭蚊、隔离疫点，中医、蒙医均发挥了重要作用，至 9 月上旬疫情已完全控制。对比此前参加过的防疫救灾医疗队，这次有幸得到王诗恒教授的指导，对我而言是深刻的教育也是启迪创新的门径。

2009 年，全球流行甲型 H1N1 流感，疫临首都，在中共中央直属机关工作委员会和北京市政府的指导下，中医专家迅速组建专家工作组，经调研发现该流感病毒 RNA 基因变异，呈暴发性流行，以青少年患病为主，专家组认真调查症状表现，病患高热、不恶寒、头痛、咽喉痛、频繁咳嗽，并细察舌脉，分析本病当属毒热袭肺的风温肺热病，非疫病晚发，以肺体清虚，状如橐龠，肺主气司呼吸，肺为华盖，心肺同居于胸膈之上，若呼吸急促、心悸短气，按玄府气液理论，瘀毒灼伤肺叶而见胸腔积液，肺叶干涸枯萎则属太阴毒热之瘟疫，迫及生命之危象。因此，初期卫气同病必当速予银翘散合麻杏石甘汤而拟出金花清感方，专家组坚定迅速奔走于中药店铺与医院中药房制作袋装汤剂，发放至学校、机关、企业及事业单位，有效地遏制了甲型流感 H1N1 在北京的蔓延。于 5 月下旬由北京朝阳医院以金花清感标准汤剂做循证医学临床试验，其疗效观察报告发表在《美国内科学年鉴》。经媒体推介，世界卫生组织总干事对中医金花清感标准汤剂防治甲型流感 H1N1 的疗效给予认可，并推荐各国有条件者参照应用。这是一项满足国之用民之需，疗效具有共识，并有一定国际影响力的科技成果。

医学是人学，仁心仁术源于仁德的创新能力，独立思考的创造性源自文化的自觉，顺自然合规律性，求真储善造福民生，以创新为第一要务而嘉惠医林。

（王永炎）

第七节　儒家"仁学"思想对于当代人心理调适的价值

随着全球化后现代时代的到来，经济发展，科技进步，然而人文伦理的疏离，致使人们价值观变异，给当代人的生活带来巨大的冲击。由于需要直面社会各方面的挑战，人们承受着巨大的心理压力，焦虑、抑郁等各种心理疾患成为困扰人类的主要问题。心理疾病连同传染病、慢性病、吸毒与环境污染性疾病构成威胁人类健康的"五害"，心理疾病给人类造成的痛苦有时候比其他疾病更加可怕。联合国专家曾预言："从现在到 21 世纪中叶，没有任何一种灾难能像心理危机那样带给人们持续而深刻的痛苦。"当今中国，心理问题已经成为较为严峻的社会问题之一。世界精神病学会分类与诊断委员会副主任委员陈彦方教授认为引起中国人心理疾病的问题所涉及的范围很广，如失学、下岗、婚姻不幸福等，相关心理疾患人数是精神疾病和自杀人数总和的 10 倍以上。2009 年，中国疾病预防控制中心下属的精神卫生中心提供的数据表明，我国各类精神疾病患者人数在 1 亿以上，而世界卫生组织估计目前中国有心理问题的人数在 2 亿～3 亿。如何化解压力、解决现代社会所带来的心理危机已迫在眉睫。要应对当今中国人的心理问题，首要的是重视文化自觉理念及中华民族美德的复建。

对中国人心理问题的研究应该从中国心理学的本土化做起，在心理学本土化中，以儒、道、佛为代表的传统国学为核心，尤其是儒家的"仁学"思想对当前中国社会面临的心理危机的解决具有积极的启发和借鉴意义。

一、儒家"仁学"思想的内涵

儒学有久远深厚的历史根基，又不断吸取同化各家学说而丰富发展，是中国传统文化的主流基干。"仁"是儒家思想的核心范畴，它深深地影响着中华民族的认知与思维模式。《尚书》和《诗经》等先秦文献中"仁"的含义主要是指美好的仁德，并具有非概念所能确定的多义性。"仁近乎乐""礼归于仁"。"仁学"思想体系的建立，丰富、发展和完善了以孔子学说为代表的儒学思想。概要言之，儒家"仁学"思想可以从个人与社会、个人与自身、个人与宇宙3个向度进行把握。

（一）个人与社会——仁者爱人

"仁者爱人"的仁爱思想是儒家伦理思想体系的核心内容。"仁者爱人"包括"亲亲"之仁与"爱人"之仁两个方面。其实质体现的是个人与家族，个人与社会伦理关系的"仁学"思想。

"亲亲"之仁出自《礼记·中庸》。原文云："仁者，人也，亲亲为大。"何谓"亲亲"之仁？"亲亲"就是人生存的族类群体性，以及在这种生存方式下所产生的族类亲情，这是人类最初最普遍的一种情感。"亲亲"之"仁"是自身对父母兄弟姐妹等血缘宗亲的仁爱。"亲亲"的行为方式是"孝悌"。"孝"是孝敬父母，"悌"是友善兄弟姐妹。"孝悌"是"仁"的发端与根本。爱人首先从"亲亲"开始，只有关爱自己的父母兄长等血缘宗亲，才有可能关爱他人及社会。

"爱人"之仁出自《论语·颜渊》。原文云："樊迟问仁，子曰：爱人。"何谓"爱人"之仁？"爱人"即"泛爱众"，是普遍的关爱众人。"爱人"之仁是将"爱亲"推至"爱人"，将关爱对象从自身的血缘宗亲推广到无血缘联系的其他人，这种推己及人般的仁人之心与宽博之爱实则是一种仁爱伦理思想的升华。

（二）个人与自身——克己复礼

《论语·颜渊》中记载："颜渊问仁。子曰：'克己复礼为仁。'"段玉裁在《说文解字注》云："克己言自胜也。""自胜"即克制自己，超越自我，战胜自我。具体而言，"克己"指克制自己的私欲，约束自己的言行举止，知善而行善，知恶而去恶，是个人道德修养的方法。"复礼"之"礼"寓有礼仪、礼节并调节人际关系之意，"复礼"是达到"礼"的基本规范要求，按照礼来行事，做到非礼勿视、非礼勿听、非礼勿言和非礼勿动，这样就可以成为有仁德的人。"礼"归于"仁"是个人道德修养所要达到的目标。"克己复礼"是一种对自我心理行为的克制约束，追求的是对内在理想人格的培养，主要体现的是个人与自身关系的"仁学"思想。

（三）个人与宇宙——万物一体之仁

"仁者爱人"和"克己复礼"是以孔子为代表的早期儒家所推行的仁学思想，主要针对人伦道德层面，是对人生社会现实问题而言，而"天、道、自然一体"是儒学的宇宙观。

汉代董仲舒将"仁"与天地万物联系起来。《春秋繁露·卷第十一》云："人之受命于天也，取仁于天而仁也。"《春秋繁露·卷第十二》又云："仁之美者在于天。

天，仁也。天覆育万物，既化而生之，有养而成之。"将"仁"与"天"并举，此处"仁"具有本体意义。到了宋明时期，理学进一步将"仁"从伦理层次上升到宇宙本体的地位。如程颢、程颐对"仁"的描述："仁者，以天地万物为一体，莫非己也。"朱熹用"心之德、爱之理"来解释"仁"，把《易传》中的"生生之谓易""天地之大德曰生"与仁学结合起来，肯定了生生不息之仁为天地之性、自然之本。明代王阳明对二程"仁者以天地万物为一体"的思想进行了继承和发挥。他所著《传习录·卷中》云："夫人者，天地之心，天地万物本吾一体者也，生民之困苦荼毒，孰非疾痛之切于吾身者乎？不知吾身之疾痛，无是非之心者也。"王阳明认为作为个体的人与整个人类，甚至无情之客观外物，乃至天地都是联系在一起的。因为人与天地万物皆为一气化生，因而流变，相融相关。由于万物同体，个体也是宇宙之中的"存在"，个体之良知呈现之"仁"与圣人并无差别，可与天地"一气贯通"。

"万物一体之仁"既是一种道德情感，也是天人和谐的生命本体。"万物一体之仁"不同于现代科学主客二分的逻辑思维模式，强调物我同体，主客统一，一元正气，道通为一，会通天人。不仅要关心人类，而且要泛爱万物，表达的是一种普遍的生命关怀、宇宙关怀，它在本质上体现的是个人与宇宙关系的"仁学"思想。

二、儒家"仁学"思想与心理健康

《心理学大辞典》"心理健康"定义："个体的各种心理活动水平保持在正常或良好水平，且自我内部以及自我与环境之间保持和谐一致的良好状态。"在中国传统文化中，没有直接提出心理健康这一词语，但是在关于礼乐传统和儒学文化的许多论述中，如"乐从和""诗言志""游于艺""日新之谓盛德""养吾浩然之气"等都论及了心理健康的相关问题。例如认知、情感、意志、理解、行为、人格等的完整协调，反映了中国儒家文化的独到见解。重视个人的道德精神修养，可为个人应对心理压力提供强大的心理资源。尤其是在"仁学"思想践行下形成的理想人格不但可以应对情绪心理之异变，缓和消解心理压力，保持和促进个人心理健康，甚至可以消解面对死亡的一切烦畏，预设先行到死亡中去，生得自觉，顺应自然。

儒家的理想人格可以概括为圣人人格和君子人格。圣人人格又称为"内圣外王"。"内圣"是通过心身修养达到的圣人境界，是尽善尽美的最高人格典范。"外王"是个人内在修养的外在表现，即用自身修养指导实践行动，"修己以安人"，在现实社会中实现自己的社会理想。"内圣外王"概括起来为格物、致知、诚意、正心、修身、齐家、治国、平天下。其中的格物、致知、诚意、正心、修身是"内圣"，齐家、治国、平天下是"外王"。"内圣"是"外王"的基础，儒家理想人格重在"内圣"，即自我修养方面。现实生活中真正能成就圣人人格的人为数甚少，大多数人可以实现和把握的则是君子人格，正如《论语·述而》云："圣人，吾不得而见之矣；得见君子者，斯可矣。"儒家思想认为，一个心理健康的人一定是一个拥有较高道德水准的人。《论语·子罕》云："仁者不忧。"《论语·颜渊》中也有相关论述:"司马牛问君子。子曰:'君子不忧不惧。'曰:'不忧不惧,斯谓之君子已乎?'子曰:'内省不疚,夫何忧何惧?'""君子"即"仁者",修养达到"君子"的状态就可以没有忧愁,没有畏惧,自然就不会产生压力体验和心理疾患。在儒家看来,道德是心理健康的前提。一个人若是能不断提高自己的道德修养,就能保持心情的安宁和平静,减少心理冲突。此外,儒家理想人格之"仁"主张的不仅是自身"克己复礼"以独善其身,更强调"亲亲爱众"兼济天下,反映了强烈的社会责任感和使命感。这种责任感和使命感支撑的信念与理想,使个人不再彷徨于多元价值的斗争之中,并拥有了生命意义感。个体生命意义感是衡量心理健康的重要标准之一。许多研究表明,生命意义感与生理、心理健康存在高度相关性。儒家的生命意义认知对心理健康有着积极的影响。

儒家"圣人人格"以形而上之"道"为核心价值观,最终在道德实践的过程中成就超越现实自我的超越性道德精神,所激发出的个体内心深处的充实感、喜悦感,是一种积极向上的心理力量,可以协助人们透过现实的种种心理纷扰,理解生命的意义,促进人的自我完善和人生发展,达到最大化地实现人生价值的终极目标。"圣人人格"修养形成的"天地万物一体之仁"所呈现的自在洒落之"天地境界",可以使个体的情绪、情感和心理达到虚静安乐的本真情态,能从根本上解决现代人的烦忧困惑、痛苦绝望的心理疾患,以生的自觉泰然面对死亡问题。

三、运用儒家"仁学"思想进行心理调适的实现路径

心理调适是在遇到各种挫折和压力时,运用心理技巧改变个体心理活动强度,调节心理状态性质的行为过程。现代心理学认为,心理调适是个体保持自身心理和谐、人际关系和谐的重要方法和途径。良好的心理调适能力是个体心理健康的保证。中国传统文化的有益成分是人们进行自我调适,保持心理健康的重要文化资源。具体而言,儒家"仁学"思想对心理的调适包含以下几方面。

(一)内省

"克己复礼为仁"强调人的内在道德自觉性,其本质是个人通过认识反省自己的意识思想,提高自身修养的行为过程。这个过程的实现路径是"内省"。"内省"是在理性思维指导下进行的自我观察、检查和反省活动,是儒家一贯坚持的修养方法,也是儒家提升个体道德修养的一种重要方式。孔子主张"改过迁善""见贤思齐""见不贤而内自省",强调"仁者"应该善于发现认识自己的错误,并能积极地改正错误。如果"过而不改,是谓过矣"(《论语·卫灵公》)。"内省"有助于缓解压力,提升心理健康水平。《论语·颜渊》云:"内省不疚,夫何忧何惧?"内心自我反省,则不会再做有愧于心的事,因而就没有忧愁和恐惧,不会感到惭愧不安。"内省"的本质是一种自我控制,强调在自我反省的基础上来调节自己的行为。通过反思体察,提高个人修养,以正确面对生活中的困难和挫折。内省强调对内心的体认和超越,即通过对心灵的省察和提升引导个人的心灵活动,不断提高个人的心

灵境界以达至内圣外王的最高状态。

（二）忠恕

"忠恕"和"爱人"都是儒家仁学思想社会伦理体系的核心内容。"子曰：'参乎！吾道一以贯之。'曾子曰：'唯。'子出，门人问曰：'何谓也？'曾子曰：'夫子之道，忠恕而已矣！'"（《论语·里仁》）郭沫若认为此处的"一"就是"仁"，认为"忠恕"具有"仁"的内涵。孔子认为"忠"是"己欲立而立人，己欲达而达人"（《论语·雍也》），"恕"是"己所不欲，勿施于人"（《论语·卫灵公》）。朱熹认为"尽己之谓忠，推己之谓恕"（《论语集注》）。"忠"是发自内心真诚为人，是"爱人"的积极表现。"恕"是推爱己之心以爱人。"忠恕"是将自我和他人都放在一个平等的地位，以己心度他心进行类比推理，从而达到人己平等的和谐统一，是"爱人"观念的理论升华。"忠恕"实质是共情心与同理心。作为孔子的"一贯思想"，"忠恕之道"是儒家处理人与人之间关系的重要原则，它深刻地影响着中国人的行为方式。"忠恕"有利于化解矛盾冲突，实现人与人之间的相互理解、相互沟通和相互信任，建立和谐良好的人际关系。例如医疗活动中，若医患成为"忠恕"的共同体，则矛盾冲突会自然化解。和谐的人际关系有助于个人保持愉悦的心情，是个人心理健康程度的重要表现。忠恕之道并非抽象的道德法则，而是从人心上指明的道德实践方法，是达到"万物一体之仁"的实践工夫。忠恕之道贯穿于儒家整个追求仁爱的生命体验过程中，是儒家最为根本的实践工夫。

（三）静坐

静坐是儒家调适心理的一种颇具特色的修持方法。"静"是"仁者"的本质。《论语·雍也》曰："智者动，仁者静。"静定功夫是培养明德亲民、臻于至善的圣贤人格的重要途径。《大学》云："大学之道，在明明德，在亲民，在止于至善。知止而后有定，定而后能静，静而后能安，安而后能虑，虑而后能得。"宋代以前的先秦儒家虽然提倡并追求静的道德境界，但并未留下身体修炼的直接资料。直至宋明时期，以程颢、程颐、朱熹、王阳明等为代表的理学家及心学家们依据自己的哲学理论，兼融佛、道精华，将静坐作为儒家的重要日常修习方式。静坐可以安定情绪、收敛精神、保持清虚静泰的心理状态。《朱子语类·卷十二》云："盖精神不定，则道理无凑泊处。"又云："须是静坐，方能收敛。"静坐更可以澄明本心，消融主客，泯灭物我，体悟"天地万物一体之仁"。萧天石所著《儒家内圣心法》云："人心一静，无物于外，无物于内，无思无念，无动无为，则自可将宇宙天地万物人我，打成一片，而合为一体矣。既为一体，则无不知、无不应、无不通、无不神矣！故曰：'圣人无一事，唯在静其心。'"儒家静坐所获得物我两忘、虚静空灵的心理状态，可以削弱情绪波动、思虑过多等不良心理活动对人体正常生理心理的干扰，达到"虚静养神"的养生效果。这一点与中医学的养生理论完全契合，正如中医经典著作《素问·上古天真论》所述："恬惔虚无，真气从之，精神内守，病安从来。"

四、结语

中国传统文化蕴藏着十分丰富的心理学资源，尤其是儒家的"仁学"思想蕴含着闳富而博奥的心理健康内容。在全球化后现代视域下，发挥传统文化资源优势，汲取其中有益成分并加以弘扬，对于提高当代人的心理素养，应对当前复杂心理问题具有重要的理论意义和实践价值。

（范逸品　杨秋莉　王永炎）

参考文献

［1］段鑫星，程婧.大学生心理危机干预［M］.北京：科学出版社，2006.

［2］史梦薇.传统儒家的压力应对观及其当下意义［D/OL］.天津：南开大学，2006［2016-11-30］.

［3］石元洪，王静成.全国综合性医院亟需普遍设立心身医学科［J］.现代医院管理，2012，46（1）：14-16.

［4］林崇德，杨治良，黄希庭.心理学大辞典：下［M］上海：上海教育出版社，2004.

［5］彭霞，王鑫强，郭成.重庆某高校大学生生命意义感与心理健康关系［J］.中国学校卫生，2011，32（9）：1119-1120.

［6］景怀斌.儒家式应对对心理健康的作用［J］.心理学报，2006，389（1）：126-134.

［7］董卫国.忠恕之道与孔门仁学——《论语》"忠恕一贯"章新解［J］.现代哲学，2016（4）：97-102.

第八节　老年脑健康与养生治未病

按照联合国关于老龄化社会的划分标准，老年人口数量达到或超过总人口的10%，或65岁以上老年人口占人口总数的7%，为进入老龄化社会的标志，我国已经进入了老龄化社会。目前看人口老龄化进程仍在加速，首要因素是平均期望寿命的增加，随着经济为主题的发展，公共卫生水平的进步，死亡模式转换为70岁以上人群占多数；再则是生育率的下降，2015年生育率暴跌至需要积极应对以维持人口规模的水平。虽然人们的寿命在延长，但在延长的寿命中，老年人的健康状况是否同样得到了提高，抑或是老年人仍处于较差的健康状态下只是生活更长的时间？在老龄化加速的社会，老年人的健康亟待关注。中国早在1999年就

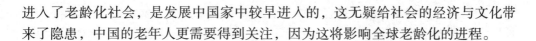

进入了老龄化社会，是发展中国家中较早进入的，这无疑给社会的经济与文化带来了隐患，中国的老年人更需要得到关注，因为这将影响全球老龄化的进程。

一、重视老年脑健康早期预防策略的实施

国际脑研究组织第四届神经科学大会把 21 世纪称为"脑的世纪"。脑健康是现代人健康的一部分。脑健康就是脑结构完整、正常，脑的基本功能，如认知、记忆等功能完好。老年脑健康是老龄化社会中的一个问题。WHO 于 2002 年发表的《积极老龄化》一文中曾提到积极老龄化是强调老年人应以一种积极的态度生活，较多地参与社会活动，甚至有学者提出老年人应该参与工作从而提高其认知能力。积极老龄化的要素包括帮助老年人维持良好的身体健康、心理健康和社会适应能力，提高老年人的生活质量，希望帮助老年人实现无疾而终。老年脑健康是老年人拥有基本保障的基础，身体健康是前提，心理健康是核心。老年人心理活动的过程是完整、协调一致的，即认知、情感、意志、行为、人格等的完整和协调，能适应社会，与社会保持同步。心理健康的标志是没有认知障碍、记忆障碍、语言障碍、执行能力障碍等失去社会适应能力的问题。

我在受聘于北京师范大学期间，历经 5 年筹组了老年脑健康研究中心。张占军教授在完成博士后科研工作后，在副高职任上获批培养博士，2009 年，该中心成立，已建立了团结创新年富力强的学术团队，承担了北京"脑科学研究计划"的项目。经认真地调研分析，明确了老年脑健康早期预防的策略。实事求是地看，我国距离重大脑疾病"早期发现、早期干预"目标还差很远。尤其是阿尔茨海默病、卒中后痴呆、帕金森病的防治于全球医学界还处于探索阶段，尚无规范的防治方案，对老年脑健康仍然是严重的威胁，甚而是终结生命的病因之一。当前我国在健康体检时依然缺乏对脑健康尤其是大脑认知能力的检查评估，不能全面反映受检者的健康状况。对于老年群体，随着年龄增长，大脑神经元和树突的减少，脑血管微循环的病变，以及不良生活习惯，容易忽略养生保健。老年群体是城市社区、农村乡镇的慢病和脑重大疾病发生的主要人群。因此，制订早期预防策略，积极建立社区乡村防控体系，促进老年人脑健康，对推广"积极老龄化"有重要的现实意义。

今天的中国正处在农耕文明、工业文明和信息智能并行的时代。"墨子号"量子卫星发射成功使中国科技界从跟随者过渡到领跑者之一。单光子不可分割，量子状态不可复制，为大数据整合非线性不确定性的治未病与辨证论治的临床研究拓宽了发展空间。联系到老年脑健康体检筛查的方案也必须从形态、功能、信息、应力多视角多元化综合性地检查。量表条目池的设计与影像学（FMRI）的设计既有宏观性又关联细粒化的观察，资料分析重视科技与人文的结合，复杂性与可操作性的结合。运用"脑健康体检"，对 11 个城市数十个社区的目标人群进行大规模筛查。例如，北京地区自 2009 年 10 月北京师范大学老年脑健康研究中心组织部分临床医院，历时 18 个月对 1130 位 60 岁以上的老年人进行了脑健康体检，共检出轻度认知功能障碍（简称 MCI，以善忘及执行力下降为主）患者 149

人，发病率为 16.3%。根据筛查的结果：MCI 在北京地区发病率高，在农村乡镇地区这一发病比例可能更高。MCI 处于阿尔茨海默病（AD）发病的高风险期，所以此阶段是减缓 AD 发病、干预疾病进展的黄金时段。这就给"治未病"的中医中药提供了干预的机会，争取降低 MCI 转化为 AD 的概率。而运用中医中药对 MCI 早期的老年人积极采取脑保护和养生保健措施，对于改善这个时段老年人知晓率与就诊率低的现状有积极的作用，对减轻社会经济负担及医疗花费，应对老龄化社会的问题，以及维持社会健康发展均有实用价值。

二、养生治未病对老年脑健康的作用

世界各国各地区多数以经济建设为中心，这样的优势是可以脱贫致富，不断提高物质生活水平，与此同时我们也需理解追逐利益名位，社会价值观的异化，家庭的淡漠带给老年人的孤独、烦畏和焦虑。缘于此，中国老人的养生理念也必须适应社会变化。总体要求是"守静笃"和"护元气"。首先，从医师的视角当是以静代敬，理解和引导老年人的心理、情感，强化人文关怀。《素问·上古天真论》言："恬惔虚无，真气从之，精神内守，病安从来？""虚无"为何就能"恬惔"？"恬"即安适之；"惔"是平和、平淡的心理状态，内守精神；"静笃"的"笃"表示高度的安宁。"虚无"尚能体现天道自然的一元和合，气的聚散有常，气行流转顺畅，气机升降无碍，故守静笃能护元气，减少人体生病。《素问·刺法论》指出"气出于脑"，说明大脑高级神经为气聚所成。形立而神生，脑髓是神气在物质层面凝聚而成的形态结构。气具有物质与精神的双重属性。就脑健康早期干预设定为气、元气在精神层面的表现，即人的元神，人的心理，人的精神创造，人的伦理德行，人能够积极进取，能够明明德、致良知，也能克服烦畏、焦虑、抑郁等，可知气是太虚原象，神是气的理性凝聚，是生命的力量。在医学模式向"生物—心理—社会"转变过程中，对老年脑健康的早期干预策略不仅是物质层面，更应发挥中医学在精神心理层面的原创优势。

进入信息网络时代，发掘络脉、病络与络病也很重要。清代喻嘉言《医门法律·络脉论》指出："十二经脉，前贤论之详矣，而络脉则未之及，亦缺典矣。"基于"营行脉中，卫气脉外"理论，血络为营血运行的载体，气络是卫气运行的载体，气络本原于脑髓，外周神经也是神气运行的通道。明代《人镜经》记述："其脊中生髓，上至于脑，下至尾骶，其两旁附肋骨，每节两向皆有细络一道，内连腹中，与心肺系，五脏通。"所述"细络"显然是指从椎间孔发出的脊神经。清代刘思敬所著《彻剩八编·内镜·头面脏腑形色观》讲："从膂髓出筋十三偶，各有细络旁分，无肤不及，其以皮肤接处，稍变似肤，始缘以引气入肤，充满周身，无弗达矣。"其上所言与解剖学、组织学对周围神经的描述是相似的，可知气络与"神经—内分泌—免疫网络"高度一致。卫气的"温分肉、充皮肤、司开阖、肥腠理"的卫外功能包括了人先天、后天的免疫抗病能力。气络是元气运转流变的通道。气聚形立而神生，人的思维、心理、感知、理解与神相关，在精神层面气的理性凝聚通过气在物质层面生成的气络，传达机体的健康与疾病的各种信息，因此气络畅达，气机正常运行与脑健康是密切相关的，对于老年脑健康也十分重要。《灵枢·天年》记有"使道隧以长，基墙高以方，通调营卫……百岁乃得终"，并明示："失神者死，得神者生也。"

中医学的精髓是临床医学，治未病与辨证论治是原创的优势。老年脑健康早期预防措施应重视养生保健与治未病。清代曹廷栋所著的《老老恒言》是一部养生学专著，书中对于老年群体的养生主张贯彻"道贵自然"的思想，倡导以"养静为摄生首务"，修心养性，清心寡欲。老子《道德经》指出："知足不辱，知止不殆，可以长久。"人的生活离不开衣食两端，唯食取称意、衣取适体，节俭二字始终不可忘。怡心绪，定心气，老人多事择人代劳，事后核其成可也。老人退休之后鼓励参加社会活动和力所能及的工作，但又必亲办者应毅然去做，若可姑置不能为者当决然置之，办之置之都可安心，勿要不办又不置，终日往来萦怀而劳神必不可为。《灵枢·天年》曰："四十岁，五脏六腑、十二经脉皆大盛以平定，腠理始疏，荣华颓落，发颇斑白，平盛不摇，故好坐。五十岁，肝气始衰，肝叶始薄，胆汁始减，目始不明。六十岁，心气始衰，苦忧悲，血气懈惰，故好卧。七十岁，脾气虚，皮肤枯。八十岁，肺气衰，魄离，故言善误。九十岁，肾气焦，四脏经脉空虚。百岁，五脏皆虚，神气皆去，形骸独居而终矣。"引述的这段文字是古代对人的衰老进程的认识，对现代人仍有参考价值，老年人应结合自身特点，养生宜顺应自然。

年龄70岁时脾气虚弱，应调理脾胃，节制饮食是关键，宜少量多餐，味宜清淡，尤其是夏至以后、秋分以前，因外则暑阳仍炽，内则微阴初生，切勿进食肥甘厚味。老年还可以粥养脾胃，宜淡食以清火利水活络，如赤小豆、山楂、莲子一类的煮粥食用可利五脏安和。

人年50岁肝气始衰，又年逾四十阴气自半，是生命转折进入老年前期，养生则顺应四时，起居有常，轻松散步，运动养生，散而不拘之谓，且行且立，又且立且行，须得一种闲暇自如的状态。《遵生八笺》说："凡行步时，不得与人语。欲语须住足，否则令人失气。"又《庄子·外篇·刻意》曰："水之性，不杂则清，莫动则平，郁闭而不流，亦不能清……此养生之道也。"应该培养退休后的老年群体多参加适合自己的体育活动。

治未病是中华民族国学国医中一个重要的理念，注重养生是前提、是基础，也是对社会人群必须教育养成的习惯，应贯彻于人生的全程。从胚胎发生学看，胎儿未形成时首先是卵黄囊滋蕴形成脾胃，与母体血循环连通后心脏、五官七窍、九窍、脏腑经络渐次生成，最后是脑髓神经系统生成，这与中医学的"形立而神生"相契合。由气聚首先形成脾胃，中央戊己土，以主中央辅四脏，然后是真气之所聚生脑髓，又"血气者，人之神"是生命的力量，就是理性凝聚的精神，是精神的体现，是精神的境界。

高概念的一个特征是复杂性与关联性的整合，虽然大脑神经网络的实证研究在积极探索中，以及脑重大疾病AD、VD、PD尚无确切的疗效与规范的防治方案，但目前中医学养神和治未病的研究对脑重大疾病的防治仍具有一定的现实意义。

心之神发于目，肾之精发于耳。《道德经》曰："五色令人目盲，五音令人耳聋。"久视伤血、久卧伤气、久坐伤肉、久立伤骨、久行伤筋，而老年人久坐久卧多难免除，则需导引诸法，随其坐卧行之导引，如八段锦、华佗五禽戏、婆罗门十二法、天竺按摩诀等可以宣畅气血、舒展筋骸，皆有益无损。老年易行之气功，入静意守，调顺呼吸，叩齿咽津，有坐功、立功、卧功，均须有气功师、养生家指导，防止"出偏"。老年至70岁古稀之后断性欲，可谓盛衰自然之道。"《损》之爻辞曰：'窒欲是也，若犹未也。'自然反成勉强，则损之又损，必至损年。"（《老老恒言》）。重视调理脾胃，饱食后不得急行，急行则气逆，不但食物难化且致壅塞，所谓"浊气在上，则生䐜胀"。饥时不能大声呼叫，缘腹空气怯而复竭之，必伤脾胃。以五脏皆禀气于胃，诸气皆属于肺。还宜避免虚邪贼风伤人，窗隙门隙之风，其来甚微，然逼于隙而出，另有一种冷气，分外尖利，视为贼风，譬之暗箭，中人不及防备，常是口僻的病因，老年当应防范。清代王清任著有《医林改错》，他于临床观察了中风先兆，若结合症象配方煎药内服，或辨证使用中成药或可避免中风的发病。古代风科记有夏日北风、冬日南风，温凉因之顿异，非时之风邪伤人最深，当添衣退避调养，以补救天时异象。

概言之，中医学养生治未病从理念到实践内容宏富，总以自然与社会变化中调整自身的行为。以"守静笃""护元气"为指导，冀望筛查出轻度认知障碍的病人，通过养生治未病的多种措施，使病程停留在 MCI 的平台期，延缓 AD 与 VD 的发病，提高 MCI 的就诊率，经临床系统研究改善记忆、语言障碍，保持或提高认知执行能力。

（王永炎）

第九节　认知障碍的防与治

中医重传承，"传"与"承"的概念略有不同。举凡是中医学涵盖的内容无分良莠，从医史学角度要全部"传"下来；"承"则是继承精华加以创新发展，做有思想的研究，批判性的继承。论及防与治也当区别对待，"防"重在养生治未病，以维护正气在先为主；"治"则是把握证候时空界面施以汤药、针、灸、膏摩、认知康复等，要谨守病机使病情稳定在平台期，避免波动，截断下滑。本文主要探讨的是认知障碍的防与治。

阿尔茨海默病（alzheimer's disease，AD）通常又被称为"老年性痴呆""失智症"或"认知症"，是由生理原因引起的认知或智能受损甚至丧失。而轻度认知功能障碍（MCI）是 AD 的早期高危阶段，主症是健忘，心理及日常生活能力无明显异常，具有临床表现。

目前 AD 的临床干预效果有限，准确把握其临床前期即认知障碍阶段，做好社区早期筛查并积极预警应成为 AD 防治工作的重点。

一、社区认知障碍早期筛查的发病率与就诊率

对社区认知障碍的发病率与就诊率应进行早期筛查，轻度认知障碍是介于正常老化和痴呆之间的一种临床状态，这个阶段的个体存在与其年龄和文化背景不符的记忆力、注意力等高级认知功能障碍，以及精神与人格的改变，但日常生活能力完好，达不到 AD 的诊断标准。

国内外相关研究显示，老年人群中 MCI 患病率在 5%～40%，MCI 患者 AD 转化率是正常老年人群的 5～6 倍。早期干预 MCI，实施积极老龄化策略，对于减轻国家医疗负担及整个社会的健康发展具有重要意义。然而，当前我国公众对 MCI 的了解度普遍不足，多数老年人常把记忆力减退、执行功能降低等认知损伤误认为正常生理的自然衰退现象，从而失去了早期干预防治 AD 的黄金时期。鉴于此，北京师范大学认知神经科学与学习国家重点实验室、北京师范大学老年脑健康研究中心针对我国已进入老龄化社会的现实，呼吁较早实施"积极老龄化"策略，自 2008 年启动北京 BABRI 老年脑健康计划（Beijing aging brain rejuvenation initiative，BABRI），与北京解放军总医院、首都医科大学附属北京天坛医院、首都医科大学宣武医院、中日友好医院、北京中医药大学东直门医院、中国中医科学院望京医院采取联动机制，在北京城区 31 家社区建立脑健康评估基地。2017 年又将该计划扩展至全国，与上海、青岛、包头、兰州、西宁等地的三甲医院统一脑健康评估规范，深入开展 MCI 风险筛查，与此同时将中医证候与认知评估紧密联系在一起。经过 10 年的研究，BABRI 项目组取得了阶段性成果，发布了北京地区的调查结果，老年人群 MCI 患病率为 15.7%，而该人群对 MCI 的知晓率与就诊率均很低，其就诊率仅有 14%。同时，研究通过流行病学特征分析，发现了脑血管疾病、高血压、糖尿病等多项认知老化的风险因素，以及高等教育程度、健康饮食、丰富闲暇活动等多项认知老化的保护因素。项目组通过功能性磁共振成像（functional magnetic resonance imaging，fMRI）技术，发现大脑网络失连接是 MCI 的核心神经学特征，可以用于 MCI 诊断及 AD 早期预警。此外，项目组还致力于探究中医药在干预认知障碍中的治疗作用，将现代神经影像学的理论与方法引入中医学，将其与中医脑病理论相结合，研究中医证候分类与认知损伤特点及脑内神经网络的损伤模式的相关性，为阐释 AD 发病的中医病因病机、建立现代化的中医 AD 发病与诊断理论提供依据。

二、轻度认知障碍的症状学观察及病机分析

临床需要从整体观出发，对症状学做动态流转时空界面的体察，自然病程分 3 个阶段，即平台期、波动期、下滑期。AD 病程同样经历 3 个阶段性渐进的呈梯形恶化的过程，且平台期一般较短，及病情恶化至波动期时好时坏，其认知、心理与适应社会能力受社会和家人的照护陪伴影响，至 80 岁以上即"老老"阶段多持续性恶化进入下滑期。因此，本团队首先关注的是平台期，设定为平台期的目的在于做早期预警干预。如果临床干预错过最佳时期，那么 AD 的控制难度会大大增加。

缘于获得性认知损害和痴呆是一种渐进性持续性恶化的疾病，是一个世界性公共卫生的难题，虽然目前运用神经心理学及神经影像学等手段可以将其准确诊断及分型，但临床尚无针对性的规范化治疗。此时，中医与中西医整合医学的优势便可以体现出来，通过辨证分类，未病先防，从而进行早期干预，防止或减缓向痴呆的发展。

依明清两代医家观察描述，呆病早期症见神情呆滞，反应迟钝，善忘失算，懒动少言，肢体沉重，舌质暗，脉见沉弦滑者多。此阶段以认知、心理行为及日常生活能力等总体状态稳定为特征，其病症总属本虚标实，虚实相对平衡。根据MCI的概念及其临床表现，MCI在中医学属"健忘""善忘"等范畴，属于"呆病"前期。MCI平台期个体认知、心理行为及日常生活能力等总体状态稳定。

课题组在前人研究的基础上，提出了阿尔茨海默病的核心病机为"肾虚—痰瘀—酿毒—病络"（图1-6）。据察象素以候为证，MCI本虚以肾虚为主，又有肝肾阴精不足，脾肾阳气不足，阴损及阳至阴阳两虚三类，标实缘于正气亏虚，络脉血滞循行不畅，以络阻为主，或由湿滞生成痰浊血瘀，总以病证早期，尚未酿成浊毒，无败坏形体，未扰夺神明致神机失用。若已成毒浊则为波动期、下滑期，所以毒邪存否是善忘与痴呆病机的分界线。而血管性疾病因素导致的认知障碍多发生于中风后，对于凡属中风病中经、中络诊断者，若未复发，心理行为、日常生活能力尚好，早期给予中医药的有效干预措施，多数能够稳定在平台期数年；若多次反复中风者，内伤精气亏损，以气血反复逆乱于脑是关键，涉及肝脾肾，肝肾阴虚，脾肾阳虚，进而气血津液化源不足，运化力薄，难以上输布达，致使脑失清阳奉养，同时风火相煽、痰瘀互阻，酿成浊毒，败坏脑络脑髓，元神受损后灵机记忆顿失，焦虑抑郁并发，大脑功能全面下降。其病机演化导致平台期、波动期、下滑期不规律交替更迭，呈阶梯样恶化。

综上所述，MCI的致病因素繁多，在不同时期、不同个体MCI病机侧重不同，相对应的治法治则亦不同。

因此，对MCI患者总体应全面准确地把握其不同证候特点，找准干预的关键平台期，才能在患者个体治疗中给予针对性的方药治疗，从而充分发挥中医药在轻度认知障碍早期防治中的优势。

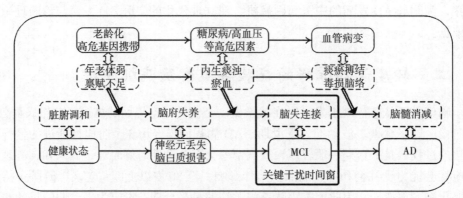

图1-6 MCI中医脑病病机示意图

三、轻度认知障碍的证候分类及认知图谱研究

辨证论治是中医药学的基本原则及特色精髓，以"证"为核心，开展辨证的客观化、规范化研究一直是中医现代化研究的热点。该病病因病机复杂，历代医家根据不同病因病机及临床表现将该病分为不同证类，辨证论治；现代很多研究者也依据 MCI 的致病因素和病机演变规律，就 MCI 与中医证候关系进行了证候分类研究。但在目前中医临床研究和实践中，中医证候辨识和认知评估独立进行，且 MCI 不同中医证类的脑腑病生理特征性客观指标的改变，对其观察与深入研究亦尚缺乏，如脑腑在致病因素作用下，不同证类的损伤特征如何？不同证类之间认知功能衰退的病理机制有无特异性？不同的损伤特征是否与 AD 的发生发展有关键的联系，是否能够辅助确定 MCI 的临床发展平台期的辨证施治？该领域的研究尚且阙如，是研究急需突破的瓶颈问题。

以证候要素为核心构建辨证新体系的研究是中医辨证规范化的重要内容，是探索和建立现代中医方法学的有效途径。证候要素包括病位要素和病性要素，是构成证候的基本要素。确定基本证候要素，是辨证立法、遣方用药的前提。传统中医辨证具有经验性、主观性和不确定性，不同的临床医师和研究者对疾病的认识及证候的辨识能力均存在差异，疗效判定无客观标准，在一定程度上限制了中医辨证论治体系在现代社会的应用及发展。应从证候要素入手进行中医辨证研究，从象开端，化繁为简，使辨证规范化，提高辨证结果的准确性和可重复性。

基于此，北京师范大学老年脑健康研究中心设计编制了中医脑健康体征辨识量表，量表根据认知障碍的常见临床症状及相关行业标准为参考，构建了"老年脑健康中医证候条目池"，主要涵盖主症、寒热、出汗、头身、二便、饮食、呼吸、睡眠、体征 9 个维度及多个症状变量。由专家对预试验受试者的中医证候要素进行判断，并对熵聚堆分类后的各症状群进行辨证，作为老年脑健康证候要素的依据。利用向前逐步回归法，将各项四诊所得信息指标量化，将专家辨证判断作为因变量，将四诊指标作为自变量，引入回归方程，进行条目筛选并观察其诊断预测率。

通过专家讨论将初筛后的条目进行复筛，构建量表初稿，最终投入社区队列测查，通过临床验证，形成老年脑健康中医证候量表。该量表作为中医药临床有效性评价的工具体系，收集北京社区老人脑健康相关的详细症状、体征及舌象信息，进行量化及辨证分类，将 MCI 分类为肾精亏耗证、心脾不足证、痰浊扰心证、瘀血阻络证等 4 种证候，同时评估包含记忆、注意、执行控制、视空间、言语与推理等 6 个认知领域的损伤程度，运用不同的数学统计模型，计算验证认知功能与证候分类之间的关系是一对一、一对多或者多对一的关系，探索中医证候要素与认知水平的相关性，进而厘清不同证类的认知功能损伤特征，为中医证候分类提供客观信息支持。结合多模态神经影像（sMRI，fMRI 和 DTI）及正电子放射 PET 成像技术，发现和确立 MCI 的神经影像学特征，对 MCI 患者的中医证候分类与认知损伤特点和脑内神经网络的损伤模式，进行深入的相关研究，构建"中医证候 – 认知功能 – 神经影像"关联模型，为 MCI 向 AD 转化的预测、诊断、中医辨证及早期干预治疗疗效评价等方面的研究提供思路。

四、轻度认知障碍的防治

目前国际上针对 MCI 的西药干预，大多沿用治疗 AD 的药物，主要有胆碱酯酶抑制剂、抗炎药、抗氧化剂、他汀类药物等，但取得的临床疗效并不乐观。由于 AD 及 MCI 的发病机理是多因性、复杂性和综合性的，药物治疗的主要治疗目标是改善认知行为障碍，减缓疾病的进展，或在有可能的情况下防止或延缓疾病的发生。若错失 MCI 平台期干预的最佳时间窗，患者脑结构与功能损伤可能会达到难以逆转的程度。中医治疗 MCI 有其独特的优势，在中医基础理论的指导下，四诊合参，辨证施治，因人而异。

中医临床疗效的产生极为复杂，在科学层面上证明该干预措施有效，是对其开展研究，揭示该干预措施疗效机理的根据。国内学者在中医药干预 MCI 的临床和机制研究方面，进行了大量的探索工作。本团队针对 MCI 平台期患者给予补肾益智、解毒通络的中药干预治疗，以先进的神经影像学技术为突破口，根据 MCI 的病机规律，以"补肾益智，解毒通络"法临床干预 MCI，从行为认知、神经影像不同层面综合评价中药复方治疗 MCI 的近期和远期疗效并探讨其作用机制，旨在转变中药复方疗效评价的方式，通过探索性研究中医药疗效评估方法，为解决未来世界的医学难题打开一扇窗户，能够让人们更加客观、直观地看到中医疗效，揭示其作用机理。结果发现，参芪益智等中药复方可以改善 MCI 的整体认知功能、记忆功能和执行功能，并通过调节后扣带、楔前叶、颞叶、顶叶等关键脑区的激活模式，优化脑网络结构，改善脑失连接，而起到治疗 MCI 的作用，不仅首次用可视化手段刻画出中药对大脑的调节机制，更重要的是拓展了治疗痴呆的传统中医药疗效评价的新途径，为中药复方药效评价的方法学提供了重要的研究范式。对于与脑血管因素高度相关的血管性痴呆，肾精亏虚、痰瘀互结、阻滞络脉为疾病发生的基础，临床治疗多以补肾活血、化痰通络为主。"九五"期间本团队承担了"血管性痴呆现代中医临床与基础研究"国家重点科技攻关课题，其中开展了益肾化浊法治疗血管性痴呆的临床观察探索性研究。入组病例随机分为治疗组、药物对照组和安慰剂组。治疗组口服聪圣胶囊，药物对照组用西药双氢麦角碱加食用苦味素组成。实验结果发现，口服聪圣胶囊的治疗组总有效率明显高于其他两组；治疗组与对照组两组的认知、记忆、语言、视空间技能总积分较治疗前显著提高；药物对照组与安慰剂组的社会活动能力、情感个性、日常生活能力总积分较治疗前显著降低。可见治疗组优于西药对照组与安慰剂组。

综上所述，益肾化浊方药对老年期血管性痴呆的早期阶段具有较为肯定的疗效，现已成为血管性痴呆平台期疗效明确的临床路径推荐药物。中医药学是个伟大宝库，应对世界医学难题，未来探寻的视野可以更多地聚焦在中医药学上，从早期识别到防治方法，均可从中汲取养料，得到启示。中医诊断疾病的信息来源为四诊——望、闻、问、切，如何借鉴四诊内容助力轻度认知障碍的早期诊断，是一个值得深入挖掘的课题。如以望诊为切入点，《难经》云"望而知之谓之神"，作为四诊之首，望诊内容丰富，通过观察人的外在形体、精神状态、面色舌象等表征，推断内在脏腑气血阴阳变化。未来可结合西医影像和图像分析技术，通过局部面色、舌象特点，微循环变化，局部温度改变等信息，寻找轻度认知障碍早期望诊的规律性特征，应用于临床诊断与识别中。在轻度认知障碍的早期防治方面，因中医治疗方式多样，内容丰富，除中药口服外，还有针灸按摩、气功导引、药膳、情志疗法、功能锻炼等多种治疗方法，此外还可运用中西医结合进行综合治疗。故作为研究者应打破桎梏，广开思路；作为临床医生应灵活择取，随证应用。除了对轻度认知障碍患者进行积极的医学干预外，人文关怀与心理照护也是医学精神本质的诠释与诉求，与患者进行良好的沟通，让其感受到人文关怀，有利于患者疾病的治愈或病情进展的延缓。20 世纪 80 年代，瑞典、日本、美国等针对血管性痴呆患者创建了以居家为主的护理模式，又与充分利用社会福利机构的养老院和护理院相结合，发展公寓式服务。我国的社区服务尚处于早期发展阶段，朝向家庭护理、老年护理、日间护理等多样化的形式发展。

目前，有关认知障碍的康复机构有 575 家，床位 11 万张，由老年病学、神经病学、精神病学医师与护士共同承担患者的医疗服务评估。1998 年首都医科大学宣武医院设立了特别的专科病房，建有康复治疗科、社区服务科等治疗护理系统，配备特殊训练的专业人才团队，有特定的规章制度及训练程序，使轻度认知障碍患者群体得到了系统化、规范化的治疗与护理。对于 MCI 平台期的家庭护理，平等的沟通与亲切的陪伴是最重要的事。MCI 老人对事物的理解和认知能力变差了，面对未知事物或想说又记不起来时容易产生焦虑，照料者要耐心，切勿责怪；与老人沟通时宜俯身或坐位保持平视，照顾老人的感受；在与老人发生矛盾时，态度保持和蔼，不要期待甚至强迫他改变习惯；平台期老人已存在认知损伤，极度缺乏安全感，容易产生畏惧、害怕心理，此时最需要的是陪伴，照料者应加以抚慰。对处于 MCI 平台期心理日常生活能力尚好，能够适应社会的老人，可以鼓励其参加社区歌咏、棋牌、书画等文娱项目；在家读书看电视时多选择与老人阅历相关的内容，可以让其复述往事，也是一种记忆的训练。综观养生治未病的理念，注重的是动静结合，动与静要适当，诸如散步、静默、坐忘、心斋等，如果老人能够做到，对净化心灵，维护平台期的稳定都有益处。

中医药学在社区认知障碍平台期的防治中具有独特、不可替代的优势，在当今临床应用中具有广阔前景。传统中医药以天地人整体观认识生命和疾病，"以人为本""天人合德"，人文医学并举，心理生理同调，这是西医学需要思考并借鉴融合的。尤其在应对重大慢病防治的挑战中，更需继承创新，把握疾病的平台期这一关键治疗窗口，让中医药为促进人类健康发挥积极作用，提升全民脑健康水平。

（王永炎　张占军）

参考文献

［1］凯瑟琳·麦金尼斯－迪特里克.老年社会工作：生理、心理及社会方面的评估与干预［M］.2 版.隋玉杰，译.北京：中国人民大学出版社，2017.

［2］陈姚静，徐凯，杨财水，等.优雅地老去——北京 BABRI 老年脑健康计

划［J］.中国科学：生命科学，2018，48（7）：721-734.

　　［3］张占军，王永炎.肾虚—痰瘀—酿毒—病络——中医对老年性痴呆早期发病病机认［J］.中国中医基础医学杂志，2015，21（3）：244-246.

　　［4］王永炎，张伯礼.血管性痴呆现代中医临床与研究［M］.北京：人民卫生出版社，2003.

　　［5］张志斌，王永炎.辨证方法新体系的建立［J］.北京中医药大学学报，2005，28（1）：1-3.

　　［6］中华医学会神经病学分会痴呆与认知障碍学组协作组中国阿尔茨海默病协会.中国痴呆与认知障碍诊治指南：轻度认知障碍的诊断和治疗［J］.中华医学杂志，2010，90（41）：2887-2893.

　　［7］张伯礼，王永炎，张允岭，等.血管性痴呆临床和实验研究［J］.医学研究通讯，2003，32（6）：24-25.

　　［8］陈瑾，倪朝民，陈进.社区康复对脑卒中患者运动功能和日常生活活动能力的影响［J］.中国康复医学杂志，2008，23（4）：322-324.

第十节　优雅地老去——北京 BABRI 老年脑健康计划

　　人口老龄化已经成为 21 世纪人类面临的主要挑战。随着全球人类平均寿命逐年增长，老龄人口基数逐渐增大，老龄化问题逐渐成为制约国家经济发展、关系国家战略布局的核心因素之一。世界卫生组织早在 2002 年正式提出"健康老龄化"架构，倡议世界各国在老龄化工作中，不仅要保障老年人身体健康，更应着重关注老年期人群的认知功能状况，强调老年人身心健全在推动老龄化社会发展，提升老年人生活质量中的重要地位。认知功能减退与年龄增长密切相关，尽管当今医疗卫生水平的快速发展有效降低了很多重大疾病的危害，但老年期慢性非传染性疾病的广泛流行仍是老年人群身心健全的主要威胁，其中以 AD 为典型代表的阿尔茨海默病更是将老年人认知损伤的危害推向个人、家庭，乃至社会、国家都难以承受的境地。

　　AD 是一种以进行性认知障碍、日常生活能力退化为主要临床表现的疾病，目前在全球已有超过三千万患者，其发病率随年龄的增长呈现指数上升趋势，在 80 岁以上人群中发病率将达 30% ～ 50%。据统计，2015 年 AD 相关的医疗卫生支出已超过 8000 亿美元，预计到 2030 年，支出将突破 20000 亿美元。目前，针对 AD 尚无有效的治疗手段与药物，专家广泛共识是将 AD 的治疗和干预期前移，因为 AD 是慢性神经退行性疾病，在有明显症状之前具有漫长的潜伏期，对临床前期高危老年人群进行早期预防和早期干预将显著降低老年性痴呆发病率，从而起到控制疾病和降低医疗支出的目的。

　　在最早进入老龄化社会的欧美发达国家中，痴呆及其相关疾病已成为国家公共卫生战略的重要组成部分。美国 2012 年投入 1.56 亿美元推动的"国家阿尔茨海默病计划"（national alzheimer's plan），英国 2009 ～ 2014 年投入 1.5 亿英镑展开的"与痴呆共存"（living with dementia：a National dementia strategy）国家计划，以及欧盟 2011 年启动的"欧盟神经退行性疾病研究联合项目"（Joint programme-neurodegenerative disease research，JPND），一方面以加强痴呆防治的宣传教育，改善患者临床治疗与社会家庭支持为主要工作内容；另一方面则更为强调加快疾病早期筛查，以实现痴呆早期干预为重点目标。当前，越来越多的国家正在加入应对痴呆研究的队伍，据国际阿尔茨海默病学会（alzheimer's disease anternational）统计，至 2017 年，全球已有 20 个国家或地区出台了痴呆防控的战略计划，"痴呆"显然已成为世界范围内的公共卫生重点问题。

其中，2004 年启动的"阿尔茨海默病神经影像计划"（alzheimer's disease neuroimaging initiative，ADNI）旨在通过检测一系列影像学资料及生物学标记研究 AD 的发病进程；2008 年启动的显性遗传性阿尔茨海默病网络（dominantly inherited alzheimer network，DIAN）项目通过标准化的临床和认知测试、脑成像及生物体液收集（血液、脑脊液），以确定 AD 各标记的变化顺序并早期发现和治疗；2006 年启动的澳大利亚老龄化影像学、生物标记和生活方式研究（the australian imaging，biomarker & lifestyle flagship study of ageing，AIBL）以探索 AD 的危险因素及保护因素。国内临床科研人员也积极行动。例如，北京协和医院张振馨团队、北京宣武医院贾建平团队等的流行病学调查工作，为初步掌握我国阿尔茨海默病的患病率、发病率、城乡差异等关键信息，推动我国老年性痴呆防治事业提供了关键的数据与理论支撑。

但由于 AD 具有病理复杂、病程长、中晚期干预效果不佳等原因，不同数据库项目从不同角度揭示 AD 发生发展进程，寻找 AD 早期改变的生物标记物，确定早期干预的最佳时间窗。因此，亟须一个研究对象稳定、个体信息丰富、持续追踪的大样本数据库作为强大支撑。我国是世界上老龄人口最多的国家，同时也是 AD 患者最多的国家。然而与西方发达国家相比，我国本土针对脑老化和 AD 的研究体量还有很大差距，尤其缺乏针对中国认知衰退与脑老化相关诊疗信息的大型数据库，分散的小样本研究很难得出稳定的结果，也无法与我国如此大量的 AD 患者治疗需求相匹配。同时，也应清醒地认识到，由于西方人群与国人在种族、身体条件、生活习惯以及对认知损伤的认识理念等诸多方面存在较大差异，需要更多来自本土化的社区队列的研究证据。另外，西方著名的数据库也存在各自的不足之处。例如，大多数数据来自多中心临床横向数据，这类数据库的数据一方面由于数据来源于多中心，数据采集标准不一；临床数据一般疾病严重程度较重，不利于发现疾病早期的病理特征，而数据库单独纳入的健康受试者又受人为选择因素影响，不能很好地反映原生态社区人群实际情况，结果难以推广。因此，AD 防治是一项系统工程，需要多层次、多学科的通力合作，既要解决患者的治疗与护理问题，也需着力于疾病早期阶段的筛查干预与风险调控，才能更为有效地降低疾病危害与负担，因此，构建完整理论体系的需求日益凸显。

鉴于此，聚焦于 AD 早期防控的主题，以认知老化与脑老化为切入点，以早期筛查诊断、老化风险保护因素调控等为核心目标,北京师范大学王永炎院士、董奇教授、张占军教授,首都医科大学赵继宗院士共同倡议,在 2008 年由北京师范大学认知神经科学与学习国家重点实验室张占军教授正式启动"北京 BABRI 老年脑健康促进计划"(Beijing aging brain rejuvenation initiative,BABRI)社区临床队列研究,计划在 20 年内建设覆盖 10000 名社区老年样本、积累 5000 例多模态神经影像数据的本土化认知老化与 AD 患者数据库。首都医科大学宣武医院、北京天坛医院、北京中医药大学东直门医院、北京医院、中日友好医院,以及中国人民解放军总医院等多家科研临床单位相继加入该计划。该计划启动伊始,王永炎院士提出要以"过程系统、大尺度、细粒化"思路为指导核心。①认知老化及 AD 的发病都是一个渐进且连续的过程,因此 BABRI 数据库入组人群以稳定的社区中老年人群为主,以便能够长期地追踪随访。②数据库应涵盖认知行为、情绪、脑影像、生理生化、中医证候、遗传、体质、社会交往、生活方式等多个维度的信息。③坚持测查维度、研究手段与时俱进的工作策略,不断纳入新方法、新技术、新手段,在注重课题整体设计和研究思路的同时,加强"细粒化"的科学问题导向,能够在数据库建设的漫长过程中,不断产出新成果。此外,遵从"治疗在医院,早期发现和预防在社区"的工作方案,从"治已病"向"治未病"转变,做好实验室—社区—医院的有效衔接。

以下将从 BABRI 计划的研究设计、实施方案、数据采集、近 10 年阶段性成果以及未来发展等方面对 BABRI 计划进行介绍。

一、BABRI 计划整体目标和需要解决的科学问题

BABRI 计划是一个大型的、长期性的研究,主要是采集认知行为、生理生化、情绪、遗传、体质、社会交往、生活方式、证候、脑影像等多个维度的数据资料,通过对一系列生理、心理、社会指标的不断追踪,运用多种统计分析方法和数学模型,对正常老化和病理老化的各种轨迹进行刻画。①围绕人类高级认知功能的老化衰退规律及其脑机制这一个关键科学问题,深入研究人类老化进程中不同高级认知能力的衰退模式与关键期、人脑结构和功能的退化规律。②基于脑健康多维度数据库,建立中国本土化的老年认知衰退常模及评定工具,完善认知障碍的临床诊断方法,提高早期筛查的准确性与灵敏度。③寻找认知障碍进展的不同时期敏感性和特异性水平高的指标,为 AD 早期预警提供可靠的神经影像学标记。一方面构建基于社区的老年脑健康管理体系,掌握社区老年人群中痴呆及其早期阶段的流行病学特征,探索正常老化与病理老化在认知功能上的特点、风险因素、保护因素;另一方面,通过对上述样本群体的纵向追踪,在较短研究周期内描绘认知功能和大脑指标的变化曲线,描绘中国老年人的认知老化与脑老化规律,寻找 AD 病理发展中关键时期的认知特点与检查指标,为 AD 早期患者的识别和干预提供本土化的指标与参照标准。

二、BABRI 计划设计与实施

（1）研究设计方案：BABRI 计划采用加速追踪研究设计（accelerated longitudinal design，ALD），最大程度兼顾横断设计与纵向设计的优势。ALD 设计能够有效回避单纯横断设计中群组效应与年龄效应混淆、个体内部发展变化无法衡量的固有缺陷，并且较大程度上避免纵向设计中的样本选择性耗损与脱落的风险，在保证研究结果有效性的基础上，提高结果的可推广性。基于 ALD 建成本土化认知老化与脑老化数据库后，更能够依据样本多维指标的不同水平（是否患有糖尿病、教育水平高低、基因遗传信息等）构建子数据库，形成以老化为核心（A）、其他样本特征为控制条件（X）的"A+X"数据库管理模式，从不同角度深入研究老年人群脑健康问题。

（2）实施方案：BABRI 计划以北京城区 50 岁及以上社区老年人群为主要研究对象。考虑到样本代表性与实施的需求，首先在北京市海淀区、东城区和朝阳区等区域的试点社区开展，前期包括与社区共同组织脑健康相关医学讲座，结合最新科研及临床成果进行老年性痴呆、社区慢病科普活动等普及脑健康意识等工作内容。BABRI 计划实施中根据试点社区老年人群规模与抽样比例估算样本数量大小，通过简单随机抽样确定样本群体后进行数据收集工作。项目组在各试点社区采取同等抽样比例，以避免社区规模、设施条件等因素影响研究结果推广性。

BABRI 计划对所有入组样本进行长期追踪随访，样本入组后每隔两年进行一次回访，直到研究结束或者样本脱落（如 2008 年入组样本将在 2011 年、2014 年、2017 年等时间点接受回访）。基于 ALD 研究设计，BABRI 计划对多个入组样本分别进行追踪回访，自第一次回访起，要求完成对已入组样本的回访及新样本的入组工作。新入组样本规模根据已入组样本规模、老年人口流动及上一轮追踪回访样本比例等条件共同决定。

（3）样本量计算：AD 早期阶段，即 MCI，是 BABRI 计划实现 AD 早期防控工作的重要时期。国内外相关研究显示，老年人群中的 MCI 患病率在 5%～40%，发病率则为每年 5～168/千人；同时，MCI 患者 AD 转化率是正常老年人群的 5～6 倍，在 10%～15% 波动。参照这些数据，以 MCI 转化相关研究作为 BABRI 计划主要工作内容，考虑 MCI 人群年转化率 c 为 10%，样本转化率容许误差 d 为 5% 且置信水平 $1-\alpha$ 为 95% 时，研究所需样本量 n 的最小估计值为 139 例，即在研究进行 19 年后（也即入组样本的第七次回访后），BABRI 计划需要至少 139 名 MCI 患者才足以进行第 8 次回访中转化率的评估工作。因此，在控制样本脱落比率 f 为 10% 的基础上，依据正常老年人群 MCI 发病情况，样本基线纳入 MCI 患者人数 n_1 最少将为 2152 例，即 BABRI 计划入组样本中应包括至少 2152 名 MCI 患者，在此，仅根据老年人群中 MCI 患病率 p 为 20% 计算，BABRI 计划样本大小 N，的最小值为 10760 例。

结合上述样本估计值以及多样本入组的研究设计与具体实施方案，BABRI 计划入组样本规模设定为 10000 人，所有样本在入组后均按照实施方案设定追踪回访计划。

（4）样本纳入标准：BABRI 计划主要关注正常老年人群以及 AD 早期患者的认知、老化与脑老化过程，并着重考察这些指标在疾病早期筛查干预中的临床应用价值，因而要求入组样本具备基本生活能力，能够独立完成数据采集过程。为此，BABRI 项目组对入组样本设定如下标准。①具有 6 年及以上受教育经历，矫正听力视力正常。②未被临床诊断为 AD、帕金森病等神经退行性疾病。③未患有可能导致认知功能损伤的神经系统疾病，如严重的脑血管病、脑外伤、颅内肿瘤等。④未患有已知影响认知功能的精神疾病，包括严重的抑郁症、躁狂症、精神分裂症等。⑤无酒精成瘾、药物滥用史。

此外，为保证入组样本在多模态大脑磁共振扫描过程中的人身安全与数据质量，样本还需满足以下标准。①体内无任何金属植入物（如金属假体、支架、心脏起搏器等）。②未患有幽闭空间恐惧症、梅尼埃病等不适合进行扫描的疾病。

（5）数据采集与临床评估：为了实现对认知老化与认知障碍过程的全面评估，进行人口学信息、行为、认知、情绪、脑影像、生化、遗传等多维度的数据采集与评估工作。其中，人口学信息包含年龄、性别、社会经济地位等人口统计学，以及家族遗传疾病情况、常见疾病史等功能病史资料。行为测查包含闲暇活动、饮食、生活作息等生活方式信息。认知测查涵盖总体认知能力、记忆能力、言语能力、视空间能力、加工速度、执行功能六大领域的神经心理学测评，具体包括简易精神状态量表、蒙特利尔认知评估、听觉词语学习测验、RO 复杂图形测验、数字广度测验、分类词语流畅性测验、波士顿命名测验、画钟测验、符号数字转换测验、连线测验和斯特鲁普色词测验（Stroop Color Word Test）。情绪情感测查主要针对抑郁和孤独感的测评，具体包括老年抑郁量表和孤独感量表。脑部磁共振扫描包括 T1 加权结构像、静息态功能像和弥散张量成像 3 种模态的影像学数据。生化与遗传学检查主要包含 AD 高危基因筛查，如载脂蛋白 E（apolipoprotein E，APOE）、神经元分拣蛋白相关受体（neuronal sortilin-related receptor，SORL1）、磷脂酰肌醇结合网格蛋白组装蛋白（phosphatidylinositol binding clathrin assembly protein，PICALM）等，以及血常规、糖化血红蛋白、血糖、血脂四项、同型半胱氨酸与提取外泌体内淀粉样蛋白 -β 和 tau 蛋白等。图 1-7 列出了 BABRI 计划采集数据的主要内容。

入组样本签署纸质知情同意书后，首先完成行为学资料与认知情绪信息的采集，其后在 3 个月内参加大脑磁共振成像扫描与空腹外周血指标检测。除生理生化指标外，数据采集均依照"一对一"的方式进行，主试人选通过"培训 - 实习 - 考核"流程筛选。脑磁共振成像扫描在北京师范大学脑成像中心进行，考虑到老年人群大脑变化的特殊性，不仅扫描了 T1 加权结构成像、静息态功能成像、弥散张量成像，且以老年人群最容易下降的记忆能力设计了情景记忆和工作记忆任务，进行这两种任务态的功能磁共振成像扫描。另外，为了从临床角度更好地对老年人群脑改变进行评估，每位老年人也需要完成 T2 加权成像、液体衰减反转恢复成像（fluid attenuated inversion recovery，FLAIR）、磁共振血管成像扫描，这部分扫描成像由临床合作单位影像科医生结合 T1 加权结构成像进行诊断，诊断报告与磁共振扫描影像图片一同反馈给受试者。

BABRI 数据库入组样本临床疾病状态由至少两名临床专业医师共同进行诊断。AD 等疾病的诊断依据为美国精神医学学会的《精神障碍诊断与统计手册》第 4 版修订本（*Dementia*，*according to the diagnostic and statistical manual of mental disorders IV*，*DSM-IV-TR*）和美国神经与传染性疾病研究所以及卒中或 AD 及相关疾病协会（national institute of neurological and communicative disorders and stroke and the alzhei-mer's disease and related disorders association，NINCDS-ADRDA）标准，AD 早期 MCI 的诊断参考 Petersen 标准。

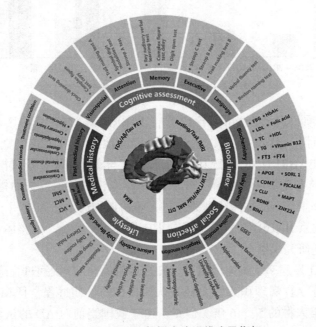

图 1-7　BABRI 数据库建设维度及指标

三、研究进展与阶段成果

（1）BABRI 数据库建设进展：BABRI 计划于 2008 年 9 月起正式在北京市海淀区、东城区与朝阳区的多家社区展开。首轮样本入组工作于 2010 年 12 月结束，共纳入 50 岁及以上社区老年居民 1178 人；首批样本的三轮随访分别于 2011 年 9 月、2014 年 9 月、2017 年 9 月启动，期间新入组样本依据项目实施方案设定随访时间点。截至 2017 年 12 月，BABRI 数据库共入组 7645 人，随访 2095 人次。与此同时，已进行大脑磁共振扫描 2301 人次，超过 200 个老年样本具有两套以上有效脑影像数据。在生化指标采集方面，共采集老年外周血液样本 2583 例，并且这批样本具有至少一次认知行为数据。入组样本数据采集与评估完成后，BABRI 项目组及合作医院共完成七千余份认知评估报告、近千份磁共振成像诊断报告及血液生化检测报告的发放，从防治大脑相关疾病与常见老年慢病、保持正常认知功能等角度为其提供指导建议。

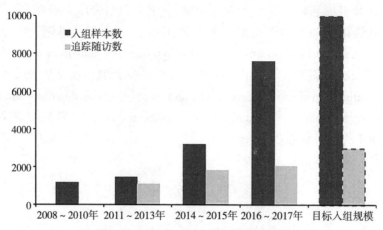

图1-8　BABRI 计划实施进展示意图

　　自2008年项目启动至2017年12月，BABRI 计划在北京城区内共启动18家社区基地，同时与青岛、包头、兰州、西宁等地的三甲医院确立合作关系，于2017年起参照 BABRI 计划北京地区的实验设计与实施方案，正式推动全国范围内的认知老化与脑老化多中心研究工作。2017年春，在裴钢院士的指导下，BABRI 项目组与上海和重庆 AD 临床队列研究进一步协调沟通，三方统一了测查量表以及操作流程，使北京 BABRI 计划与上海、重庆形成了一个统一的整体。

　　（2）阶段性研究成果

　　①发布 MCI 发病率、影响因素及认知衰退常模。AD 发病过程隐匿且漫长，而 MCI 阶段反映了 AD 病理积累引发轻微认知损伤的长期过程，且 MCI 患者痴呆转化率是正常老年人群的5～6倍。但是，由于我国当前对 AD 的认识与重视不足，其早期 MCI 阶段的临床流行病学信息更严重缺乏，疾病早期患者及高危人群往往停留在家庭、社区中，因而难以得到及时的诊断与干预。

　　为此，BABRI 项目组在北京城区多个社区基地，通过全面的认知功能测量评估，发布了社区老年人群的 MCI 患病率为15.7%。同时，中老年期的高血压、糖尿病、脑血管疾病等风险因素会加速记忆、执行力等多项能力的衰退。医学上虽没有延缓 AD 发展的有效药物和手段，但是项目组的研究表明早年的教育程度、丰富的脑力和社交类闲暇活动、健康的饮食方式都有可能延缓认知障碍的发生。认知衰退常模是评定认知功能正常还是损伤的重要参考标准，本研究建立了中国北京本土化的老年认知衰退模型，在揭示汉族老年人群认知老化的关键期的同时，标定了认知功能障碍监测、实施认知干预的重要时间窗。

　　②大脑网络连接模式失常是 MCI 的神经影像学表现。AD 被认为是典型的大脑网络失连接疾病，其早期 MCI 阶段是否存在脑功能与结构的连接异常一直缺乏较有力的实验证据，因此限制了 AD 的早期识别与干预。项目组研究结合任务态和静息态功能 fMRI 数据，发现在完成情景记忆任务时，遗忘型 MCI 患者的默认网络出现前后脑区的失连接现象，而且这种失连接现象比静息状态下的失连接更加明显，说明在任务态下默认网络的失连接可以在早期反映疾病的异常。项目组后续的研究发

现，遗忘型 MCI 功能连接的改变可能与扣带束的纤维损伤有关。根据影响的认知领域，项目组进一步将遗忘型 MCI 患者分为了单一领域和多领域遗忘型 MCI，单一领域遗忘型 MCI 亚型表现为孤立的记忆障碍，多领域遗忘型 MCI 亚型即伴多个认知领域损害的轻度认知损害，除了记忆功能损害，还有语言、执行等其他一个至多个认知领域损害。尽管当前研究认为这两种亚型可能是遗忘型 MCI 发展的不同阶段，然而少有研究从病程发展的角度探索不同亚型对网络失连接的影响。项目组基于全脑白质结构网络的研究发现正常老年人、单一领域遗忘型 MCI、多领域遗忘型 MCI 在海马体体积、情景记忆任务激活方面有差异，白质纤维完整性和白质结构网络的全局效率依次递减，且失连接的程度与认知能力下降成正比。这些研究均表明，脑网络失连接是 MCI 的核心神经学特征，可以作为 MCI 诊断及 AD 早期预测的关键影像指标。

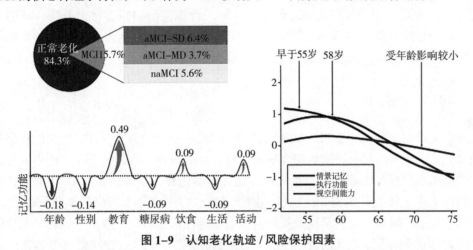

图 1-9　认知老化轨迹 / 风险保护因素

③ MCI 风险因素导致认知损伤的影像学特征，社区常见慢病脑靶位损伤的差异。2 型糖尿病、高血压、脑血管疾病是 MCI 重要的风险因素，但不同疾病认知损伤的脑神经机制一直不明。基于脑白质微结构的研究表明，2 型糖尿病患者存在以髓鞘脱失为主的白质微结构的广泛损伤，而高血压患者的白质损伤则主要在上纵束，隐匿性梗死灶则主要影响大脑前部及深部白质区域。项目组进一步的 fMRI 研究表明，不同疾病的认知损伤存在疾病的特异性，通过经典的工作记忆任务，研究了 2 型糖尿病患者在不同任务负荷下的脑激活变化，发现患者在应对高负荷的任务时，大脑有更多的额叶功能活动降低，这种降低的模式与多项认知能力的损伤密切相关；尽管高血压患者日常血压控制稳定，但负责执行功能的左侧额顶网络功能连接异常；很多研究证实，大脑小血管疾病影响认知和运动功能，研究进一步证实腔隙性梗死可能通过破坏网络连接而损伤认知功能。针对 MCI 高危因素的系列研究证实，若社区老年人群伴有这些慢性病将影响大脑结构及功能紊乱，且存在脑靶位损伤的特异性。

　　AD 高危基因导致的脑功能及结构失连接的脑神经影像学发现，一直以来，高危基因都被认为是加速认知老化的危险因素，也是影响 AD 发病的重要风险因素。*APOEε*4 是目前最为公认的 AD 患病危险基因，携带该基因者，不仅增加 AD 的患病率，且发病年龄显著提前。项目组对 *APOE* 基因的分析发现，在认知功能完好的情况下，*APOE* ε4 基因携带者的大脑结构网络与功能网络均已经出现了连接效率的广泛下降，并且局部的效率下降与个体脑固醇水平密切相关；而当携带者认知出现损伤时，其大脑右侧海马等区域的节点效率会出现损伤的加重，并且全脑网络拓扑属性的降低也更加严重；此外，*APOE* ε4 基因携带者在完成记忆任务时，默认网络中楔前叶区域自身功能活动以及与网络内其他区域之间的功能连接活动均出现了降低。rs405509 是 *APOE* 基因启动子区域上重要的 SNP 位点，项目组研究发现 rs405509 TT 纯合子携带者左侧旁海马与额叶等脑区的联系随年龄增加而减弱，且这种连接减弱与一般认知能力紧密相关。除 *APOE* 基因外，项目组对 *SORL*1 基因也展开了研究工作，揭示了该基因多态性对大脑结构与认知功能的影响会受到性别的调节，交互作用出现在大脑左侧扣带－海马纤维束的白质连接以及执行功能表现。此外，项目组还发现 AD 风险基因 PICALM 的 T 等位基因在老化中对大脑额顶网络区域的灰质体积与功能连接的影响受到年龄的重要调节。

四、讨论

本文详细介绍了"北京 BABRI 脑健康计划"，该计划以实现社区家庭的痴呆早期筛查、老年风险保护因素调控为核心目标，在北京城区社区的老年人群中展开大样本临床队列研究，建设中国本土认知老化与脑老化数据库。经过 10 年努力，初步刻画了中老年人群认知老化轨迹，初步掌握了社区老年人群痴呆早期 MCI 的流行病学特征，探索了疾病早期及其风险因素的神经影像机制，得到了疾病早期诊断的潜在影像学标记，在北京多个社区基地逐步建立起老年认知障碍预警体系。此外，通过多中心研究模式，BABRI 计划目前已在全国多地进行重复与推广，努力推动我国脑老化研究，痴呆防控在医院、社区层面的广泛实践。

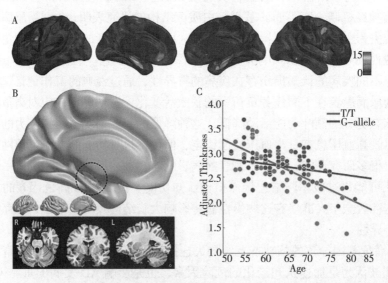

图 1-10 *APOE* 基因启动 rs405509 多态影响大脑皮层的老化

（1）优雅地老去——构建中国老年脑健康数据库：美国大卫·斯诺登博士曾

主持了以 678 位 74 ～ 106 岁修女为研究对象的研究。《优雅地老去》便是详尽、全面地记录其历经十余年做该研究的书籍。该书描述了斯诺登博士每年对修女进行一次脑力测试和健康检查，以及研究修女死后捐出大脑的经历，将 AD 的症状和相关危险及保护因素以真实生动的故事形式展现出来。AD 是一个让患病者丧失尊严的疾病，如何优雅地老去，防患 AD 是无数医学科研工作者的梦想。优雅地老去，不仅时常鞭策着科研工作者勇往直前，也无时不在唤醒全社会对 AD 防控的关注。迄今为止，BABRI 计划已经开展了 10 余年，在实施过程中也遇到了诸多困难和阻力，计划启动的最初 5 年，由于经费紧张、人员有限，以及社区支持力度匮乏等限制，项目一度进展缓慢。直到 BABRI 进展到第 6 年，细粒化的科研成果不断产出，激发了研究者的信心。与此同时，BABRI 计划开始得到社会的广泛关注，2012 年 9 月 21 日中国中央电视台《焦点访谈》节目对 BABRI 工作进行了报道。2014 年是 BABRI 计划迈入快速发展的转折点，为了更好地加强科研协作和组建科研队伍，北京师范大学老年脑健康研究中心于 2014 年 10 月成立，多家企业纷纷捐款资助；2016 年，BABRI 计划得到了北京市科委的支持，成为北京脑科学计划的重要组成部分。2017 年开始，该计划联合全国多家临床科研单位开展多中心的数据采集和合作研究工作，BABRI 计划已经自发地成为一个全国性的团队网络。

当前，国家层面的"脑科学计划"也呼之欲出，"脑科学与类脑研究"已经作为重大科技项目被列入"十三五"规划。脑科学计划以阐释人类认知的神经基础（认识脑）为主体和核心（一体），同时展现"两翼"：其中"一翼"是大力加强预防、诊断和治疗脑重大疾病的研究（保护脑）；另"一翼"是在大数据快速发展的时代背景下，受大脑运作原理及机制的启示，通过计算和系统模拟推进人工智能的研究（模拟脑）。BABRI 计划正是向"保护脑"的目标奋力迈进的一支力量。BABRI 计划已经逐渐成长为一个初具规模的全国范围大型队列研究雏形。

BABRI 计划近十年开展的脑健康多维数据库的建设为在疾病发病早期寻找筛查、干预手段提供了关键数据资料。应用严格标准以及精细评估工具，BABRI 完成了近万人次的老年全面认知评估，在填补我国社区老人认知损伤患病数据空白的同时，更明确了社区相关疾病在认知损伤乃至 AD 发病中的重要角色，为这些疾病在社区家庭进行早期预防和干预提供了重要的理论依据和数据支持。通过对社区中老年人群丰富、全面的数据信息进行采集，本项目研究表明社区老年人在闲暇时间进行棋牌类活动（下棋、扑克、打麻将）和雕刻、编织、刺绣等手工制作类活动，保持规律的生活方式，健康的饮食方式对其保持大脑活力有积极的作用，并进一步结合神经影像学揭示了认知障碍以及常见老年疾病（如糖尿病、高血压等）的特异大脑损伤模式，在完善大脑网络失连接引发认知行为退化的理论学说的同时，更进一步强调常见老年疾病的防治在 AD 防治中的重要地位，为科学合理制订老年人护脑方案，调整生活方式提供了科学证据。与此同时，也看到了 BABRI 数据库存在的不足，从样本量、数据结构维度和数据开放管理平台的建设等诸多方面需要不断改进。未来 BABRI 计划将着重从丰富测量维度，建立细分化的研究亚群常模，融入互联网技术积极响应国家"互联网＋医疗健康"号召，成立老年脑健康科研应用产业转化平台，建立大脑捐献机制，建立脑库等方面完善数据库的建设工作，为认识脑、保护脑做出贡献。

（2）从"疾病脑、老化脑、社会脑"到脑的毕生发展：大脑是人体最复杂的器官，旨在阐明脑和神经系统工作原理和机制的脑科学，已成为当今生命科学领域中发展最为迅速的学科之一。脑科学研究的首要任务是如何保护脑免受疾病的侵袭，保障其正常的功能。老年期作为生命历程的末端，器官容易遭受疾病的伤害，大脑也不例外。帮助大脑健康地度过老年期，避免或延缓成为"疾病脑"，已成为当前脑科学研究关注的焦点之一，也是 BABRI 计划成立的初衷。同时，随着项目的深入，逐渐意识到保持大脑正常不生病迫切而重要，但真正受益的人群却十分有限，主要集中于 AD 和 MCI 的高危群体，而对于数量更为庞大的健康老年人而言，如何保持大脑的年轻活力，阻止或延缓各项认知功能的衰退却更有价值。因此，针对"老化脑"，先后展开了关于认知老化衰退轨迹、大脑结构与功能老化模式等系列研究。

有关 AD 的防治与脑老化的研究常常忽略人的社会属性，或者仅浅尝辄止而未深入探索。然而，诸多社会因素深刻影响着个体大脑的健康水平。研究证据显示，较好的教育程度、社会经济地位等是脑健康的积极因素，而抑郁、孤独等消极情绪则是脑健康的消极因素。如何从"社会脑"的角度理解大脑，探索社会因素对神经系统在老化或疾病进程中的影响，对降低 AD 等神经退行性疾病的危害，构建脑健康的生态系统至关重要。另外，人的发育和衰老不是独立的两个阶段，而是统一在毕生发展的整体进程之中。在脑科学领域，通过对比脑发育与脑老化两个过程，探讨二者之间的共性和个性，有助于深入了解大脑毕生发展的普遍规律，并帮助更好地探讨大脑正常发展与异常发展的关系。人类的大脑从胚胎到儿童早期处于快速发育阶段，且这一阶段显著地影响了后期的认知与行为发展，甚至对晚年脑老化过程造成深远影响。儿童期的发育似乎可以和漫长脑老化过程建立某种内在联系，如"后进先出"（last in, first out）规律，研究者通过考察不同脑区进化过程中灰质皮层扩展的指数与发育及老化的关系，发现那些在进化中较后发生且扩展指数越高的脑区发育成熟得较晚，并且在老化过程中衰退较早。脑毕生发展曲线在不同的个体上表现出不同模式的细微差异，大致可以用平移和拉伸两个维度来刻画这种曲线的个体差异。一项关于智商和脑灰质皮层厚度关系的研究表明，超高智商儿童、青少年部分脑区灰质皮层厚度达到峰值的时间较晚（12 岁左右），比平均智商的儿童、青少年的峰值时间要晚 4 年以上，比高智商儿童、青少年的峰值晚 2 年以上。而 Karama 等人的研究发现，老年阶段智力与皮层厚度之间的关联关系超过 2/3 的部分可以由儿童时期的智力成绩解释。此外，教育是经常提到的认知保留因素。研究显示，高教育水平有利于促进发展或者采用替代策略来应对病理过程，而低教育水平的老年人在晚年期皮质萎缩更严重，AD 发生率更高。总体而言，早年的脑发育情况或多或少会影响生命后期的脑老化及一些老年期病理过程的发生。掌握脑毕生发展规律和影响因素，有助于帮助研究者们以共有规律为参考，充分考虑疾病因素和各种个体社会因素，将"疾病脑""老化脑"以及"社会脑"有机统一结合在一起，对解决诸多脑健康重大科学问题至关重要。

（3）薪火相传——脑健康计划的长征路：AD 防控计划的广泛推出，大规模纵向数据库的开展，将为系统的研究提供重要平台和必要支持。但大规模纵向数据库的建设，需要长时间、高投入的积累。以 1948 年开始实施的 Framingham 心血管病队列研究为例，历经 3 代人、70 年的努力，为了解心血管流行病学和危险因素提供了大量的信息。使用 Framingham 心血管病队列研究发表的论文数量已经高达 2000 余篇，不少心脏疾病相关的重大科学发现来自该队列研究，为当代心血管疾病治疗防控做出了卓越贡献。AD 相关的病理异常可在临床症状发生的数十年前出现，寻找可靠、易检、有效的生物标记物是疾病早预防、早发现、早治疗的关键，需要大型前瞻性队列研究作为支持。当前判断认知功能的衰退究竟属于正常还是病理范畴，只能依据西方老年人群的标准，而由于文化教育和生活方式等方面的差异，往往难以得到准确的结果，从而错过 AD 早期治疗的最佳时期。因此，建设中国本土化的认知衰退与脑老化的大型基础数据库，不仅可以反映原生态中国老年人群的实际规律，且配合促进国家建设基础资源信息数据库的大方向，为创新提供原动力，为跨入"脑智时代"提供基础数据支撑。

总结以往研究实施过程中的经验与体会，分析学习国际上经典的大型队列研究的模式与成果，进一步保障和完善 BABRI 计划的持续建设。首先，充分借助国家、政策以及社会的支持，支撑和保障 BABRI 的稳步发展；其次，引进和培养高层次人才，打造超强执行力和凝聚力的团队；并且随着社会的进步和科学的发展，需要与时俱进的自我完善能力；此外，稳定的研究对象资源库，需要良好的参与者与研究者关系作为后盾，既可以提升参与者在研究中的获益感和价值感，也可以降低参与者脱落的风险；最后，研究者须具备坚持不懈的长征精神。

综上所述，老年脑健康研究计划，也必然要走一条长期、高投入、严密组织计划和高效执行的长远之路。BABRI 计划后续的继续前进、推广仍然需要国家层面的战略部署和大力支持，需要全国各个单位的密切合作和统一实施，以及一个坚持不懈，踏实肯干并能不断薪火相传的优秀科研团队的共同努力才能成就这一宏伟工程，真正地实现一个让所有国人值得欣慰的梦想——优雅地老去。

（陈姚静　张占军　王永炎　王燕平等）

参考文献

［1］唐文清，张敏强，黄宪，等.加速追踪设计的方法和应用［J］.心理科学进展，2014，22（2）：369-380.

［2］郭起浩，孙一忞，虞培敏，等.听觉词语学习测验的社区老人常模［J］.中国临床心理学杂志，2007（2）：132-134.

［3］郭起浩，金丽琳，洪震，等.动物流畅性测验在中国老人中的应用［J］.中国心理卫生杂志，2007（9）：622-625.

［4］郭起浩，洪震，史伟雄，等.Boston 命名测验在识别轻度认知损害和阿尔茨海默病中的作用［J］.中国心理卫生杂志，2006（2）：81-84.

［5］龚耀先.中国修订韦氏成人智力量表手册［M］.长沙：湖南医学院出版社，1992.

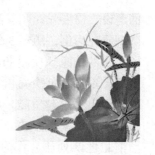

第二章
象思维与中医学

第一节　中医学原创思维的哲学基础

中医药学旧时称国医国药，其学科的基础理论以国学为指导，筑基于原创的象思维，蕴含着全面深刻的"儒道佛"一源三流的国学内涵；以整体论与辨证论治指导诊疗实践，基于天人合一、一元正气、形神一体、取象运数等创生性理念，以共识的疗效体现学科生命力及国际学术影响力。

纵观中医药学的知识结构，包括了人体解剖学、生理学、病理学、药物学、临床医学、社会学、生态学、教育学等多个学科，古代名医大师及圣贤先哲称其由"十三科"组成。她是较全面传承又创新发展中华民族文明的学科。在人类学历史演进的过程中，她也遭遇了被摧残的厄运，历经东西方不同文化的冲撞、不同思想的激荡。当今在经济现代化、全球化和倡导民族伟大复兴的背景下，不同文明的竞争、交融与共存是人类历史进化的大趋势，更应该以我为主，我主人随，坚守中华民族自我传统文化特质，兼取他国异质文化的养分，重视与提高国民素质。

医学是人学，举凡一切与人的机能及精神相关的学问均与医学相关。20世纪王永炎提出医学离不开经验，也离不开哲学。实际上经验的获得和运用与心灵的开悟密切相关，亦属哲学的命题。晚近读过中国社会科学院王树人先生《回归原创之思——象思维视野下的中国智慧》一书。其《自序》中提出："本书主题，所针对的是'原创之思'被遮蔽而缺失的现实。原创需要求知、求理，而关键是求悟。悟性培育和提高的问题，主要不是靠理性的、逻辑的概念思维，而是要靠'象思维'。"象思维是中国传统思维的本质内涵和基本特征的概括。象思维是"观""范畴"。观，即整体动态观；范畴，即辨证时空流转，天、道、自然一体的范畴。象思维是在研究中华民族长期农耕文明传统思维方式的本质与特征的过程中提出的。理解象思维应从唯物史观与唯心史观整合为一的角度，即"非唯唯物"，融入心灵哲学，把精神当作是生命的一种力量。在人生的时空中，经过艰苦的努力，征服"异己"以充实自己，从一种抽象的力发展成为具有实在内容的"一个"自己，就精神看，此时它是一个"一"，也是"全"。

中医学的原创思维源于《黄帝内经》，是中医学理论体系的核心内容之一。象思维显示了中华民族文化的特殊品格。中医原创思维当与象思维紧密联结。象思维源起于3000年前周代的"周易"文化，春秋战国时期兴起的老庄、孔孟之学对其又有所发展。"周易"文化与儒、道之学都是中国传统文化的精髓，其哲学理念"无""朴""仁""德""道""体"等非实体性范畴，把握住整体直观动态流转的本真本然，指导着农耕文明的生存发展，自然也是医学理论发源的指归。从历史学视角看，则有两个特点：①早熟的特色，如恬恢虚无、清虚静泰、无为而治又无不为，在某种时段"韬光养晦"确是优胜的策略，恰如老子"知其白、守其黑，为天下式"，是"解蔽"和"遮蔽"的和谐统一。②作为四大文明中唯一未曾断裂的传统文化，医史学亦如此薪火相传，国医国药既要面向全球走出去，又要吸收消融外来文化。只是西方文化的传人压抑了原发创生性的象思维，惟科学主义的概念思维与西医成为主流。其实我们不排斥概念思维，而是需要回归原创的思想和精神。清代朴学、新道学、新儒家对中国哲学的传承发展均有促进作用，明末清代温病学派的创新对当代传染病的防治方面有重要推动作用。回顾历史可以发现，20世纪欧美哲学家与科学家对象思维的研究也在不断深化。

西方哲学家海德格尔论天、地、人、神一体，阐发老庄道学"象以筑境""境以扬神"；克罗齐《美学原理》的直觉论是以善行为美，强调崇高的精神境界。中国哲学的象思维之象是大象无形，无形之象是混沌未分一体之象，也是整体动态时空流转之象。对传统思想文化的最高理念"象"，当作为"非实体性"予以阐发和表述。正是"象"的整体动态流转决定了他们具有"非对象性""非现成性"及"原发创生性"诸品格。老庄的"道即无"而"有生于无"；孔、孟、荀子的"仁德"而"内圣"；"易道"的"无极而太极"；佛学禅宗"识心见性"的"自性"，以及后世的新儒家、新道学、新心学均能显示象思维的特征。象思维的"非实体性"重点在原发的创生性。对比西方传统思维，无论逻辑中心论的"概念"，还是语言中心论的"语言"，作为本体或本原的最高理念都表现为外在的"实体性"，由"实体性"决定了"对象性""现成性"和"非生成性"的主客二元论。由柏拉图、亚里士多德、康德，到黑格尔的"范畴""概念""理念"均如此。必须申明，回归象思维并不排斥理性逻辑概念思维，关键在于象思维回归到"存在者"，将"存在"与"是"的本然、本真非实体化，以回应"有生于无"又"生生不已"所具有的发现新见解、新问题的原创性。诚然，探寻科学知识和破解科学技术问题仍需理性思维的方法学。

从历史学、哲学角度思考，中医原创思维的哲学基础应落在象思维天人合德、天道人一体上来。简言之，即道通为一的"一"，也是"无"；"一"有大小远近，混同包容的特质。天下定于"一"，天得"一"以清，"一"强调整体性，与认知共同性，即"尚一""尚同"。中华文化理念中强调"一"与"多"的结合，以致良知、明明德、善德为主体的"一"以贯之，实现一与多、道与通、德与治相和谐的哲学理念。中医药学科原发性创生的象思维又可归结为"无"，是老子"无中生有"的"无"，是"易道"的"无"，是"无极而太极"之"无"，类似宇宙生成前那个黑洞之"无"。这种"无"并非数字化为零的无，并非真空一无所有之无。恰恰相反，这种"无"蕴含着巨大的质量、能量，一旦爆发就能"无中生有"，创生出一个新宇宙来，即是原发性创生。中医学理论的初始性创生体现在《黄帝内经》中，一元正气、禀赋之真、人身精气神皆缘于"无"，是"无中生有"的先秦易道的路数。一元正气是万物自身的本然本真，人体的宗气、元气、谷气、脏腑经络之气等，以中和之气为总称，初始状态缘自混沌未分，但非真空之气，动态流转，开源为"一"，无生为有而"聚"为各种功能，体现为机体不同空间位置之气。取象运数，取即观，先是眼、耳、鼻、舌、身（手足）的感官通过视、听、嗅、味、触所取的舌象、脉象、证象、病象等具象，以象为素、以素为候、以候为证、据证言病，设定辨证、辨病而对疾病可防可治，知预后顺逆。太虚原象是中和之气的本源，聚而成形，散而颓败，可测吉凶存亡。《易传》载有"道生一、一生二"又有"二数神"。思象由至极而无极，无极而太极，太极为一，生两仪、四象、八卦、六十四卦，据其卦辞、爻辞，万象推演变化备已。"二数神"系阴阳之道，是原象、具象流转运数的内驱力。形与神俱、形神一体是原创思维天人相应的理论模式，阴阳者天之道，宇宙的本体，法于阴阳，神明之府，形与神俱，形神合一，构建了心身调节的重点，亦是象思维强调生命结构整体性的临床彻悟。先秦惠施谓"大而无外、小而无内"，大一寓有小一，小一蕴涵大一。大一则天地宇宙，小一则粒子再分分子、原子。当下分子生物学已进入基因网络的研究，譬如运用大数据技术的网络药理学与化学生物学的整一需要"大一"哲学整体论设计思路的指引。老聃曰："大曰逝，逝曰远，远曰反。"大一混沌散漫之真元之气，逝而流转为"九"气，此由近而远、由远而多并细分为小，当"小一"至极则又返回"大一"，显示整体动态时空的往复变化。庄子曰："天地与我并生，而万物与我为一。"天、地、人古称"三才"，其并生的"并"又意蕴三者贯通的"并"之象，而"生"之象表明贯通是动态的，易道所谓"生生之谓易"，就是生的含义。"万物与我"进一步具体化，天上的日月星辰、风雨霜雪，地上的飞禽走兽、花木鱼虫，都与人有着不可离弃的关系，即所谓为"一"之象也。"物我合一"当是自然可知的事。还有"知行合一"，知识来源于学习，当然与感觉经验相关，西方哲学家也认同人的心灵在得到感觉时，人脑并不是白板一块，人类进化的历史告诉我们，心灵或精神原本是能动的，依此而进入实践层面，知之意象而作为。这里要说一下，康德提出的"先天综合理性"，为知识增加了理性先天的形式，若读懂康德对人生深刻的透视，人性高于动物性，因为只有人才具有如此优越的天然禀赋，能将历史文明内化为心灵。概括地说"天人合一"，"一"是仁、是无、是朴、是天，综合汇聚当是天人合德，德行、善行、明明德。"德"是一种力量。"天"只能定位大自然，包括人类，一切生活生产均消融于自然中。盛德即内圣外王。道者无名无己无功，无私欲则无为而治又无不为。不杂而纯、不污为素、纯素即朴，一切以中和为常。直观整体动态时空流转为一，形而上为道，形而下曰器。道是理念、观点、意识；器是模具、设备、技术。研讨中医药学的原创思维主要要在"道"的层面。至于具象与原象，既往中医学人重视具象，即有关辨证论治体系的研究。以象为素落在"素"上，因素、要素、证素循其朴素的唯物主义诠释证候，虽不失多维界面、动态时空的视角，从整体论辨证论治，但以象开端必然包含原象，道通为一从"非实体性"贯通生命的源头活水，这就一定要涉及唯心史观，重视精神对人生的意义。联想当下人工智能机器人的开发，能做许多人想做而不能的事情，甚至人只能意会不能言传的模拟，然而机器没有死亡，没有从生下来一直生存体现人生价值直面死亡的追求，自然没有因此而感受到的幸福，如此也是道通为一的理念。

事物的本质也是事物的存在，是理念的世界，而非驳杂的大千世界。本质—存在—理念是具体的、辩证的，因而也是变化发展的。看到事物变化的原因在事物自身的内部，揭示事物发展的"内在原因"与"内在矛盾"，这种眼光可以称得上是纯粹的、哲学的。对于中医药学基础理论研究所存在的问题，应溯本求源，从哲学中的人类本体历史哲学入手，深入到事物的内部去发现和解决问题。目前，中国由农耕文明向工业文明转型，两个百年朝向社会伟大复兴的目标努力，必须是开放式的结构，以实现学术传播与理论创新的结合，尤其注重表达自己民族特有的原创思维及原创优势，围绕生命科学与人文科学领域的新问题、新趋势，东学西学兼收并蓄，中医西医融通共进。

（王永炎　张华敏）

参考文献

［1］王树人.回归原创之思——"象思维"视野下的中国智慧［M］.南京：江苏人民出版社，2012.

［2］许亮.领导干部国学读本：道德经［M］.北京：当代世界出版社，2007.

［3］庄周.庄子［M］.王岩峻，吉云，译注.太原：山西古籍出版社，2003.

第二节　中医学证候体系的哲学基础

中医药学正处于生命科学与人文哲学融合互动的高概念时代，学科知识和技能的进步以治未病和辨治现代难治病的疗效，带动了学科框架的更新。在适应大科学、服务大卫生的背景下，从做有思想的学术研究，提升到民族大众健康的内驱力，从而促进人与自然、社会的和谐。中医中药当以儒道互补的国学为指针。在长期的农耕文明时代背景下，象形文字造就了中国人象思维的哲学。象思维是中医药学基础理论与临床实践传承创新的源泉。以象思维阐释天人合德、一元正气、取象运数、形与神俱的原创思维具有学科的特色优势。本文从象思维出发，以我国首创的复杂巨系统观点，结合整体观系统论，研讨辨证与证候体系的哲学基础。象意形融通，观天地以察象，文以筑象，象以筑境，境以蓄意，境以扬神。学悟"天、道、自然一体"，开启国学"尚一""尚同""崇无"的智能，试对证候要素整合，证候特征与证候内涵的哲学基础做初步的诠释。

一、象思维背景下证候要素的整合

发表于2004年的《完善中医辨证方法体系的建议》一文提出以象为素，以素为候，以候为证，据证言病，病证结合的辨证方法。以"象"为先，体现象思维整体动态流转的直观。象思维有具象与原象两个层面，论辨证方法以具象为开端，医者通过视、听、嗅、味、触感官看舌象、候脉象及发现人生理病理反应状态的一切异常表现，可以说具象包括形象与表象；而表象是情绪心理异变的心象，非完全靠视听等感官所能见闻，是包含隐喻需得心领神会的异象。"素"从象中提取与病机相关的信息，应具单一性的"候"，尽可能是最低的单元。"候"有时空，由一组有内在联系的象素信息组合的诊察观察呈变化流转的情状。象、素、候连结，"以象筑境"，"境"是以言语、文字表达的通过望闻问切获得的四诊信息，主要是症状体征动态变化的境域。"以候为证"，"证"即证据。通常是数个象素组合的有内在联系的复合证候，其外在之候是各证候要素症状体征的集合。证候的诊断与鉴别诊断，无论是病机层面的八纲辨证、六经辨证等，还是病位层面的脏腑辨证、卫气营血辨证等，皆重在辨识、思辨，此即"境以蓄意"或"境以尽意"的意象思维，对证候的机理所蕴有的本质属性的认识。在这里概念与逻辑思维对四诊信息的归纳分析也可以抽象出证候的本质属性，在人体小宇宙层面具象思维与概念思维是可以互动的。然而据证言病、病证结合对待"病的人"则必须"观天地以察象"，将人的健康与疾病置于天地之间、消融于大自然中去认识，对一元正气的升降出入，对病机病势的整体流转，对预后的顺逆吉凶都需要对人、对天、对小宇宙与大宇宙的整体观，应变而适变的合规律性。从体悟证候的象思维的高理念是"境以扬神"，一阴一阳之谓道，道生一，一生二而二数神，四诊境域识神很重要，证候的体察当"扬神"，"得神者昌，失神者亡"，应以唯物史观与唯心史观两种取向去认知证候、研讨证候体系。

二、象思维超越主客二元认识证候特征

证候特征概括为内实外虚、动态时空、多维界面，最核心的内容是症状体征整合真实反映病机。因此，三个特征尤以"内实外虚"最重要，司外揣内、以候为证是通过对外在症状的表现规律来把握机体内部整体功能状态的本质。当前《中医病证诊断疗效标准》修订的技术方案，其诊断依据是综合参照主症、起病形式、疾病演变过程、主要体征和必要的鉴别诊断；对证候做内实外虚的层次性区分，内实决定干预的原则和方法，外虚对干预起影响作用。通常证候"内实"被包裹于"外虚"之内，亦即主症为内核，次症、兼症、发病季节、气候、物候、素体状况等为"外虚"。其层次应该是泾渭分明的，然病程进展变化中受病位浅深、病情轻重、邪正交争变化等多因素多变量的影响，证候的自适应性亦会相应变化，呈现非线性的特点。譬如患者罹染人禽甲型流感，本以高热、咳嗽为"内实"，病状属疫毒犯肺，辨为卫分证，骤然暴风来袭，素体虚弱，原以季节体质因素为外虚，应时应势玄府开而不阖产生大量胸腔积液，症见喘促、心悸，此时则外虚转换为内实。

　　证候动态时空特征的演化性。中医临床诊断分为疾病诊断与证候诊断，就现代难治病的诊断而言更为重视证候诊断。西医对疾病的诊断在时序过程中是以可量化的理化生物学指标做诊断的主要指征，诊断标准常是不变的，以病情轻重分型，以干预的疗效决定预后。中医诊断重视患病的"人"的一切表现，以"象、素、候"有内在联系的症状、体征为主体，可以参照理化影像指标做出疾病诊断，甚而以主症定为病名的诊断，应该说以把握证候诊断为核心。随着时间的推移，空间因素的变化，干预的影响作用及病变本身的变化趋势，证候结构也发生了相应的演化，这种演化从其"内核"开始，直到最外一层最虚之处，都经历了动态发展的过程，从而使得干预的靶向和范围都随之而重新调整，以保持辨证与论治的一致性。证候是由多种因素高维度通过多种多样的联结形式和高阶度联结构成的一个复杂的立体结构网络，该网络随着时间的演进而变化，这是证候内实外虚、动态时空、多维界面的三个特征。仅从证候要素角度看至少包括病因、病机、病位、病性、病势、症状（含体征）、邪正关系、机体状态八个界面。证候的维数越高，会为临床证候诊断带来的干扰就越多。《中医内科学》教材曾对证候做降维处理，使证候界面最低可减少为病位、病因、主症三大类。证候多维界面特征具有变换性，可以降维降阶、降维升阶与升维降阶。升阶深刻揭示证候的复杂性，对不同界面中各元素之间的联结方式和强度做升阶处理，由此确定对证候诊断具有"特异性"。升维全面把握证候的灵活性，因证候是主体的人受内外环境的刺激而形成的整体反应状态，具有很强的个性特征，如体质、禀赋等的影响，因此，发生在个体身上的证候是群体共性特征与个体个性化特征的融合。

　　鉴于证候是连接中医理论与临床诊疗的最为核心的内容之一，为此探索证候本质性的哲学基础是必要的。首先，将证候置于主客二元的大框架内，以概念思维做实体化的研究，依对象化现成性规定的定义、判断、推理、分析综合阐释证候本质特征是不可能的。因为证候是初始化条件，是敏感依赖性的混沌系统。多种辨证方法的证候要素的界定，其具象思维所能表达的以象为素、以素为候、以候为证的概念，也可以运用概念思维分析综合论证，确认其是符合逻辑的。但未必能对以"象"开端之象的境界有体悟，因而言不尽意。证候特征是多因素多变量的组合，主体的自适应自组织反映证候与疾病的真实情况。辨证过程中证候多维界面的维度、阶度变化是非线性、不确定性、不规则的。如同一维度由禀赋体质差异而表现为不同证候；复合证候内实外虚受多种要素影响，虚实夹杂多因素联结或升阶或降阶。证候特征的转换性与灵活性都是整体动态流转的"观"。"观"不仅是运用感官进行的视听查体，还有用心用脑的体悟。象的高层面原象即动态整体之象。庄子"天地与我并生，万物与我合一"，这里的"我"体现本真本然之我，知道天地人贯通一体。老子曰："人法地，地法天，天法道，道法自然。"人、地、天、道"四大"连贯相通，人回归本真的我，诉诸象思维，克服概念思维的片面性，是超越主客二元，以"我"即"体悟道内本真之我"，为主体的健康与疾病状态，证候特征对反映自体生理病理、心理病理复杂整体动态重要本质有积极的作用。

三、证候内涵的哲学思考与传承创新

象思维的提出不是偶然的，这是中国经历传统文化断裂之后又重新反思和试图复兴传统文化必然会发生的事。一方面重视弘扬民族特质文化的内驱力，另一方面积极汲取世界文化的养分。19～20世纪从叔本华、尼采始，再到克尔凯郭尔、柏格森、胡塞尔、海德格尔等哲学家对西方形而上学的概念思维陷入了不能自拔的异化的反思和批判。唯概念思维、唯理性主义束缚了人类的创造性，西方中心论动摇了，这是他们向东方传统思维方式接近并从中寻求启迪的重要原因。还有20世纪德国物理学家海森堡、丹麦物理学家波尔、法国思想家梅格·庞蒂都自觉或不自觉地从各自不同的研究领域，走入"道通为一"的境界。所谓物理学"测不准定理"的发现，不过是宣布实体论形而上学的失败，而承认非实体性亦即"道"的存在，并且这个"道"才是更加本真的存在。中医秉承先秦哲理，讲原象太虚系混沌一体之气。"道"即无、朴；无中生有，气聚成形，形立扬神，又称道生一，一生二，二数神。二即一阴一阳之"道"，循《素问·阴阳应象大论》曰："阴阳者，天地之道也，万物之纲纪，变化之父母，生杀之本始，神明之府也，治病必求于本。""应象"的象即道象，"大象无形之象""天地与我并生，万物与我合一"之象，回归本真之我之象，证候整体流转演化之象。道曰朴，朴即纯素，复归于朴即复归太极，太极为室中最高之屋脊，太极至无极，回归初始思想与精神的高境界，不杂为纯，不污为素，纯素体现宇宙人生的真谛，开启"崇无""尚同"自由深思的大智慧。

证候体系内涵的研究，可以得出较为明确的结论，即证候概念中最核心的内容就是象思维背景下具象整合的象—素—候—证的病机，内核为实的主症，外虚的多元影响因素以内实外虚主体流转的动态时空与多维界面维度阶度层面的灵活转换。证候体系是链接中医理论与临床的关键，最终目标就是要实现理论与实践的统一，在诊疗实践中检验理论、升华理论、更新理论框架，做有思想的学术研究，提高临床疗效水平。证候的"内核"即内实的主症，是积两千年的临床实践总结归纳和检验的关于病证的共性规律，而包裹在"内核"之外的症状信息集合是个体的个性表现，因此就某一具体证候依具象思维而言，在近期内其演化的轨迹是可以预测的，但不能够精准化。其远期的演化轨迹则是难以预测和无法精准化的。可以决定近期的干预治则治法，但对方药不能固定预先设置。随着时间的迁移，干预的原则与方法都会有变化，且难以预先估计。缘于事物多数是混成的多因素、多变量、多元的，机体有自适应、自调节、自组织的功能，则需要纳入原象思维去思考。

原象即太虚，太虚非真空，是混沌一体之气。有天体观测恒星黑洞无可见光，拥有极高能量，物质运动呈非线性，一旦爆炸能生成新星系。同理，原象是具有初始化的混沌系统，原象是整体流转之象，是大象无形，大音无声，无音声形色之象，是天道自然一体之象。原象即道通为一。老子谓道大、天大、地大、人亦大，四大以"一"贯之；德国哲学家海德格尔讲天、地、人、神四位一体。"一"是哲学的大数，道通为一有大小远近之分。惠子讲大一无外，小一无内，大一蕴有小一，小一含有大一；大一可为天、大自然，小一当指物质基本粒子、当今的基因网络。老子曰："大曰逝，逝曰远，远曰反。"混沌一体之气聚而成形生万物，"远"

为物之粒子，相当于哲学之"九"，"一"与"九"的和合一体即是阴平阳秘、和于术数。道通为一与天人合德具有原发的创生性。

天人合德从思维模式上要有正确的立场，人生于天而取化于天，天人合一所显示的是一种整体观。天人合一的整体性是把"主体"包括其中的，它是不分主客的，西方哲人看宇宙事物总有一个外在的对象，既是反观主体自身也是把主体对象化了。天人合一的整体观是超越主客二元论的。《易传》指出："常事曰视，非常曰观。""观"是范畴，这种直观与整体不可分离，是不仅眼观且有心悟。大象无形的"大"为生发一切之"大"，亦即无形之"无"，正是非实体的无，"有生于无"的"无"，成为真正创造性"生生不已"的源头。天人合德的"德"是一种力量，顺自然合规律性与利民生合目的性自我激励和合统一的创新动力。学人求知、求理、求悟，中医学人"读经典，做临床，参明师，悟妙道"，重在求悟，在传承基础上创新。综观道通为一，不仅是证候体系的哲学基础，也是先贤赋予中医理论与临床的哲理。

（王永炎　孙长岗）

参考文献

［1］王永炎. 完善中医辨证方法体系的建议［J］. 中医杂志，2004，45（10）：729-731.

［2］张华敏，王燕平，于智敏. 薪火传承：永炎篇2［M］. 北京：人民卫生出版社，2017.

［3］王树人. 回归原创之思："象思维"视野下的中国智慧［M］. 南京：江苏人民出版社，2012.

第三节 《素问·天元纪大论》对象、气、神的认知

唐代孙思邈于《大医精诚》中指出："学者必须博极医源，精勤不倦。"中医理论的根基始于史前期的河图洛书与负阴抱阳的太极图，蕴有深邃的哲学思想，具有强劲的生命力。传统文化中倡导的天道自然一体是一种存在、一种运动，是承接过去、今天、未来的历史流程，绝不仅是过去，应秉持科学发展观，学习、继承、质疑、创新，不断更新学术框架，立足学科发展。

一、"象"的原发创生性

大象之"大"，大而无外而内涵小一，小而无内而寓有大一，此象即混沌。混沌犹如未经孵化的鸡卵，混沌非真空，混沌无固化外化之形。《素问·天元纪大论》

曰："太虚寥廓，肇基化元。"其中，寥廓的太虚即浩瀚的宇宙，混沌之象无形，无生有，有生于无，"无"与"有"皆是逻辑符号。肇基化元即始生万物的基元，万有万物即为"此在"的现实。混沌之象即"一"，即"道"，即"自然"，道者，象的动态流转演化也，谓之易。道生一，一生二，二生三，三生万物，重在气运；道生一，一生二，二数神，形立而神生，形神共俱；一阴一阳之谓道，两仪、四象、八卦，八卦时空转换则无穷尽。易卦离中虚，坎中满，其义象也。《素问·五运行大论》曰："天地阴阳者，不以数推，以象之谓也。"王冰有注："言智识偏浅，不见源由，虽所指弥远，其知弥近，得其元始，桴鼓非遥。"启迪后学者体悟河图洛书、太极图，这是道的象图形。

国学国医以象为主体本体，阴阳分化，三五生成规律，天一生水，地六成之，北方壬癸水，水性润下；地二生火，天七成之，南方丙丁火，火性炎上。水火一阴一阳居于中者，天五地十，地十分上下各五，中央戊己土，土爰稼穑。阴阳再分化，天三生木，地八成之，东方甲乙木，木曰曲直；地四生金，天九成之，西方庚辛金，金曰从革。天数一、三、五、七、九，从左而右旋合二十五，地数二、四、六、八、十，从右而左旋之合三十，以阴阳五行学说为整体论的关系本体。无论天地万物、天文、地理、物候、气候；也无论人体舌象、脉象、证象、病象、气血津精等，皆以"象"表述，与"象"相关联。近世学者提出象可以分为四个象限，可表达可感受者为明知识，列属第一象限，诸如山川湖海、花鸟鱼虫、脏腑毛发、五官九窍等；将可表达而不可感受的明知识列属为第二象限，它们是先有数学推理而后才有物理发现，用公式、方程表述，如量子力学、广义相对论等；将心领神会不可表达，但可感受的叫默知识，如绘画书法、诗魂画意，列属第三象限；随着大数据、云计算、人工智能等新兴科技的快速发展，机器纪元将会到来，这一类不可感受又不可表达的新知识，如阿尔法狗下围棋、"阿尔法折叠"计算蛋白质三维结构、机器发现的知识，被叫作暗知识，它属于第四象限。暗知识的提出与发现是否会颠覆人类知识获取的路径？是否会破坏毁灭人类固有的文明？航天登月、深海探测、暗知识的提出是人类科技文化的进步，是象思维背景下人类原发创生性的发挥，更是太虚深玄的响应，相信人类崇敬尚一、尚同的哲学，朝向和平大同的终极理想，希望不再发生战乱，人类总应当对自己负责任。

二、气运生化与具象

《素问·天元纪大论》开篇即言："天有五行，御五位，以生寒暑燥湿风；人有五脏，化五气，以生喜怒思忧恐。"《庄子·知北游》提出"通天下一气"，认为人之生为气之聚，万物都是气的变化，这是古代科学哲学的一元论，也是认识自然的世界观。物生谓之化，物极谓之变，天真之气，无所不周，器象虽殊，参应一也。"一"即混沌，在人为道，一气生有，气聚成形，形气相感而化生万物。论天地者万物之上下，上者南乾，天七地二为少阳之数，少阴之位；下者北坤，地六天一为太阴之数，太阳之位。论左右者阴阳之道路，左者东离，天三地八少阴之数，少阳之位；右者西坎，地四天九，太阳之数，太阴之位。天有六气御下，地有五运奉上。当岁者为上，主司天；承岁者为下，主司地。不当岁者，二气居右，北行转之，二气居左，南行转之。金木水火运而北守，正常左为右、右为左，则右守者南行，左守者北行而反。中立五极为中宫。以水火为阴阳征兆，以金木为生成终始。土运主中央而辅四旁，为运转生化之枢机。气有多少，形有盛衰，上下相召，中以调节而彰显损益。天之阴阳者，三阴三阳上奉，地有阴阳木火土金水，生长化收藏以应。天以阳生阴长，地以阳杀阴藏；气有多少，形有盛衰。五运之治各有太过不及，有余而往，不足随之；不足而往，有余从之，知迎而随，气可与期，应天为天符，承岁为岁直，天地上下阴阳以时空转换气运，承制调平为三合之治。论时间，天以六为节，地以五为制，周天气者，六期为一备，终地纪者，五岁为一周，五六相合而七百二十气，为一纪，凡三十岁，一千四百四十气，凡六十岁而为一周。五日谓之候，三候谓之气，六气谓之时，四时谓之岁。时空气之盛衰燮理迎随，可理解为天道，至数真要，善言始者，必会于终，善言近者，必知其远。至数极而道之不惑，所以博极医源，必当深入学习史前期的哲理，本篇《天元纪大论》稽考《太史天元册》以宏立论。

混沌一气，无生有，有生万事万物，此"无"与"有"不再是形而上的哲理逻辑符号；去万物均为形而下的器象。在生命有机体的物质层面，依照太虚"气犹麻散，微见而隐"，比喻气为流动着的微小难见的物质，与人体各器官的功能皆属具象。譬如营卫之气，营行脉中，运化血行，营气由吸纳天阳清气与食入水谷之气合化于中焦，取汁变化而化赤为血；卫气出于下焦肾元，荣于皮肤腠理，抵御外邪入侵，主于卫外。如非典与甲流之病毒，其性强悍，由外及里。肺体清虚，状如橐龠，而主呼吸，又通调水道，于金运司天，金曰从革。浊毒伤肺，积瘀血水而肺叶萎缩干涸。此病理解剖所见恰合金元名家刘完素《素问玄机原病式》提出的玄府气液理论，肺热叶焦，由玄府为毒邪损伤而成。《灵枢·决气》曰："上焦开发，宣五谷味，熏肤、充身、泽毛，若雾露之溉，是谓气。"脏腑之气、经络之气、宗气、元气诸气阐释病机，一气变化为精、津、液，均为具象，具象思维与理性逻辑思维可以互融互动。遵循《太极图说》知其白而守其黑的正负逻辑，阴与阳、动与静、邪与正、顺与逆、显与隐都是相互关联的，按照顺逆交替转化、物极而反、消长对称、正反相抵规律统摄万事万物发展变化的总趋势和全过程。具象思维可以整合整体论和还原论，朝向辨证的统一迈进。

三、太虚原象与神明之道的创生性

《素问·天元纪大论》记述鬼臾区稽考《太史天元册》文曰："太虚廖廓，肇基化元，万物资始，五运终天，布气真灵，总统坤元，九星悬朗，七曜周旋，曰阴曰阳，曰柔曰刚，幽显既位，寒暑弛张，生生化化，品物咸章。"这段经文展示了中华文明优秀的传统，是象思维背景下中国人的智慧。其一，寥廓的宇宙苍穹是太虚原象，谓玄之境，真气之所充，神明之宫府，道通为一，道生智，玄生神。其二，肇，始也；基，本也。真气精微，无远不至，故谓之生化之本始。五运终天，统摄原象，天地阴阳时空转化。布气真灵者，真为元气、宗气、经络脏腑之气，当属具象；灵者，心灵之气，神气、勇气、胆识等，是太虚之气。气齐之有，故禀气含灵者。《周易》曰："至哉坤元，万物资生，乃顺承天。"其三，九星，上古之时也，返朴归真，中古道德微衰，标星藏曜以为七。曰阴曰阳，阴阳者天道也；曰柔曰刚，柔刚者地道也；幽显既位，言人神各得其序，各守所居，无相干犯，阴阳不失其序，物得其宜，天地之道且然。综合而论，天地人神一体，原象具象共俱。

南北朝时，文人追求思想的出路而玄学大兴，中华大地呈现出第二次的百家争鸣。周兴嗣编著的《千字文》，开篇即言："天地玄黄，宇宙洪荒。日月盈昃，辰宿列张。"作为国学的基础读本，意蕴天文若太虚幽玄之原象。近世天体观测、太空航天技术的发展，人类对暗知识、暗物质、暗能量的探索、思考，朝向未来的开发利用，将会以人类的神气胆识不断揭示幽深玄远的太虚。《素问·天元纪大论》曰："故物生谓之化，物极谓之变，阴阳不测谓之神，神用无方谓之圣。"又曰："夫变化之为用也，在天为玄，在人为道，在地为化，化生五味，道生智，玄生神。"此论阴阳不测谓之神。玄生神系负阴抱阳、冲气为和的太极，阴鱼阳眼，阳鱼阴眼，冲气即一元和合为气。天地阴阳，流转变化，则生万有万物为之化，依正反相抵而物极为之变，阳化气而阴成形，阴阳动转，复归于混沌一气，阴阳未分未有而不测，色幽玄者正合老子《道德经》所论："玄之又玄、众妙之门。"故以太极象图形论述在天为玄、在人为道、在地为化，并将神与天地木、火、土、金、水五运及风、热、火、湿、燥、寒六气相关联。

中医被尊称为国医，重视观象。观天地之象，万物生灵之象，人体健康疾病之象。治未病与辨证论治重在识证，证候以象素为先，以证统病，无论何病、何型、何期，均以证候之象为主体，以气、阴阳、五行为关联。一元和合，气交变为精、为血、为脏腑经络营卫，混沌为一，即道、即自然。然混沌并非混乱、无序、无用。当今大数据技术时代，激活数据学运用于古今上千种各家医案，以及每位医生个体化完整诊治的病历，经梳理发掘成"活"的数据，循证理法方药，诠释辨证论治理据法则。

象思维是富于原创的思维形式。本真之我及其生命是非对象化的一元，保持原发创生态，就是与"大象无形"之"原象"及"道"一体相通之状态，也是充满着象的流动与转化的动态。《庄子·齐物论》曰："天地与我共生，而万物与我为一。"天地人一体贯通超越了视听所观的具象，原象是大象无形的"无"作为终极之所，混沌未开，虚灵之极。儒家的"仁"，道家的"道"，禅宗的"自性"都是体悟的结晶，其基本特征就在于超越概念思维的言说。只有"体"才能入于道内，而与道通。整体观的"观"是范畴，"观其复""观其妙"，不是道外之观，而是入于道内的领悟。如"一日三省吾身"以"近仁"，即是体悟，则可回归"本真之我"和"生命的本真"。本真之我与道一体相通，"悬置"概念思维后，这种相通既是大智慧的开启，跃升到生命本真的高境界。老子说："千里之行，始于足下。"高境界是从平常"世间觉"的感悟中开显出来的。道之象的原象既是大视野和高境界，也只能从实际生活实践中的具象意象起步，朝向原象神思过渡。联系学医业医的过程，是从医者意也、易也、理也；药者厚也、毒也、瀹也的衍生深化，旷日久远的临床积淀，又能自觉体道，才有成就苍生大医的愿望。

原象太极道通于一在所显示的把握宇宙万事万物本真本然方面，不仅启迪了从叔本华、尼采，一直到胡塞尔、海德格尔等一批西方思想家，而且还启迪了不少前沿的物理学家及自然科学家。重视意象、景象、折射的镜象，以现象学的认知，建立技术人文双轨思维，双轨干预的模式。如丹麦的物理学家波尔（1885—1962）、德国物理学家海森堡（1901—1976）、美国的物理学家卡普拉（1938—）等，他们无论是从哲学角度观察宇宙，还是从自然科学角度观察宇宙，本真本然的宇宙都不是现成的而是非实体性的。因此，观察宇宙不仅要用概念思维而且要超越概念思维并借助象思维，原象即"无"即"一"，即阴阳不测谓之神。神主五运木、火、土、金、水，六气寒、热、暑、湿、燥、风，禀气流转变化的整体观，"道"为生发万事万物之源，则一以贯之。所谓太极、无极，朴而纯素均是原发创生性的不同表述。面对世界文明的多元化，中华文明传统的继承，善言天者必验于人，善言古者必验于今，善言人者必验于己。探索医源之道，应是从医者"任我"之作为。

（王永炎）

第四节　从象思维视角诠释天道时空与人道顺天道

实现中华民族的伟大复兴需要强有力的文化力量，首当秉持自身文明的特质，兼以吸取异质文化的养分，以适应全球化背景下不同文化的冲撞与交融及不同思想的竞逐与激荡。中华民族上下五千年的历史、经久不衰的农耕文明，其核心就是天、道、自然一体，即天人合一、物我合一、知行合一。因此，本文从象思维角度，诠释了人道顺天道、天人合一等哲学思想，倡导读者回归中国的原创思维——象思维。

一、天道时空

《素问·六微旨大论》开篇即提出"天道"，显然这是该篇的主题。何谓天道？天道是人类得以"生生不息"的源头活水，是作为生存发展的原初根基。老子在《道德经》中提出的"复归于婴儿"喻指"天道"原初境遇的"专气致柔"与"沌沌兮"。借婴儿人之初混沌未开，原象至嫩至柔之气所具有能亲和一切的生命活力，以显示天道"生生不已"朴真本然的特性。又"常德不离"指与天德一体相通的人德。以"知其雄，守其雌"为类比，又提出"知其白，守其黑"，不仅是"祛蔽"和"澄明"人生的意义，而且"遮蔽"黑还蕴含着要守护人自身得以"存在"的根源。于天地人总以一阴一阳之道首尾圆通，事情源流一体运转变化，寓"居下"的心态和胸怀，当是"有容乃大"。天道展现出抗击一切的勃勃生机，将是象思维的本真本然，从整体动态直观视角来领悟宇宙和人生的真谛。

天之道，因天之序，盛衰之时也。此谓天道上下有位，指空间；左右有纪，指时间。"位""纪"即时间空间与气之盛衰密切相关。就一年四季寒暑而论，应至而至者和，应则顺，否则逆；逆则变生，变则病；至而不至来气不及，未至而至来气有余。论其"位"，气有反常之象，即物生其应。表现于气脉，亢则害，承乃制。制内则生化，卫外致盛衰，气机散乱而生化大病。可见非其位则邪，当其位则正，外内六淫五邪均可致病。

古代时间的测度，国人用日暑以移光定位正立以待之。天符、岁会以天干地支计年月日，如2016为公元计年，而丙申为天干地支计年；又公元2017年为丁酉年，如此类推。以五行计四季，水运为冬应亥子，木运为春应卯，火运为夏应午，金运为秋应酉，土运临四季为长夏居于中。左右有纪，正立面南背北以待，依少阳（南方相火）—阳明（西方金）—太阳（北方水）—厥阴（东方木）—少阴（东南君火）—太阴（西南土）其顺位向右，反向为左，此谓左右有纪。又记述岁候，日行五周，此所谓一纪。计法日行一周天气始于一刻，日行二周始于二十六刻，日行三周始于五十一刻，日行四周始于七十六刻，日行五周天气复始于一刻。纲纪如此，终而复始，是故寅午戌岁气会同，卯未亥岁气会同，巳酉丑岁气会同。《素问·阴阳应象大论》称："阴阳者，天地之道也，万物之纲纪……"老子曰："万物负阴而抱阳，冲气以为和。"又阳与之正气以生阴，为之主持以立故，为万物之纲纪。

《素问·六微旨大论》云："天符为执法，岁位为行令。"中执法病速而危，中行令病徐而持。"中"即如矢中的。此言苍天之象立运气及司天之气，五行相生而相得，若子僭越居父母位，是下凌其上尤为小逆，若相克相侮必生危急重症，即是天符执法。天干地支子甲相合，命曰岁立，谨候其时，气可与期，故病徐而持。岁立依天一生水，地六成之。甲子之岁，初之气，天气始于水下一刻，终于八十七刻半；二之气始于八十七刻六分，终于七十五刻……类推六之气始于三十七刻六分终于二十五刻，所谓天之数也。如是乙丑之岁、丙寅之岁、丁卯之岁，次戊辰岁，初之气，复始于水下一刻，常如是无已，周而复始。

自然变化所显示出来的时序和盛衰，《黄帝内经》也分别做了论述。如"地道应六节气"，《素问·六微旨大论》云："显明（日出）之右（东南方少阴），君火之位也；君火之右，退行一步（南方少阳），相火治之；复行一步（西南方太阴），土气治之；复行一步（西方阳明），金气治之；复行一步（北方太阳），水气治之；复行一步（东方厥阴），木气治之；复行一步（东南方少阴），君火治之。相火之下，水气承之；水位之下，土气承之；土位之下，风气承之；风位之下，金气承之；金气之下，火气承之；君火之下，阴精承之。"气有标本，上下有位，天道应六节气位。又云："少阳之上，火气治之，中见厥阴；阳明之上，燥气治之，中见太阴；太阳之上，寒气治之，中见少阴；厥阴之上，风气治之，中见少阳；少阴之上，热气治之，中见太阳；太阴之上，湿气治之，中见阳明。所谓本也，本之下，中之见也，见之下，气之标也。本标不同，气应异象。"本者应之元，标者病之始，病生形用求之标，方施其用求之本，标本不同求之中，见法万全。又据《素问·至真要大论》载："六气标本，所从不同……气有从本者，有从标本者，有不从标本者也……少阳太阴从本，少阴太阳从本从标，阳明厥阴不从标本，从乎中也。故从本者，化生于本，从标本者，有标本之化，从中者以中气为化也。"

二、气形而上为道，形而下为器

《易传》记有："天机在于数。"天数二十有五，地数三十，凡天地之数五十有五。太极一也，一生二，二数神，神生数，数生象，象生器。太极为屋脊正中，至极无极为一，二数为两仪、四象、八卦、六十四卦。卦辞、爻辞曰象，器者为模具、用物。中医讲气，《素问·六微旨大论》曰："气之升降，天地之更用也……升已而降，降者谓天；降已而升，升者谓地。"正所谓地气上为云，天气下为雨，而天一生水，地六成之。又曰："天气下降，气流于地；地气上升，气腾于天。故高下相召，升降相因，而变作矣。"气有胜复，有德有化，有用有变。德即仁，显示力度；化为生化而成器有用；变则邪气居之。夫物之生从于化，物之极由乎变，变化之相薄，成败之所由也。气有往复，用有迟速，而化而变。所谓变化者，天地易位，寒暑移方，水火易处；以静为期，"化"则不生不化，变动因盛衰而成败倚伏于中，可外感六淫或内生五邪。

升降出入，无器不有，器者（指脏腑气脉等）生化之宇，器散则分之，生化息矣。机体无不出入，无不升降，化有小大不同，期有动静远近，然而四者皆有；若有出无入，有入无出，有升无降，有降无升，则非生之气，所以居常而生者，决不可屏出入息、泯升降气。《素问·六微旨大论》曰："出入废则神机化灭，升降息则气立孤危。故非出入，无以生长壮老已；非升降，则无以生长化收藏。"人此在完好存其生化者，故贵常守。

气形而上即道，人道与天道合同，顺道至真以生，其为小者，入于无间，即小一无内虽成网络；其为大者，过虚空界，即大一无外至刚至伟遂成宇宙星空，无有尽头；小一蕴有大一，大一涵有小一，以道通为一，混沌一气，有生于无而成万物。《素问·上古天真论》："恬惔虚无，真气从之，精神内守，病安从来。"提倡恬适淡定、清虚静泰而顺事安宁。虚无即原象，绝非真空而蓄元气，内守精神，中和庸常生活。循道以生化元主为常则生机勃勃，生理、心理和谐平衡，终得天年。若反常之道，则神去其室，生化微颓，元气耗散，必是病害丛生。

作为中国哲学的象思维，"道"与"器"是相关的，具象与原象是联系在一起的。通常说的象多是形象、表象，是可感知的具象，即视听嗅味触之象，其表象是心理活动能认知的具体阶段。中医辨识证候，以象为素、以素为候、以候为证，是从"观"象开端的具象过程。证象、病象、舌象、脉象等均是医生密切关注与认真分析作为诊断的依据；并且证候是多维界面、动态时空直观的整体。所谓"医者易也"也是意象思维，其内涵不仅是具象，重要的是"原象""大象无形"之象，即"精神之象"。"象以筑境""境以蓄意""境以扬神"，这里的"象""境""意""神"才真正进入"无""朴""仁德""见性"开悟的道象，是"有生于无"之"有"乃原发创生之象,"生生不已"动态整体之象。

三、人道顺天道

人道顺天道即天人合德。孔孟荀子仁学倡导仁者爱人且泛爱众,明明德,致良知,勇担社会责任。老庄道学"无"而"有生于无","朴"即纯素,无私欲、无为而治又无不为皆属人道。何谓天人合德,"德""德行"体现生命的力量,是象思维的天地境界。"天"只定位在自然界,整体包括人类在内。天人怎样"合德"?首先是人类应取的态度和立场。人的自然化是指人类从自然法则规律中获取自由和力量,顺自然合规律性、合目的性而利民生,两者互补互动和谐平衡,凝聚独立自由的创造性内驱力。对比西方社会,于文艺复兴时代始,人们崇敬大自然,吟咏歌颂欣赏自然,生活生产活动消融在自然中,哲学、政治、经济、文学、艺术等表现与研究自然规律密切结合。近百年来受工业文明还原分析主客二元概念思维影响,所谓理性至上、科学万能从根本上导致人类与自然界日益疏远与隔离。当然,我们从不否认人类文化的自觉性及改造自然所创造的伟大功绩。但是,自然的人化已走向极端,人类享受、利用、摧残、破坏自然,对天灾人祸来临,人们显得如此苍白无力。《素问·六微旨大论》云"言天者求之本,言地者求之位,言人者求之气交""上下之位,气交之中,人之居也""天枢之上,天气主之;天枢之下,地气主之;气交之分,人气从之,万物由之"。人身如小天地,即强调人道顺天道。古代哲人先贤谓"我养吾浩然之气""天行健,自强不息",惟仁和合诚信,修身中正庸常。天地自然贵守常不变,人世间万事万物而易变,当恪守识变以适变应自然。

晚近读过王树人先生的《回归原创之思》,其所针对的是"原创之思"被遮蔽而缺失的现实。原创需要求知、求理,而关键是求悟,而悟性的培育和提高主要不是靠理性的概念思维,恰恰是民族文化真正根基的象思维。回归象思维呼唤学人对培育悟性和推进创新智慧的重视。象思维是中国传统文化的本质内涵和基本特征的概括,它的哲学底蕴雄浑,具有原创思维及启发原始创新的特质。《素问·六微旨大论》中天道时空、人道自然的略例,"象"具有"非对象性""非现成性""原发创生性"的品格。从"易道"的"太极无极",老庄的"无""朴"之道,孔孟的"内圣""仁德"积淀国学国医的本源,可以感悟象思维的深邃,以求真、储善、立命,增强道德风骨,养成气力气势。

(王永炎 张华敏)

参考文献

[1]黄帝内经素问[M].田代华,整理.北京:人民卫生出版社,2005.

第五节 "以象为素，以素为候，以候为证" 的逻辑论证

王永炎院士在《完善中医辨证方法体系的建议》等文中提出了"证候"研究应首要继承的是"以象为素，以素为候，以候为证"理念。这一论断已成为"973 计划"证候规范研究重要的指导思想。作为重要的指导思想，必不能存在逻辑矛盾，故该部分拟从逻辑的观点论证这一理念形式上的有效性。

一、形式表述

"以象为素，以素为候，以候为证"这一理念的表述是简洁的。从逻辑的角度看"以象为素，以素为候，以候为证"理念中象、素、候、证间的关系，可以"蕴涵"这一逻辑概念来揭示。即象中蕴含素，素中蕴涵候，候中蕴涵证。如果做此解释，象、素、候、证间的关系则构成了一条件句中的"前件"与"后件"关系。将其翻译成汉语日常表述句：如果"象"，那么"素"；如果"素"，那么"候"；如果"候"，那么"证"。如果再将象、素、候、证分别以 A、B、C、D 代表；将"如果……那么……"以"→"表示，则以上的条件句有了如下之形式结构：$A \rightarrow B$；$B \rightarrow C$；$C \rightarrow D$。"以象为素，以素为候，以候为证"的形式表述：$(A \rightarrow B) \rightarrow (B \rightarrow C) \rightarrow (C \rightarrow D)$。可见 A、B、C、D 之间的关系具有传递性。这一形式的直观解释：只要存在"象"，那么一定存在"素"；如果存在"素"，那么可以将其组成"候"；如果存在"候"，那么可以诊断"证"。

二、"蕴涵"的含义

当我们完成"以象为素，以素为候，以候为证"的形式化之后，需要讨论的是，用以表示象、素、候、证间关系的"蕴涵"究竟是什么含义，或者说象、素、候、证间的关系是通过什么来联结的？我们知道条件联系是多种多样的，常见的有"因果联系""必然联系""充分条件联系""推出关系"等，故以某单一"蕴涵"显然是不能表述这些关系的。因此，需要对"蕴涵"进行分析，分析其属于"实质蕴涵""严格蕴涵""相关蕴涵""因果蕴涵"等。

首先分析"以象为素"。象是现象、象征与法式，天地人、精气神都成"象"。素是因素、元素与素材，是构成事物的基本成分。"证候要素"是构成证候的基本成分。若仅从"以象为素"的表层结构来看，"以象为素"可有以下的解释。象中蕴涵着素；如果从中医理论的特点并从发生学的角度来看，则从象中可以测素，且素是象的意义，进而可以将其理解为"象"出现的原因。如此而言，素与象的关系

则是"因果关系",即素是象的原因,素应先于象而存在,尽管素是通过象测出来的,但并不影响素与象间"因果关系"的存在。如果仅从发生学的角度看,则素是象的充分条件,象是素的必要条件。如果从中医学"以表知里"的认识论角度看,则象是素的充分条件,素是象的必要条件;从而可以得出有象必有素的结论。本文主要以"有象必有素"作为命题,并认为其真值为"真"。以集合论来表述"以象为素"这一过程或许更易理解,这里所运用的实际是一种划分原则,即将象按某一性质进行划分,从而形成了素。由象到素的过程可以表示为 $A=\{a_1, a_2, a_3, a_4, a_5, a_6, \cdots, a_n\}$。这是一"象"的集合;经过划分出现一个新的集合,$A=\{\langle a_1, a_2, a_3, \rangle, \langle a_4, a_5, \rangle, \langle a_6 \cdots a_n \rangle\}$,其中的 $\langle a_1, a_2, a_3, \rangle$ 可以用"证候要素" b_1 表示,$\langle a_4, a_5, \rangle$ 可以用"证候要素" b_2 表示,$\langle a_6 \cdots a_n \rangle$ 可以用"证候要素" b_3 表示,由此构成一个"证候要素"的集合。

"以素为候","候"指时空,指随时变化的情状,变化着的舌象、脉象与症状。"以素为候"是将"素"进行组合,即将组合后的素命名为候。以集合论来分析这一过程或许更为直观。可以假定从象中得到 n 个"证候要素"。可以表示为 $B=\{b_1, b_2, b_3, \cdots, b_n\}$,候只是"证候要素" $b_1, b_2, b_3, \cdots, b_n$ 的"合取"。即候可以表示为 $C=\{b_1 \wedge b_2 \wedge b_3 \wedge \cdots b_n\}$,且这种"合取"是"当下"的。素与候之间的蕴涵,如果从内容相关的角度看则是一种"相干蕴涵",因为它们之间含有相同的命题变元。

"以候为证",候是动态变化着的可被观察到的外在表现,是一种动态的情状。但我们对候的指称不以"症状与体征"表示,而只以"证候要素"组合的形式来表示,并且这一表示是"当下"的,这里将要用到的是一种"当下逻辑"或"当下推理"。即我们必以"当下"观察到的"症状与体征"为依据,动态地概括出它是几种"证候要素"的组合。以此"当下"的"证候要素"组合来命名"证"。一旦作为表示"症状与体征"的象发生变化,其用以代表象的素亦将随之变化,作为"当下"的候必随之而变,候变则证必变。经过以上的分析,我们可以清楚地看到"象"是所有"证候"研究的起点。象、素、候间的关系具有传递性。从 $A \rightarrow B$ 和 $B \rightarrow C$,可以推出 $A \rightarrow C$;候与证之间具有的是一种时态逻辑关系,即必以"当下"的候指称"当下"的证。候与证之间的关系有了"候当且仅当证",以符号表示为 $C \leftrightarrow D$。

三、命题形式的有效性

求一个命题推理真值的步骤:分别写出一个前提和结论的真值形式;用合取号($\wedge$)把各个前提的真值形式连接起来,所得的合取式,即前提的真值形式;用蕴涵号把前提和结论的真值形式连接起来,所得的蕴涵式,即整个命题推理的真值形式。因此,"以象为素,以素为候,以候为证"可以构建成以下的命题推理形式:$[(A \rightarrow B) \wedge (B \rightarrow C) \wedge (C \rightarrow D)] \rightarrow (A \rightarrow D)$。构建这一推理形式的依据:证以候为依据,候由素来组合,素由象来表现。作为辨证的人来说,首先从象中抽取素,将素组合成候,以候名证。其根本仍是要归结于从象中得到证。因而由象到候的过程只不过是为得到证的中间环节，为了名证的便利，候的引入增加了证的时态性。

对于这一推理形式，可以采用真值表法、归谬赋值法来证明其为重言式或矛盾式。因我们所构建的推理形式是一连锁蕴涵，我们可以通过证明这一蕴涵式是否为一可满足式，来证明"以象为素，以素为候，以候为证"是否存在逻辑矛盾。我们以赋值归谬法来判定 $[(A \to B) \land (B \to C) \land (C \to D)] \to (A \to D)$ 是否为重言式。其过程：假设前件真，后件假，并根据这一假设给个命题变项赋值，该命题前件是合取式，欲其为真，则 A、B、C、D 必须皆为真，后件为假则 D 必为假，因 D 以赋值为真，前后赋值出现矛盾，所以假设不成立。其实无须此证明我们即已清楚，因 $[(A \to B) \land (B \to C) \land (C \to D)] \to (A \to D)$ 是一连锁蕴涵，而连锁蕴涵是一常用的重言式，即为永真式。因而其不可能存在逻辑矛盾。

事实上，保证以上"以象为素，以素为候，以候为证"的有效性是从逻辑的观点而言的，这就等于我们已有了这样的假设，即分别表示象、素、候、证的A、B、C、D都是真的。那么在事实上通过什么来确保A、B、C、D都是真的，这就涉及一个中医学中事实的问题。在象、素、候、证中确保象的真实是最基本的，也是相对容易做到的，它只要求有足够量的病例即可。素、候、证三者则没有那么容易，素的提取不仅要求足够量，而且要求简洁实用。足够量与简洁本身即是一对矛盾，多少素算是够用？这恐怕还要经过反复的实践与论证。素从发生学的角度来说是象的原因，而对于辨证者来说，却是从对象的划分中得来的。如何确保划分的正确？可以说正确的象的划分是确保素正确的关键。从集合论的角度讲，划分即是将一个集合划分为几个子集，但要求子集中不能有"交"，然而恰恰相反，由素产生出的象（发生学意义上的）——症状与体征常常是有"交"的，即某一两个症状即可认为是某素，又可认为是另一素。所以在此必引入一类似"序偶""序对"的概念，以防止子集间"交"的出现。如此才能确保"由一个真前提不推出假结论"，也就是说一种"必然地推出"。关于象与素之间的关系还涉及"对象语言"和"元语言"之间的关系，即我们通过什么来保证"什么象是什么素的问题"。候是对素的组合，这一组合应是"有序"的，"有序"的含义是指素与素之间的关系，如果为单一要素，不涉及素与素间的关系；如果是两个要素，则有二元关系的存在，是因果关系，相关关系？如果是相关关系，是其中的先后关系、主次关系还是对等关系？若为三个以上要素者，则涉及多体问题的存在，或者说将陷入混沌。证是候的"当下"情状，证随候动；或者说，候相当于一个"场合句"，其表述的是一种"当下"情况，其确切的表述为"当且仅当，如果有此'候'，那么辨为此'证'，并且只有此'候'才辨为此'证'"。

（贾春华　王永炎　黄启福　鲁兆麟　王庆国）

参考文献

［1］王永炎.完善中医辨证方法的建议［J］.中医杂志，2004，45（10）：729-731.

［2］张志斌，王永炎.辨证方法新体系的建立［J］.北京中医药大学学报，2005，28（1）：1-3.

第六节　中国传统哲学之心象理论在中医学中的应用

一、心象理论诠释

心象（mental image）是认知心理学的一个基本研究领域。《当代西方心理学新词典》认为心象是在头脑中重现出来过去感知过的事物的形象。近代学者吴康参考美国哲学家威廉·詹姆士的《心理学的原则》，结合中国传统哲学，于1921年创作出版了《心理学原理》。吴氏大概是最早将"mental image"译为心象的学者，并在书中多次提到"心象"。需要指出的是，当初吴氏把 mental image 翻译成"心象"，是借用了中国哲学中的"心""象"二字。事实上中国哲学中"心象"自有其固有含义。心象既是中国传统哲学中的一个重要概念，更是中国文化哲学许多学科特有的原创思维方式，并对中医学产生了重要影响。

"心象"是"象"的子概念。"象"是中国传统哲学的一个重要范畴。《周易·系辞上》曰："见乃谓之象。""见"古同"现"，即呈现、存在之意。如《集韵》："俗作现。"因此"象"可以定义为存在的显现形式。存在包括形而下的存在和形而上的存在，即一切物质现象和精神现象。

象可以分为"物象"与"心象"。存在呈现于感官的显现形式为"物象"，物象主要指感觉器官感知到的客观物体具体的形象，可以称为具象。存在呈现于心意识的显现形式为"心象"。需要说明的是，如果从中国传统哲学心物一元论的角度而言，一切象皆是在心的灵明观照或作用下的呈现，所以"象"可以等同为"心象"。但是很多时候，文献中关于"象"的论述是基于主客二元论对待的角度来讲的。从主客对待的角度而言，"象"可以分为"物象"与"心象"。

已有现代文献研究表明，"心象"一词被广泛应用于心理学、哲学、文学、医学等多个学科领域。不同学科对"心象"一词虽然赋予了各自学科的学术内涵，但主要是受西方认知心理学影响进行阐述。对心象源流或发生学尚未见论述，心象概念的内涵外延认识不一，心象在中国传统哲学固有语境中的学术本义缺少诠释，心象与中医学关系的探讨鲜有阐发。

（一）"心象"发生学

发生学兴起于自然科学研究领域，随后被人文社会科学研究领域所采用。凡是在时空之内存在的事物都涉及发生学问题。作为人文科学研究的新方法与新视角，发生学强调的是对主客体共同作用的发生认识论原理的运用。心象在发生学上与中国传统哲学及中医学具有密切的联系。

1. "心象"与中国传统哲学的联系

检索《四库全书》《正统道藏》《大藏经》等代表中国传统文化的大型丛书数据库，最早记述"心象"一词的是宋代张浚的《紫岩易传》。张浚注中孚卦说："圣人诚信格物，盖自心法。信及豚鱼，所格者大……卦体中虚，中虚心象。一物或撄其心，是能有孚邪。"因为中孚卦体为☲，实质是一个大"离"卦☲，外刚内柔，于五行为火象，在五脏则配心。所以张浚说中孚卦为心象。但此心象并非指心脏的具体形象，而是指心具有"诚信"等道德方面的无形意象。

张浚所言的"诚信"心象，源于中国传统文化的"心学"。心学是以"心"为基本观念建立起来的思想体系。其理论源于《尚书·大禹谟》："人心惟危，道心惟微，惟精惟一，允执厥中。"即所谓"十六字心传"。孟子为其肇端，经由道家"主静"与佛学"禅宗"思想影响，大兴于宋、明，以陆九渊、王阳明为代表，近代学者马一浮等对其亦有阐发。"诚"是孟子思想的一个核心范畴，指内在的不为所见所闻的至高的道德原则。"思诚"是人心对内在的诚进行反思，因而"诚"具有了心的意象。明代章潢《图书编·心象图叙》云："观文王于六十四卦独于坎象指心象示人……人心惟危，道心惟微，于此可默识矣。"此处"心象"与《尚书·大禹谟》所言"人心惟危，道心惟微，惟精惟一，允执厥中"遥相呼应，可见"心象"源于"心学"，古有明征。"心学"不仅仅局限于儒家，还结合了道家和佛学的相关学术思想，因此"心象"不仅仅是儒家的思维方式，而且是中国传统哲学的核心思维方式。

2. "心象"与中医学的联系

中医学典籍中，"心象"最早被记载的文献是明代张景岳的《类经图翼》。文中云："心象尖圆，形如莲蕊，其中有窍，多寡不同。"此处的"心象"主要指血肉之心的具体形象，属于"物象"。清《竹亭医案·卷之六》："相火升而水不能济，当于心肾求之，所谓心象垂滴，肾象拱鞠，而再得黄婆为之媒合，安靖上下，庶几坎离交济矣。"此处的心象指心火之象，则属于"意象"。"意象"与"心象"的关系见下文。

诚如上述，"象"是存在的显现形式，是在心的灵明观照或作用下的呈现形式，从这个意义上而言，"象"可以等同为"心象"。因此，"心象"的内涵在文献中更多地隐藏于"存想""返观""内视""内照""意象"等多个词语中。如《素问·刺法论》通过运用五行理论，心中存想相应的"物象"，以避疫气，正是"心象"理论在中医学中应用的具体体现。唐代孙思邈在《备急千金要方·养性》说："尝习黄帝内视法，存想思念，令见五脏如悬磬，五色了了分明勿辍也。"明代医学家李时珍则认为经络是"内景隧道，惟返观者能照察之"，指出经络是内视返观的产物。以上都说明"心象"是中医学的重要思维方式。

（二）"心象"学术内涵

"心象"具有广泛和深厚的学术内涵。由于心有狭义广义之分，狭义的"心"一般指思维意识，所以狭义的"心象"主要指"意象"。广义的"心"指"宇宙本体"，它涵盖了中国传统哲学儒释道及医家所言的"心"的所有含义。因而广义的"心象"统摄了形而下和形而上的不同维度、不同形式的各种象。从中国传统哲学关于心象的论述来看，心象包括"意象""神象""情象""梦象""空明之象""本体之象"等。虽然做了不同维度，不同形式的区分，但本质上皆为"心"的呈现形式。

1. 意象

"意象"是存在呈现于"意"中的显现形式。

"意"本属于"心"的一部分。如《说文解字》："意，从心，从音。"《灵枢·本神》："心有所忆谓之意。"可见"意"从属于"心"。所以"心"的内涵要大于"意"的内涵，因而意象不能完全等同于心象。

"意"有广义、狭义之分。《灵枢·本神》："心有所忆谓之意。"意具有记忆的功能。此乃狭义之"意"。《说文解字》："意，志也。从心察言而知意也。"此则广义之"意"。清代段玉裁《说文解字注》："意，志也，志即识，心所识也，意之训为测度，为记……其字俗作忆。"《礼记正义·大学疏》曰："总包万虑谓之心，为情所意念谓之意。"《疏》谓："于无形之处，用心思虑也。"可见"意"的含义主要指思虑、记忆。延伸开来，则为思考、推测、想象等。广义之"意"不仅限于记忆，还有思虑、推测、想象之义。因此，"意象"包括抽象之"象"和想象、推测、回忆等意中"虚象"。

2. 神象

"神象"是存在呈现于"神"中的显现形式。

《内经》认为心藏神，肝藏魂，肺藏魄，脾藏意，肾藏志。其中心神为最高层次，魂魄意志都是在心神统领之下进行各自的活动。因此，神、魂、魄、意、志虽分为五，统而言之仅为一"心神"。由于五脏藏五神，因而神就有五种呈现形式，即五"象"，分别为"神象""魂象""魄象""意象""志象"。如若脏腑功能失调，某些情况下会影响到神志，表现为"神象"病变，比如梦游、失魂、游魂、失意、失志等。

3. 情象

"情象"是呈现于心中的情绪感受和体验形式。

《礼记·礼运》曰："何谓人情？喜、怒、哀、惧、爱、恶、欲，七者弗学而能。"《说文解字》释"情"曰："人之阴气有欲者。"段玉裁《说文解字注》："性生于阳以理执，情生于阴以系念，从心青声……"可见"情"属于"心"，"情系于念"。《说文解字》释"念"曰："常思也。从心今声。""思"为"意"的功能，"念"属于"意"，所以常常"意念"连称。"情系于念"，"情"常常与"意"相连。但"情"不属于"意"，而属于"心"。

《叶选医衡·七情考》："世之所谓七情者，即《内经》之五志也。五志之外，尚余者二，总之曰喜、怒、忧、思、悲、恐、惊。"情绪为心之所发，是呈现于心中的感受和体验，亦即呈现于心意识的存在，所以也是"心象"，因为与思虑、揣度等"意象"不同，可以命名为"情象"。包括喜象、怒象、忧象、思象、悲象、恐象、惊象等。

4. 梦象

"梦象"即梦中之"象"，是存在呈现于梦中的显现方式。《康熙字典》释"梦"曰"无思虑而有其梦"，思虑为"意"的功能，可见梦不属于"意"所为。中医学认为"梦"与"魂魄"的关系最为密切，魂魄不安是梦境这种特殊的心理活动产生的主要原因。《金匮要略·五脏风寒积聚》："邪哭使魂魄不安者，血气少也；血气少者属于心，心气虚者，其人则畏，合目欲眠，梦远行而精神离散，魂魄妄行。"梦虽然与魂魄飞扬有关，但从整体而言，是心神不安的一种表现。因为心具有主管人的精神意识思维的功能，梦亦属于人的心理活动。此外，魂藏于肝，魄藏于肺，二者皆由心神统帅。

5. 空明之象

想象思考、归纳演绎等所得之"象"属于意象，是心象的组成部分。但心象除了意识思考之"象"之外，更强调消融主客的直觉体悟与物我合一的灵明观照，这种体悟和观照所得的"境象"非意象可以涵盖。如《老子》第十六章："致虚极，守静笃。万物并作，吾以观复。"虚极、静笃指心境空明宁静到极致，此时无有意念的活动，然而却可以"观"到"万物并作，卒复归于虚静"，此处"观"非"意"之作用，是"心"的作用，"万物并作而复"是心象，而非意象。象是呈现，呈现为心之所感而得，呈现则有"象"，而未必有"形"，即《张子正蒙》所云："事无其形，心有其象。"此"象"非物体的具体形象，而是呈现于心中的无形之象，即"心象"，是主体灵明观照的"境象"。明儒高攀龙曾记述其体悟之象："一念缠绵，斩然遂绝……透体通明，遂与大化融合无际，更无天人内外之隔。"高氏所证之象是物我合一的整体之象，但并非本体万有之象，即下面要谈到的"原象"。用佛家唯识学来讲，此境象只是第六意识呈现的一段清明境界，并非能变现万有的第八识之原象。此类心象既有别于"意象""梦象""情象"，又有别于"原象"，可以称为"空明之象"。"空明之象"可以定义为呈现心中，表现为"清净明澈"的一种存在形式。

6. 原象

原象，即本原之象，或本体之象。王树人教授认为原象，就易之象而言，乃是太极之象；就道家而言，乃是"无物之象"的道象；在禅宗那里就是"回归心性"的开悟之象。

原象具有本体性内涵，肇自《老子》。《老子》第十四章中谓："无状之状，无物之象,是谓惚恍。"《通玄真经·卷之七》曰:"道者,所谓无状之状、无物之象也。"《老子》第三十五章说:"执大象,天下往。"此处的"大象",成玄英注"大象,犹大道之法象也",林希逸注"大象者,无象之象也"。所以就原象而言,象即是"道"。道具有本体内涵。如《老子》第二十五章:"有物混成,先天地生。寂兮寥兮,独立而不改,周行而不殆,可以为天地母。吾不知其名,强字之曰道,强为之名曰大。"《老子》第四十二章:"道生一,一生二,二生三,三生万物。"

"象"既然具有"道"的含义,而道又具有本体或本原的特征,因而具有本体内涵的"象"自然可以称为"本原之象",或"原象"。"原象"虽然无音声形色,却客观存在,是既非纯物质,亦非纯精神,而是心物之际亦此亦彼、有无之间、惟恍惟惚的本体性存在。不能目见耳闻,却可以心会,从这个意义上而言,"原象"可以称为"心象"。就中国传统文化而言,道家的"道",《周易》的"太极",《黄帝内经》之"太虚"等都具有本体的内涵。由于佛学与理学之"心"皆具有本体的含义,原象作为本体之象,与之进行了对接。如《华严一乘十玄门》曰:"三界虚妄,唯一心作。"陆九渊云:"宇宙即吾心,吾心即宇宙。"因此就佛学和理学而言,原象即心,心即原象,所以原象也可以称为"心象"。

原象属于超验范畴。超验在经院哲学中,意为经验界限之外的,超出一切可能的经验之上,非人的认识能力可以达到。感觉之外的物质世界"自在之物"是客观存在的,它作用于人们的感官而产生感觉,但是人们通过感觉只能认识到它的现象而不可能是其本体,只有通过中国传统哲学释、道、儒所言心之功夫实践的"体悟"或"证悟"才可获得。如《禅宗公案》有类似描述:"一翻翻转,山河大地,明暗色空,尽是自家珍宝,草木砂砾,尽是自己法身。"(《续指月录》卷二十一)

二、心象与中医理论发生学

"发生学"源自生物学领域的"遗传学",原来主要探讨生物学领域动植物的发生和演化问题,后来逐渐被应用于人文社会科学。20世纪以来,发生学已成为探索自然界万物起源、演化的阶段及形态和规律的具有普遍意义的研究方法。中医理论的发生学研究是反映和揭示中医理论的发生、发展及演化的历史进程和规律的方法。其核心则是把中医的理论回置于其发生发展的具体历史环境的哲学、社会、农业、天文、宗教、伦理道德等背景下,进行综合的动态考察。重点考察影响中医学理论发生发展的本质的、必然的因素,尤其是独特的方法因素,从而真正深入理解和认识中医学。

一般而言,发生学的研究方法分为实证的发生学方法与思辨的发生学方法。心象与中医理论发生学的关系是基于中国传统哲学理论进行研究的,属于思辨的发生学方法。"心象"具有"意象""神象""情象""梦象""空明之象""原象"等内涵。心象与中医理论发生学的联系是围绕"原象"与"元气"展开论述的。

(一)"心象"与元气论("气一元论")

心象之原象是原创发生之源,是始源性范畴,具有本体性内涵。"原象"虽然无音声形色，却客观存在，是既非纯物质，亦非纯精神，而是涵盖心物，消融主客，惟恍惟惚的本体性存在，是合天人、通物我的宇宙整体之象。不能目见耳闻，却可以心会，为思维获知认识。就中国传统文化而言，原象有不同的称谓，道学之"道"，《周易》之"太极"，理学之"心"，《黄帝内经》之"太虚"等都具有本体学意义，皆可以称为"原象"。王树人指出："这种原象或精神之象，在《周易》中就是卦爻之象；在道家那里就是'无物之象'的道象；在禅宗那里就是'回归心性'的开悟之象。"

作为本体之象，原象与中国传统哲学的"气一元论"进行了对接。"气一元论"即"元气论"。"气一元论"认为气是构成天地万物的本原，一切事物和现象的发生、发展和变化皆源于气的运动变化。《太平御览·卷一》："天地者，元气之所生，万物之所自焉。"北宋张载所著《正蒙·太和》说："气之为物，散入无形，适得吾体，聚为有象，不失吾常。太虚不能无气，气不能不聚而为万物，万物不能不散而为太虚。"认为"太虚即气"，此外张载又提出"象即是气"的观点。《正蒙·干称》言："凡有，皆象也；凡象，皆气也。"《正蒙·神化》又言："象若非气，指何为象？"认为"象"和"气"本来是同物异名。由"太虚即气"与"象即是气"可以推知"太虚即象"。但此"象"不是具体的物象，而是具有本体意义的原象。《正蒙·太和》说："气坱然太虚，升降飞扬，未尝止息，易所谓'絪缊'，庄生所谓'生物以息相吹''野马'者与！此虚实、动静之机，阴阳、刚柔之始。"说明此太虚之气是具有原创发生的宇宙之象，即原象。

太虚原象是消融主客，泯灭心物的整体之象，这是基于主客一元的角度而言。如果从主客对待的二元论来看，太虚原象涵盖了通过感觉器官感知的"物象"和虽然不能用感觉器官感知却可以通过心意体悟的"心象"（此处"心"指心物对待的意识思维之"心"，非统摄心物具有本体意义之"心"，下同）。物象与心象其实是同一物"太虚元气"的两种不同显现方式，都是"气"之"象"。《横渠易说·系辞下》曰："所谓气也者，非待其郁蒸凝聚，接于目而后知之；苟健、顺、动、止、浩然、湛然之得言，皆可名之象尔。"物象即"气"的"郁蒸凝聚"者，可被耳目等感官感知。心象即"气"的"浩然、湛然"者，不能被感官感知，但可以为心灵思维认知体悟。物象为感官对象，是"气"的形下的呈现形式，不仅包括有形，还包括无形之象，比如雷。心象为思维对象，是"气"在心意中的呈现形式，包括意识内容中的虚、理等形而上概念。物象与心象作为同一物"气"的两种不同显现方式。

（二）"原象"是构成万物的本原

原象（太虚元气）是构成宇宙万物的本原，具有原发创生性。

《素问·天元纪大论》："太虚寥廓，肇基化元，万物资始，五运终天，布气真灵，总统坤元，九星悬朗，七曜周旋，曰阴曰阳，曰柔曰刚，幽显既位，寒暑弛张，生生化化，品物咸章。"太虚原象充满着无穷无尽具有生化能力的元气，元气（即具有本原意义之气）敷布寰宇，统摄大地，天道资始，地道资生。天地精气交感、运动变化，生生不息，便产生四时寒暑及宇宙万物的繁复形象。

象即是气，《正蒙·神化》说："象若非气，指何为象？"太虚原象本质是太虚元气，是宇宙的肇基，是世界万物的渊源和归宿。气本为一，分为阴阳，气是阴阳二气的矛盾统一体。《素问·阴阳应象大论》曰："清阳为天，浊阴为地。"《素问·至真要大论》也说："本乎天者，天之气也。本乎地者，地之气也。天地合气，六节分而万物化生矣。"天地阴阳之气升降往复，彼此交感而形成宇宙万事万物。人为宇宙万物之一，人类也由原象（太虚元气）化生。《素问·宝命全角论》："人以天地之气生，四时之法成。"此处"天地之气"即"阴阳之气"，分为阴阳，合为原象（太虚元气）。人类不仅由原象所生，而且是原象（太虚元气）之正气所生。《万病回春·卷之一》说："人者，得天地之正气，灵于万物者也。"人的形体和人的精神思想都是原象（太虚元气）的产物。《医门法律·卷一》说："惟气以成形，气聚则形存，气散则形亡。"即人的形体是由气构成的，而人的精神意识思维活动也是由物质、机体产生的一种气的活动，故曰："人有五脏化五气，以生喜、怒、悲、忧、恐（《素问·阴阳应象大论》）。"人的生死过程，就是原象（太虚元气）的流动转化过程。如《庄子·知北游》说："人之生，气之聚也。聚则为生，散则为死。"

总之，原象（太虚元气）是构成世界的本原，是构成万物最基本的要素，原象生成的人体之气是构成人体和维持人体生命活动的具有很强活力的最基本物质。

（三）原象的流动和转化——气的运动和气化

象具有"流动与转化"性，所谓"象的流动与转化"，其"流动"是指从一种象到另一种象的相互运动。这种运动是象之间可能发生替代的运动，一种象替代了另一种象，才可以称作象的"转化"。以《老子》的"大曰逝，逝曰远，远曰反"为例。"大"是"大象无形"，一切事物都出于大象，即原象，其出就是原象的"逝"。一切事物出于象又各有生长变化，是原象的"远"。"反"是一切事物生长变化之后，又复归于原象。可见，"逝""远""反"尽管非同一的象，由一个替代另一个，但终归都是"原象"的"流动与转化"。从主客对待而言，物象与心象都是原象的体现，它们都为原象所生，以显明的方式呈现，最终又以幽隐的方式回归于原象。整个过程实质是原象的流动转化与循环往复，原象是循环的起始点和归宿点。原象本质是太虚元气的生生不已之象，其流动转化实质是太虚元气的运动和气化。

1. 原象的流动——气的运动

万物构成，皆源于原象（太虚元气）。万物运动，亦由乎原象（太虚元气）。原象的流动表现为太虚元气的运动。太虚元气包含天地阴阳二气，阴阳的相互作用是气运动变化的根本原因。故曰："阴阳者，天地之道也，万物之纲纪，变化之父母，生杀之本始。"（《素问·阴阳应象大论》）气的阴阳对立统一运动，表现为天地上下、升降、出入、动静、聚散、清浊的相互交感，这是气运动的具体表现形式。《内经》以"升降出入"四字概之。

原象的流动具有普遍性。自然界一切事物的变化皆根源于原象的流动。原象的流动在《内经》中称为"变""化"，"物生谓之化，物极谓之变"（《素问·天元纪大论》）。"物之生，从乎化；物之极，由乎变。变化之相薄，成败之所由也"（《素问·六微旨大论》）。"是以升降出入，无器不有"（《素问·六微旨大论》）。

宇宙中任何一个具体事物，既是由原象化生，又具备自身原象的流动特性及升降聚散等运动形式。

2. 原象的转化——气的气化

原象的转化过程实质是太虚元气的气化过程。气化，是指气的运动产生宇宙自然各种变化的过程。宇宙万物在气的作用下，形态、性能及表现方式上出现的各种变化，皆为气化的结果。气聚成形，散而为气。形和气是物质存在的基本形式，而形和气的相互转化则是物质运动的基本形式。气化的形式表现不一。如气与气的转化——"地气上为云，天气下为雨"（《素问·阴阳应象大论》）；形与形之间的转化——冰化为水、水化为雾霜雨雪等；有形之体自身的气化——动物的生长壮老已、植物的生长化收藏等变化；形气之间的相互转化——无形之气交感聚合成有形之物与有形之物死亡消散化为无形之气。

原象的流动是原象转化的前提和条件，原象的转化过程中又蕴含着原象的流动。原象的流动及原象的转化是永恒的，不间断的，它们是宇宙万物发生、发展与变化的内在机制。

（四）原象在中医学中的应用

人类是原象（太虚元气）之正气化生的产物。人体是由气构成的一个不断发生着形气转化、升降出入气化作用的运动着的有机体。人体之气包括元气、宗气、营气、卫气和各脏腑经络之气，是原象（太虚元气）之正气在人身中的分化。原象在中医学中的应用体现在以下几方面。

1. 说明脏腑的生理功能

原象是生成万物的本体，其所包含的正气是构成人体的最基本物质。"人体的基本组织如脏、腑、形、窍等，也是由气聚合而成的。新陈代谢是生命的基本特征。人之生死由乎气，气是维持生命活动的物质基础。人生成于自然界中，一刻也离不开天地之气（原象所化）对人体生命活动所提供的必需的营养物质，如肺吸入的清气，胃摄入的谷气等。故《灵素节注类编·卷五》曰："故天地之气化，为人生寿命之本也。"

升降出入是人体气化运动的基本形式。也是维持人体生命活动的重要方式。气化运动的升降出入是通过脏腑、经络等功能活动来实现的。如人呼吸运动之吸清呼浊，人消化功能之摄入水谷、吸收精微、排出糟粕等，均体现了气的升降出入运动。脏腑、经络等生理活动，体内各种物质之间的转化、代谢等，均是在气的升降出入运动中所发生的各种变化。因此，气的运动及气化，维持着人体的生命活动。如果气的运动及气化一旦停止，就意味着生命活动的结束。此即《素问·六微旨大论》所言的"出入废则神机化灭，升降息则气立孤危"。

2. 说明人体的病理变化

人体脏腑皆以气为用，贵在流通。故《灵枢·脉度》云："气之不得无行也，如水之流，如日月之行不休。"疾病的发生发展皆与气的生成和运行失常相关。即《素问·举痛论》所言："百病生于气也。"《圣济总录·卷第六十七》也说："故通天地一气耳。人生其间，大喜毗于阳，大怒毗于阴，一吐纳，一动静，何所逃哉，与气流通而已。故气平则宁，气不平则病。"疾病的表里虚实，顺逆缓急，皆因气所促成。故《景岳全书·诸气》说："凡病之为虚为实，为寒为热，至其病变，莫可名状，欲求其本，则止一气足以尽之。盖气有不调之处，即病本所在之处也。"

3. 指导诊断和治疗

人体之气生于原象，在中医学的诊断和治疗方面有着重要的作用。人体之气重在元气，其盛衰可以从面色、形态、声音、神志、脉象等方面表现出来。其中以神志和脉象尤为重要。《景岳全书·传忠录》云："神气者，元气也。元气完固，则精神昌盛无待言也。若元气微虚，则神气微去；元气大虚，则神气全去，神去则机息矣。"神气存亡是生命活动的重要标志，神气盛衰可以通过色脉测知。《诊宗三昧·色脉》："理色脉而通神明。夫色者神气之所发。脉者血气之所凭，是以能合色脉，万举全全。得其旨，则心目昭如日月，洵非下士可得而拟议焉。"

中医学认为，疾病的发生取决于邪正双方的斗争结果，正气在发病方面居主导地位。故曰"正气存内，邪不可干""邪之所凑，其气必虚"。因此，治疗原则重在扶正和祛邪。正气即元气。《景岳全书·滑氏脉义》："虚者，元气之自虚，精神耗散，气力衰竭也。实者，邪气之实，由正气之本虚，邪得乘之，非元气之自实也。故虚者补其正气，实者泻其邪气。"就临床治疗而言，扶正培元非常重要。徐大椿在《医学源流论》中认为培补元气为"医家第一活人要义"，"若元气不伤，虽甚不死，元气或伤，虽病轻亦死……有先伤元气而病者，此不可活者也"。因而培补元气在疾病康复中居于首要地位。

综上所述，心象之原象本质为太虚元气，不但是构成万物最基本的物质要素，而且是生命的本原，人体之气是原象（太虚元气）之正气在人身中的分化。原象的流动和转化实质是太虚元气的运动和气化。原象在中医学中有着广泛的应用，主要体现在说明人体脏腑生理功能、病理变化及指导疾病的诊断治疗等方面。

三、心象与养生

心象源于中国传统哲学，是植根于中国文化哲学的一种原创的思维方式，并对中医学产生了重要影响。心象除了"归纳""演绎""抽象"等常见的意象思维方式外，一些"象"如空明之象、原象等思维具有独特的认知路径。其中，"观"是获得心象的重要思维方式。

《说文解字》释"观"曰："谛视也。"谛为细察、详审之意。可见"观"不仅包括眼睛"看"，而且包括远远超过这种意义的深刻认识。观是"思维"的原动力，没有"观"，所谓"思维"就是死的。"观"能够寻求象，建立象，发明象。事实上，"观"是一种事物自然存在呈现的境界，蕴涵着一种超脱理性与意向的、主体与客体综合为一的直觉方法。

心象是存在呈现于心意识的显现形式。包括"意象""情象""梦象""神象""空明之象""本体之象"等。但前五者是眼、耳、鼻、舌、身、意等感觉与知觉思维作用形成的对应境象，可以概括为"感知之象"，是主客对立产生的境象。而后者是脱离意识思想，超越逻辑思维，非知解所及，逸出言意之外的心灵境域，是消融主客，天人合一的整体之象。因此，从主客体的角度来看，心象可分为"感知之象"与"本体之象"。对应的"观"可以分为"有待之观"与"无待之观"。需要注意的是，"空明之象"虽然属于"感知之象"，但是其呈现的境象与"意象""情象""梦象"不同，是意识无所执着所呈现的"清明境界"，其获得途径也是通过"无待之观"来实现的。

中国传统哲学中，有很多文献记载了通过心象思维而获得的养生治病的理论和案例。根据获得心象的途径不同可以分为有待之观之心象养生和无待之观之心象养生。

（一）"有待之观"的心象养生

所谓有待，就是事物的存在、发展有所依凭、有所对待，事物是相对存在的。受到诸可感知之象的束缚与局限之观称为有待之观。有待之观是对可感知之象的局限之观。心有所依凭，有所对待。或依凭于感觉产生的境象，或依凭于思维意识造作的境象。因为有所依凭，有所对待，故所取之象是局限之象，非无所对待而呈现的整体之象。就养生学而言，"有待之观"的心象养生主要体现在依止于气息，依止于身体某一部位，依止于意识所造之境等方面，有时候会出现两三种方式的结合。

1. 依止于气息的心象养生法

依止即依存而止住之意，或以某事物为所依而止住或执着，气息指呼吸时进出的气。依止于气息之观，指以气息为所依或执着于气息的心象养生方法。

气息之观最早可以追溯到先秦时期。《老子·第十章》："载营魄抱一，能无离乎？专气致柔，能如婴儿乎？"汉朝河上公注"专守精气使不乱，则形体能应之而柔顺"为其发端。其后庄子的"心斋"，较为详细地介绍了依止于气息的心象养生方法。《素问·生气通天论》曰："故圣人传精神，服天气，而通神明。"所谓"服天气"，就是吸纳自然之气，这可能是中医气息养生的最早记录。后世诸家对依止于气息的心象养生理论均有阐述，限于篇幅，不再赘述。

依止气息的心象养生方法重点有二：一是放慢呼吸节奏；二是降低呼吸发出的声音到最低，最终不能听到自己的呼吸，只能感到气通过鼻腔进出体内，从而排除了机体与环境间气流交换过程所产生的噪音。依止气息心象养生的要点是"心息相依"。心息相依，是指心与息互相依附的深度入静状态。《医学入门》有一段精辟的论述："心主乎息，息根据乎心，心息相根据，则精气神满而病却矣。"心与息紧密联系，如果做到"心息相依""则精气神满而病却矣"，所以依止气息的方法对养生至关重要。

具体而言，依止气息的心象养生方法有补益气血、治疗劳损、调摄痼疾等作用。如宋代朱熹曾有通过气息调养而充实气血的切实体会："中年气血非前日之比，服药亦难见效，惟有虚心调气，静以养之，庶或少可补助耳。"《医灯续焰》说："天台智者禅师，谓一日一夜调息之功，可以已二十余年之痼疾。盖天之阳气一回，则万物生色。人之元气一复，则百体皆和，宿疾普消，特其余事耳。"

2. 依止于身体部位的心象养生法

所谓依止于身体部位的心象养生法主要是通过意识专注于身体的某一部位或多个部位，又称为"守窍"。古人很早就注意到"守身炼形"。庄子曾提出："汝神将守形，形乃长生。"《真诰》："凡人常存思识己之形，极使仿佛。"一般而言，意守的部位有下丹田、夹脊、天目等。

守窍之法很多，不同素质之人，宜采用不同之法。在守窍过程中，也应根据气机的变化而灵活掌握，转换意守之窍。关于守窍的方法，诸家都强调"勿忘无助，似守非守"，用意不可太紧，又不可堕于散乱昏沉，以不取不离为要诀。《摄生三要》："大都随守一窍，皆可收心。苟失其宜，必有祸患。惟守而无守，不取不离，斯无弊耳。"

意念守窍在强身健体方面有颇多裨益。如《心医集·静功》论述了通过意守丹田而达到养精健体的方法："炼精有诀，全在肾家下手。内肾一窍名玄关，外肾一窍名牝户。炼之之诀，须半夜子时披衣起坐，两手搓极热，以一手将外肾兜住，以一手掩脐而凝神于内肾，久久习之，而精旺矣。"

3. 依止于意识所造之境的心象养生

依止于意识所造之境的心象养生，指通过意识想象或观想一定境象，改善身体机能，促进良性发展的内视内观的心象养生方法。道家称之为"存思"或"存想"。若存想专精，则称为"精思"。司马承祯在《天隐子·存想》中说："存谓存我之神，想谓想我之身。闭目即见自己之目，收心即见自己之心。心与目皆不离我身，不伤我神，则存想之渐也。"《三洞珠囊·坐忘精思品》引葛仙公《五千文经序》载："静思期真则众妙感会，内观形影则神气长存，体洽道德则万神震伏，祸灭九阴，福生十方。"这是道家养生最常用，最具有特色的思维方法，常为医家借鉴以防疾治病，养生延年。

存思方法在"动势"和"静势"中均有，方法是在冥想中使精神集中，内观意识所造作的境象。古人在这方面积累了丰富的经验。《无上妙道文始真经》说："气缘心生，犹如内想大火，久之觉热；内想大水，久之觉寒。"李贽《医暇危言》也说："人心思火则体热，思水则体寒。"这些都说明了存想不同的物象可以引起生理的特殊变化。存思内容十分广泛，上至于天体日月云霞，下至于山川水泽，以及身体脏腑的五行意象等。

依止于意识所造之境的心象养生法可以起到扶正祛邪，预防疾病等作用。如《诸病源候论》强调想象心中光明炽热如火，可抵御各种邪气侵入"欲辟却众邪百鬼，常存心为炎火如斗，煌煌光明，则百邪不敢干之，可以入温疫之中""皆当思其光，内外连而没已身，闭气收光以照之，此消疾却邪，甚验"。

　　疑为宋代著作的《素问遗篇·刺法论》通过运用五行理论，心中存想五脏的颜色意象，达到"正气存内，邪不可干"以避疫气。如"黄帝曰：余闻五疫之至，皆相染易，无问大小，病状相似，不施救疗，如何可得不相移易者？岐伯曰：不相染者，正气存内，邪不可干，避其毒气，天牝从来，复得其往，气出于脑，即不邪干。气出于脑，即室先想心如日，欲将入于疫室，先想青气自肝而出，左行于东，化作林木；次想白气自肺而出，右行于西，化作戈甲；次想赤气自心而出，南行于上，化作焰明；次想黑气自肾而出，北行于下，化作水；次想黄气自脾而出，存于中央，化作土。五气护身之毕，以想头上如北斗之煌煌，然后可入于疫室。"这种"存想五气护身"以防治疫病的方法看似语涉玄虚，荒诞不经，过去一直被视为迷信或唯心主义而少有人研究，但随着现代心理神经免疫学的发展，其科学内涵得到了有力的理论支持。

（二）"无待之观"的心象养生

　　所谓无待，即事物的存在、发展无所依凭、无所对待，事物是绝对存在的，是不凭借任何外在的依托，绝对自由的精神境界。无待之观所呈现的"心象"是完全泯灭物、我、主、客的"天人合一"的整体之象。这种整体之象包括"空明之象"与"原象"。无待之观心象养生法就是通过观照"空明之象"或"原象"而养生治病的方法。

　　无待之观肇端于春秋时期。《周易·系辞上》说："《易》无思也，无为也，寂然不动，感而遂通天下之故。""无待之观"的心象思维内涵已经隐蕴其间。老子《道德经》所说的"致虚极，守静笃。万物并作，吾以观复"，及庄子强调的"无视无听""心无所知"的"虚静恬惔，寂漠无为"的思维方式也是"无待之观"，较之《周易》所述更为具体。宋明以来，性理之学兴起。"无待之观"的心象思维更是得到了阐发。如程颐提出了"观喜怒哀乐未发前气象"以"体认天理"的静坐宗旨。"观喜怒哀乐未发前气象"的"观"正是"无待之观"，"喜怒哀乐未发前气象"正是心象。阳明一派认为"无思无为"的无待之观是"致良知"的入手功夫和重要途径。民国以来，养生家丁福保、萧天石及国学大师南怀瑾皆有著作对无待之观的心象养生方法和机理进行论述。如萧天石所著《儒家内圣心法》："人心一静，无物于内，无思无念，无动无为，则自可将宇宙天地万物人我，打成一片，而合为一体矣。既为一体，则无不知、无不应、无不通、无不神矣！"正是对无待之观心象境界的精彩阐述。

　　关于无待之观心象养生的方法，《庄子》有较为详细的阐述。《庄子·在宥》："无视无听，抱神以静……目无所见，耳无所闻，心无所知。"以及《庄子·大宗师》中"堕肢体，黜聪明，离形去知，同于大通"的坐忘法就是典型的无待之观的心象养生法。所谓无待之观心象养生的方法就是静坐敛心，排除感官和意识思维的作用，心如止水，无一丝杂念和妄想，维持精神意识活动的高度宁静稳定状态，久而获得物我两忘、空灵明彻的心境，达到息虑养神，治病延年的养生方法。其特点是听其自然，不执着于有，也不着意追求空、无之境。此时，精神意识活动达到物我两忘，内外俱寂的高度宁静状态。

通过无待之观呈现的心象是清虚宁静的境象，心神长久置于其间，对强身防病、康复长寿及开发智能等方面都具有显著作用。如《友渔斋医话·第一种》："前明道林蒋先生偶抱疾病，岁乙亥病益甚，哕血，几不起。先生乃弃医药，借寓道林一室，只以一力自随。闭目迭足，默坐澄心，常达昼夜，不就席。一日忽香津满颊，一片虚白，炯炯见前，猛然有省之间，而沉疴已霍然去体……"叙述了通过"默坐澄心"无待之观的心象观想方法治愈了呕血重症。

中医学认为，心主神明。澄心静虑的无待之观可以交通心肾而治疗相关疾病。如《针灸大成·卷六》："昔邝子元有心疾，或曰：有僧不用符药，能治心疾。元叩其僧……曰：贵恙亦原于水火不交，凡溺爱冶容，而作色荒，禅家谓之外感之欲。夜深枕上，思得冶容，或成宵寐之变，禅家谓之内生之欲。二者之欲，绸缪染着，消耗元精。若能离之，则肾水自然滋生，可以上交于心。至若思索文字，忘其寝食，禅家谓之理障。经纶职业，不顾劬劳，禅家谓之事障。二者虽非人欲，亦损性灵，若能遣之，则火不至上炎，可下交于肾……子元如其言，乃独处一室，扫空万缘，坐静月余，心疾如失。"

以上无待之观呈现的心象均属于空明之象，并非原象或本体之象。关于通过原象获得治病养生的案例在《续指月录》里面有所记载："灵云铁牛持定禅师……寻依雪岩钦。居槽厂，服头陀行。一日，钦示众曰：'兄弟家！做工夫，若也七昼夜一念无间，无个入处所，取老僧头做舀屎勺去！'师默领，励精奋发。因患痢，药石浆饮皆禁绝，单持正念，目不交睫者七日。至夜半，忽觉山河大地，遍界如雪，堂堂一身，乾坤包不得。有顷，闻击木声，豁然开悟，遍体汗流，其疾亦愈。"

铁牛持定禅师通过"悬置"可感知之象的无待之观，获得了开悟之象。这种开悟之象即王树人教授所言的本体之象或原象，而且在证悟原象的同时，自身所患的痢疾也得到了痊愈。本案不属于医学范畴，往往容易被忽视或被认为荒诞不经，但是在中国传统文化文献中确实存在类似案例，其中机理值得医学研究者思考探究。

有待之观和无待之观的心象养生法对机体都能起到防病健体、益寿延年的效果，其核心机理主要是虚静养神。此外，两者之间存在着有机的联系。任何有待之观的心象养生法都是内向性的意识调节，可以使机体由攀缘既熟，念虑难忘，心驰意动，精气散乱，达到初步收心的安静状态，但不能达到泯灭人我、消融主客的高度宁静的境界。心象养生的最终目的是从依止气息、守窍、存思等有待之观过渡到"心虑俱泯，神识两忘"的无待之观，以达到"泯其心所以存其心，忘其神所以养其神"，不刻意寿而自然寿，无为而无不为的最高境界。

四、心象与中医临床

心象具有深邃的文化哲学内涵，在中医学各个方面均有所体现。就中医临床来讲，心象理论也有着重要的应用。以中医学辨证论治过程来讲，心象思维贯穿始终。辨证论治是认识疾病和解决疾病的过程，其实质是心象理论在中医临床应用的思维过程，整个辨证施治的心象过程可以概括为知象、取象、立象、审象、拟象等 5 个环节，具体来讲，辨证施治思维过程主要是基于心象概念中的意象范畴展开的。

（一）知象

《论衡·卷二十六》："圣人据象兆，原物类，意而得之；其见变名物，博学而识之。"圣人根据呈现的不同象兆考察推究事物的本源，对各种名称物象需要博学多知。陈梦雷《周易浅述》："易之义蕴不出理数象占，顾数不可显，理不可穷，故但寄之于象，知象则理数在其中，而占亦可即象而玩。故所解以明象为主。"易之范围涵盖天地人事各种法象，有理、数、象、占四途，但知象则其他三者自然清楚了。以之联系中医，知象同样具有类似的重要意义。就中医而言，知象指明晓熟知中医学的一切名象或现象。

1. 知名象

名象指名称法象。《荀子·正论》："天下之大隆，是非之封界，分职名象之所起，王制是也。"杨倞注："名谓指名，象为法象。"法象在中国古代传统哲学中是对自然界一切事物现象的总称。《周易·系辞上》："是故法象莫大乎天地，变通莫大乎四时。"中医的名象包括：阴阳、五行等哲学名象；脏腑、经络、腧穴、肢体、官窍等名象；精神、情志、气血、津液、运气、体质等名象；疾病、证候、症状、病因、病机、发病等名象；治则、治法、方药等名象。

以阴阳五行名象为例，涉及阴阳对立制约、阴阳互根互用、阴阳交感与互藏、阴阳消长、阴阳转化、阴阳自和与平衡等名象；五行的相生与相克、五行制化与胜复、五行相乘与相侮、五行的母子相及等名象。

2. 知正象

正象指正常的现象或表现，就人体而言，指脏腑、经络、肢体、官窍、精神、气血津液等生理之象。《难经正义·十五难》："四时之脉，谓脉之应乎四时，即旺脉也。春脉弦者，肝为木而主筋，万物始生之初，其脉濡弱而长，是弦之正象，否则即为太过不及也。"《医学衷中参西录·治阴虚劳热方》："故六部之脉皆有和缓，乃为正象。"以脏腑学说为例，五脏、六腑有共同的正象。五脏共同的正象是主"藏精气"，六腑共同的正象是主"传化物"。此外，单独脏腑也有正象，如心的正象为心主血脉和心主神明。

3. 知异象

异象指异常的现象或表现。如《大学衍义补·卷三十六》："苟不本夫自然之和序，而为非礼之礼，非乐之乐。是天之有盲风怪雨，地之有息壤洪流，其致逆气之应、异象之垂，有必然者矣。"就人体而言，异象指脏腑、经络、肢体、官窍、精神、气血津液等的病理之象。如《脉诀新编·序一》："有诸内者必形诸外，因病异象，以象候病，本隐以之显，泛应而曲当，学者其潜心体察，勿自乱其意焉可也。"人体内部脏腑出现病变，必然在外部出现异常的表现或现象。《余无言医案及医话·善饥》也说："诊其脉无异象，不过微大微数，不足以为病脉耳。"说明异象是异常的病理表现，与正象（生理征象）相对。

4. 知真象假象

真象指从正面真实表现事物本质的现象，假象是跟事物本质不符的表面现象。以中医学辨证论治而言，所谓"真象"，是指与疾病内在本质相符的病理表现；所谓"假象"，是指疾病表现出某些不符合常规认识的假象，即与病理本质所反映的常规证候不相应的某些表现。对病理表现的真假，必须认真辨别，才能去伪存真，抓住疾病的本质，对病情做出准确判断。《诊宗三昧·口问十二则》说："若治病不求其本。不问脉证之真象假象。但见病医病。殊失逆从反正之旨矣。"

真假之象在四诊中皆可以出现。如《诊余举隅录·卷下》说："然而四诊中，有正象，有反象，有真象，有假象。"真假之象并非以四诊的表现占多数者就是真象。如《诊余举隅录·卷下》就叙述了一则医案："丙戌秋八月，余同邑城南，陆家溏陆大兴，患胸痛半年，请诊于余。面色唇舌俱赤，鼻息亦粗，脉象尤数，大致似有火郁。及问病状，渠答曰：稍感外寒，痛势连绵，必饮热烧酒，始能止痛。因知症系虚寒，一切面舌之赤，鼻息之粗，脉象之数，是饮热烧酒所致。用四逆汤理中汤等方，加减治之，其痛即平。"此证望诊面色唇舌俱赤，闻诊见鼻息气粗，切诊脉象数。如以此表现来看，当属热证无疑。然而问诊得到的信息与前三诊想反。"稍感外寒，痛势连绵，必饮热烧酒，始能止痛"，才知道"一切面舌之赤，鼻息之粗，脉象之数，是饮热烧酒所致"皆是假象，而问诊得到的信息才是真象。若非对病机的真假之象了然于胸者，恐怕误识错判就在所难免了。

（二）取象

取象指获取心象资料。取象即观物取象，是心象思维的重要环节。取象一词源自《周易·系辞下》："古者包牺氏之王天下也，仰则观象于天，俯则观法于地，观鸟兽之文，与地之宜，近取诸身，远取诸物，于是始作八卦，以通神明之德，以类万物之情。"朱熹《周易本义》："俯仰远近，所取不一，然不过以验阴阳消息两端而已。神明之德，如健顺动止之性；万物之情，如雷风山泽之象。"就中医辨证论治来讲，取象的过程是通过望、闻、问、切四诊收集资料，获得信息的过程。取象的途径主要是通过观象与察象。

1. 观象

观象指用视觉器官观神象、色象、形象、态象。

观神象就是观察"神"的表现。神是人体生命活动总的体现，具体表现于人体的目光、色泽、神情、体态诸方面，而诊察眼神的变化是观神象的重点。

观色象包括对体表黏膜、分泌物和排泄物色泽的观察，而重点是对面部色泽的望诊。观色象包括观"色"与观"泽"。观"色"指观皮肤的颜色。皮肤的颜色可反映气血的盛衰和运行情况，并在一定程度上反映疾病的不同性质和不同脏腑的病证。观"泽"指观皮肤的光泽。皮肤光泽的荣润或晦暗可以反映人体脏腑组织的生理情况和病理状态。

观形象是观察病人形体的强弱胖瘦、体质形态和异常表现。观态象是观察病人

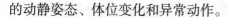

的动静姿态、体位变化和异常动作。

2. 察象

察象指察气味之象、声象、言象、脉象。

察气味之象，是指嗅辨与疾病有关的气味。疾病情况下，脏腑功能失调，秽浊排出不利，腐浊之气自然而生，故可出现体气、口气、分泌物、排出物的气味异常。

声象一词，古有记载。《五行大义·卷第三》说："声象其实，气初生物，物生有声。声有刚柔清浊，好恶咸发于声。"中医学的察声象是指听辨病人言语气息的高低、强弱、清浊、缓急变化以及咳嗽、呕吐、肠鸣等脏腑病理变化所发出的异常声响。声音的发出，不仅是口鼻诸器官直接作用的结果，而且与肺、心、肾等脏腑虚实盛衰有着密切的关系。因此，听声音不仅能察发声器官的病变，而且根据声音的变化，可以进一步推断脏腑和整体的变化。

察言象是考察言语的内容。《周易略例》云："言生于象，故可寻言以观象。"《皇极经世·观物外篇》："《易》有意象，立意皆所以明象，统下三者，有言象，不拟物而直言以明事。"就中医辨证论治而言，察言象是医生通过对病人或陪诊者进行有目的的询问，观察其言语内容以了解病情。在四诊中属于问诊范畴，是了解病情，诊察疾病的重要方法。察言象的内容主要包括一般情况、主诉、现病史、既往史、个人生活史、家族史等。

察脉象是医生用手指对患者身体某些特定部位的动脉进行切按，体验脉动应指的形象。脉象的种类很多，主要从位、次、形、势四个方面加以观察把握，认真体察，才能形成比较完整的脉象观念从而正确地分辨各种病脉。

（三）立象

立象过程包括存象和立象两个环节。即经过四诊的手段将所取病理征象存于心中，然后建立症状心象或症状心象群。《张子正蒙注·大心》："视听之明，可以摄物，心知之量，可以受物。""视听之明，可以摄物"是描述用感觉器官"取象"的过程。"心知之量，可以受物"描述的是存象和立象过程。"心所受物"，实际是指心可以把感觉器官所摄取的物象存于心中，立为心象。立象可以是单独的心象，也可以是一组心象群。例如《伤寒论》："鼻头色微黑者，有水气。"此处的"鼻头色微黑"，是观"色象"所获得的单一心象。假如通过观象获得以下信息：面红目赤，舌红苔黄（色象）；咳嗽声重（声象）；五日前发病，初起恶寒发热，头痛，无汗，咳嗽（言象）；脉滑数（脉象）。此时，呈现于主体意识中的是"面红目赤，舌红苔黄；咳嗽声重；五日前发病，初起恶寒发热、头痛、无汗、咳嗽；脉滑数"这么一组症状心象群。

（四）审象

审象即对所立之象进行详细分析，推究思考的过程。审有详细分析、推究之意。《增修互注礼部韵略》曰："详也，熟究也。"《王右丞集笺注·为画人谢赐表》：

"传神写照，虽非巧心；审象求形，或皆暗识。"清·徐灵胎在所著《洄溪脉学》特设"审象论"对脉象进行阐述。徐氏认为脉象需要仔细推究分析，才能明辨病证的阴阳、表里、寒热、虚实变化。徐氏的审脉象思维本质上与中医辨证论治的审象思维完全一致。不同的是徐氏只限定于脉象，而心象思维审象的对象往往是一组症状心象群。

审象过程可以概括为识象、辨象两个环节。这两个环节在审象过程中是一个连续的思维过程，不能截然分开。识象是通过调动"知象"环节所储藏于心识库藏中的忆象（意象）对所建立的症状心象群（所立之象）进行认识，以识别症状类象。然后根据症状类象进行辨象。辨析属于病象还是证象。病象与证象二词，中医典籍中确有记载。如《医学源流论·卷上》："病象各殊，治亦万变。"文中的"病象"即疾病之象。《陈莘田外科方案》："徐，左。证象，火郁结毒，咽喉糜腐，齿牙脱落，鼻音已变……"此处的证象即证候象。

病象要辨别势象，势象应辨别进退顺逆之象。势象即病势之象。病势要判断其顺象和逆象。顺象是病情由重变轻，病位由深出浅，病势趋于好转或痊愈之象；逆象是病情由轻变重，病位由浅入深，病势则趋向恶化之象。如伤寒厥阴证以先厥后发热下利者为顺，以发热下利而并见厥逆者为逆。

证象应辨其常象、变象、主象、兼象、合象、并象。常象即常见证候表现。变象不同于常见证候，是较为少见的证候表现。如《时病论·卷之一》："今观是论，并未有脉阴阳俱浮、自汗出、身重多眠睡、鼻息必鼾、语言难出等证，岂非悖仲景之言以为医乎？曰：此仲景论风温误治之变证也，非常证也。曰：常证何？曰：太阳病发热而渴，不恶寒者为温病，此常证也……温毒之病，变证极多，至于斑、疹、颐、喉，时恒所有，故特表而出之。"主象指主要证候表现。兼象指主要证候伴随的其他证候表现。合象主要指伤寒证候的合病。并象主要指伤寒证候的并病。病象中也常见并象情形。像内伤病证合并外感病证，如胸痹合并感冒，眩晕合并不寐等。

下面举例说明中医临床的审象思维过程：通过"取象"，主体获得患者如下症状心象群。神色之象：神清，面色㿠白，舌紫暗，苔薄白。声象：语音低微。言象：2个月前感冒后出现心悸、气短、心前区时有刺痛症状。在某医院诊断为"病毒性心肌炎"。经"抗生素、能量合剂"等治疗，效果不佳。现仍有心悸、心前区刺痛，伴有气短乏力、手足心热、自汗等。脉象：脉结。析象：根据提取已有心识库藏中的忆象（意象）进行分析。心悸、心前区刺痛识别为心病症状类象，面色㿠白、气短乏力、手足心热、自汗识别为气阴两伤类象，心前区刺痛、舌紫暗、苔薄白、脉结识别为心血瘀阻类象。患者以心悸、气短乏力为主要症状，虽伴有心前区刺痛，但疼痛性质不似胸痹心痛剧烈，故确立为心悸（病象）。综合已有症状心象群为气阴两虚兼心血瘀阻证象。其中，气阴两虚证象为主象，心血瘀阻证象为兼象。

（五）拟象

指拟定法象（即治法）和拟定用象（即方药）。

《周易》所言拟象多为模仿其状之意。因拟有仿照、比拟的意思。此外，拟有揣度拟定的意思。此处所言拟象为拟定之意。

法象广义上是对自然界一切事物现象的总称，狭义指法则理义。王弼所著《老子注》认为："法，谓法则也。"《管子·七法》释"象"义云："义也、名也、时也、似也、类也、比也，状也，谓之象。"所以象有理义的意思。《中国医籍考·卷七十五》："仲景法象高深，茫无入手，束而不观，临证昏昧。"又如《汤液本草·卷之一》列有《东垣先生药类法象》专篇论述李东垣对中药法则义理的心得体会。对于中医辨证论治的心象思维来讲，法象就是主体根据"审象"的结果，拟定相应的治疗方法。比如"审象"的结果辨别为病象属于胸痹，证象属于寒凝血瘀，因而拟定相应的法象为通阳散寒化瘀。

用象指可施行或可使用的，具有一定功用的物象。《易数钩隐图卷·两仪生四象第九》说："四象谓六十四卦之中有实象，有假象，有义象，有用象也。""用"的释义在《说文解字》："可施行也。"在《广韵》："使也。"在《增韵》："器用也。"《本草乘雅半偈·柏实》："柏从白，即具秉制为用象，抑木以金为魄软。"对于中医辨证论治的心象思维来讲，用象就是主体根据治法确定相应的方药。

心象是植根于中国文化哲学的一种原创的思维方式，也是中医学重要的临床思维方式。心象理论丰富的学术内涵还需要进一步深入挖掘和阐发，这对中医药事业的发展具有重要的意义。

（范逸品 张志斌 王永炎）

参考文献

［1］范逸品，王永炎，张志斌.心象与中国文化及中医学关系的初步思考［J］.上海中医药杂志，2014，56（4）：23-25.

［2］吴沆，张浚.易璇玑紫岩易传［M］.长春：吉林出版集团有限责任公司，2005.

［3］章潢.图书编［M］// 纪昀.景印文渊阁四库全书第九七一册［M］.台北：台湾商务印书馆，1986.

［4］孙采邻.竹亭医案：下册［M］上海：上海科学技术出版社，2004.

［5］叶桂.叶选医衡［M］.张明锐，注.北京：人民军医出版社，2012.

［6］黄宗羲.明儒学案：下册［M］.1985：北京：中华书局，1985.

［7］瞿汝稷，清·聂先.正续指月录：下册［M］：西安：西北大学出版社，2004.

［8］李如辉.中医理论的发生学研究［J］.浙江中医学院学报，1999，23（2）：1-3.

［9］王树人.中国象思维与西方概念思维之比较［J］.学术研究，2004（10）：5-15.

［10］王树人.回归原创之思［M］.南京：江苏人民出版社，2005.

［11］张锡坤，窦可阳.中国古代的"象思维"——兼评王树人新著《回归原创之思》［J］.吉林大学社会科学学报，2006，46（6）：116-124.

［12］成中英．知识与道德的平衡与整合［A］.合内外之道—儒家哲学论［C］.北京：中国社会科学出版社，2001.11.

［13］郭齐，尹波．朱熹集2［M］.成都：四川教育出版社，1996.

［14］路洁，杨利，路喜善，等．从心理神经免疫学探讨《内经》"存想五气护身"防疫法的科学内涵［J］.世界中西医结合杂志，2012，7（1）：10-11.

［15］王树人．中国象思维与西方概念思维之比较［J］.学术研究，2004（10）:6.

第七节　内科学原理的具象思维

一、意象思维与中医辨证的相关性

（一）象的概念

"象"是人体感官所发现的客观世界的个体反映，是客体。广义的"象"包含宇宙中所有的有形之象；而狭义的"象"是指具体的形象，是大脑能够感知的存在于物质世界的个体。"象"既然是表现于外的征象，也就是物质的。辩证法认为，物质是运动的、变化的，因此"象"也是运动的、变化的。象，《周易·系辞上》界定为"见乃谓之象"，即视觉所获得的关于事物的形状、样式、姿态、面貌等皆属于象。"象"的外延还不止于此，凡是由感觉器官可感知的一切性状皆属于"象"的范畴，如听觉、嗅觉、温觉（冷热）、触觉、味觉等特征，统称为物象。由于意难以言说而象可以被描述，因此，《周易》将察象作为识意的途径，"象"也因为其表达意的功能而与意相连。

1. 象的特点

（1）"象"是物我合一的结果。"象"的获取不仅取决于观察对象本身，还与观察者的学识、经验、所处的环境等密切相关。当观察者从不同的角度或层面观察时会获得不同的认知结果。

（2）"象"是观察对象在各种外来因素影响下的自然呈现。认识"象"时，不要对观察对象所处的外界环境施加任何限制，以免破坏其自然状态。

（3）"象"是观察对象在各种外来影响与自身调节共同作用下的整体呈现。观察对象无时无刻不在受着各种外来因素的影响，研究"象"时不是通过建立标准操作规程（SOP）将这些外来因素消除，而是将其视为展示观察对象自身调节能力的试金石。

（4）"象"是关于观察对象的实体、属性和关系的综合反映，是观察对象的现象与本质的统一。如"五行"既是实体概念，代表木、火、土、金、水5种实物；又是属性概念，"木曰曲直、火曰炎上、土爱稼穑、金曰从革、水曰润下"；还是关系概念，表达具有五行属性的五类观察对象间的生克制化关系。

（5）"象"是时序概念。自然万物的演变过程是春生、夏长、秋收、冬藏的时序过程，故关于自然万物的认知结果——"象"也打着时序的烙印。即使是筋、脉、肉、皮、骨这些本属于形态学的概念，《素问·痿论》在论述它们产生痿证的治疗时，都称"筋脉骨肉，各以其时受月，则病已矣"。由于时间的不可逆转性（自然条件不断变化，永不重复），"象"不可能严格复现。

2. 象的获取

西方文化的创始人大多是自然科学家。如米利都（miletus）学派的创始人泰勒斯（thales）是古希腊第一位天文学家、几何学家和物理学家。德谟克利特（democritus）是"经验的自然科学家和希腊人中第一个百科全书式的学者"。这一特质使他们在探索世界的过程中更加注重定量实验与实证分析，把所研究的对象从复杂的环境中取出，置于有条件的典型的环境之中，观察其某个侧面或某个层面的现象，并借用逻辑推理透过这些现象认识其本质。被称为西方传统逻辑学的奠基人亚里士多德（aristotle）提出的逻辑思维三大基本定律（同一律、矛盾律和排中律），确定的判断、定义及分类，三段论推理的主要形式与规律，以及阐释演绎法与归纳法的关系等，直到今天仍是欧洲人值得骄傲的成就。所谓逻辑推理，就是指遵循严密的逻辑规则，通过逐步推理获得符合逻辑的正确答案或结论的思维方式。它进行的模式是阶梯式的，一次只前进一步，步骤明确，包含有一系列严密、连续的归纳或演绎过程。在其行进过程中，研究者能充分地意识到过程所包含的知识与运算，并能用语言将该过程和得出结论的原因清楚地表达出来。

在中国，古代圣贤强烈的从政意识和人世意向，以及"究天人之际、穷古今之变"的哲学目的，常使其注重自身经验，突出思维主体，凭借直觉体悟，仰观俯察，远取近取，统摄天下万物于思维之中。所谓直觉体悟，就是人脑基于有限的资料和事实，调动一切已有的知识经验，对观察对象的本质属性及其规律性联系做出迅速的识别、敏锐的洞察、直接的理解和整体的判断的思维过程。它不经过明显的中间推理就直接得出结论，故研究者不能明确地意识到它的行程，也因此不能用语言将该过程和得出结论的原因清楚地表述出来，大有"知其然，不知其所以然"之感。

3. 象的表达

著名数学家欧几里德（euclid）在《几何原本》中创立的数学史上第一个公理化系统，包括大量定义、公理、公式、命题、面积变换，以及对圆、多边形、相似形的讨论，比例论、数论、简单立体几何、求面积和体积等是现代自然科学倍加推崇的现象与本质的表达方式。英国思想家、新时代实验科学的创始人罗吉尔·培根（roger Bacon）认为"离开数学，自然就不可能被人认识"，"除非有实验方法的印证，单凭推理得到的结论未必可靠"。在这里，事物原本具有的实体、属性和关系三种不可分割的内涵被过滤成仅有单一意蕴的概念。

在中国文化中，为了表达具有多重内涵的事物的"象"，古人常常用另一种与之跨度很大的事物的"象"做比喻，后一种"象"常常是人们比较了解的，而要说明的"象"与比喻的"象"的共性，正是人们对要说明的"象"想表述的内容，此即所谓"比类取象"。"比类取象"可使人们通过体会两种事物"象"的共性，使对比喻的"象"的理解巧妙地转移到要说明的"象"上来。这种方式的好处在于，可以在不说出被说明的"象"是什么的情况下，也能理解和把握其内涵。如"神之于质，犹利之于刃；形之于用，犹刃之于利。利之名非刃也，刃之名非利也。然而舍利无刃，舍刃无利，未闻刃没而利存，岂容形亡而神在"。《神灭论》以刃、利喻形、神，即使不说出后者是什么关系，也不影响人们对它的理解与把握。《易经》《老子》《黄帝内经》等名著在中国历史上之所以长期成为经典，原因之一就在于它们取风雨雷电、日月星辰、花木鸟兽、山川湖泊、社会人伦等自然或社会之"象"，形象地表达作者深邃的思想内涵。

4. 思维的定义

象思维就是以事物的各种外在表现为依据，充分借用观察者已有的知识经验，通过广泛联系、旁征博引、体悟事物的内在本质或变化规律的思维方法。

5. 象思维的特点

（1）重视主体：研究者既往的知识、经验、所处的环境，甚至人格情感等都对象思维的过程及结果产生重要影响。例如，甲型 H1N1 流感的一个重要表现是干咳无痰。缺少经验的临床医生容易误辨为阴虚肺燥，因为干咳无痰是阴虚肺燥最常见的症状。然而，如果联系患者布满舌面的灰白腻苔，就会发现这里的干咳无痰系湿浊阻碍津液的敷布，不能濡润肺系所致。

（2）关注关系：象思维关注事物在各种外来影响与自身调节综合作用下呈现的性质、功能或作用，而不是事物的构成元素和实体。《素问·阴阳应象大论》的篇名之所以强调阴阳与象的联系，而不是与体或质的联系，是因为一事物的形体或形质本身是无所谓阴阳的，只有当它与其他事物发生联系时，呈现出一定的性质、功能或作用，才表现出阴阳属性。所以从实体本体论和关系本体论的角度看，象思维更关注关系本体论。

（3）强调变化：任何事物都处于永恒的运动变化之中。象思维总是将事物置于其本来的发展进程中，将"象"看作此进程中某一阶段的认知结果。当事物发展到下一阶段时，"象"就要做出相应的改变，即通过象思维获得的"象"不可能永恒存在，这在《周易·系辞下》又称"唯变所适"。

6. 象思维的路径

（1）观天地以察象："象"寓形象、现象、表象、征象、图象之意，由此引申为天象、地象、拟象、卦象等诸多内涵。甲骨文以"长鼻巨齿为其特征"；《说文解字》曰："象，南越大兽，长鼻牙。"这是理解象思维的关键。此种描述表明：象思维以把握事物现象的典型特征为基本思维要素，同时还要考虑地域性差异，亦即在不同的环境、条件下，"立象以尽意"会有所差异。这是象思维需要把握的。

汉字是象思维的产物。许慎《说文解字·序》认为，古人造字，受"鸟兽蹄迒之迹，知分理之可相别异"的启发而"初造书契"，人类自此告别了"上古结绳而治"的时代。"八卦"也是象思维的结果。《周易·系辞下》曰："古者包羲氏之王天下也，仰则观象于天，俯则观法于地，观鸟兽之文与地之宜，近取诸身，远取诸物，于是始作八卦，以通神明之德，以类万物之情。"

象思维首要是重在"察象"。《周易·系辞下》曰："象者，像也。"强调"立象"先求其形似，但又不拘泥于"形与象"。此"象"，可有象有形，也可无象无形。有象有形者，取自然之形；无象无形者，取自然之理。表现虽异，实则殊途同归。明朝龚贤《乙辉编》所谓："心穷万物之源，目尽山川之势。"实则表达了这种"取象""立象"的方法。即前者取万物的"法象"；后者取自然的"图像"。唐朝张怀瓘《书议》曰："玄妙之意，出于物类之表；幽深之理，伏于杳冥之间。"因此可知象、意、理等有形、无形者，皆可取象。三国时期钟繇《用笔法》谓："见万象皆类之。"意蕴诸此。

（2）立象以尽意："借物言志""寄物托情"，书法、绘画等，本质上也是象思维的体现，其目的仍然是"立象以尽意"。唐朝张怀瓘《六体书论》曰："形见曰象；书者，法象也。"书法之所以为高层次的中国艺术，盖由于"心不能妙深于物，墨不能曲尽于心，虑以图之，势以生之，气以和之，神以肃之，合而裁成，随变所适；法本无体，贵乎会通"，不过是"借书法，言志尽意"（《六体书论》）。元代杜本《论书》有言："夫兵无常势，字无常体……若日月垂象，若水火成形。倘悟其机，则纵横皆成意象矣！"

中国古代的科技文化是在农业生产基础上发展起来的，农耕文明重视节气变化，因而对天地之"象"的观测仔细而精确，是象思维较早的运用。对二十四节气的归纳，一些民间农耕谚语的总结，无不是象思维的集中体现。如"清明前后，种瓜点豆"等。毕竟"掌握季节，不违农时"是农业生产的基本要求。《齐民要术》谓："顺天时，量地利，则用力少而成功多。任情返道，劳而无获。"因此可知农谚无论是对种植季节的把握、年景预测还是灾害预防，都是以观天地之"象"为依据，"立象以尽意"的。

古有"非务农则不能明医"之论，实际上是在表明两方面的含义：一是医生应该向农民学习，像爱护幼苗一样关爱患者的性命生机；二是医生应该向农民学习，参天彻地，不违农时。医生应该有此种精神和素养，以此体察患者之象，特别是证候疾病之象，以把握最佳治疗时机。

象思维也是中医学的主要思维方法。无论是对中药性能的把握，还是对脏腑之象、经络之象、舌象、脉象、证象、病象乃至于"医者意也"意象的观察揣摩，都以象思维贯穿其中而发挥主要作用。王叔和《脉经·序》指出："百病根原，各以类例相从；声色证候，靡不该备。"此言"百病""证候"，实在是对"声色"等外在表象的一种提炼归纳，同时也展示出中医学是一门以证候为主要辨识对象的医学。

（3）得意而忘象：象思维有其路径，依一定的程序与步骤层层递进，有序进行。始则借助于外在物象，求得内在的意义；最终又不执着、不拘泥于具体的物象甚至跳出"象"的本身，去探寻并获得真正的事理精髓。

"圣人立象以尽意"是象思维的目的。有些事理只可心领神会，不可言传身教。唐朝张怀瓘《六体书论》曰："其趣之幽深，情之比兴，可以默识，不可言宣。"意与此同。《庄子·外物》"言者所以在意，得意而忘言"，是象思维的深化。如果说"取象比类""以象尽意"还带有明显"象"的痕迹，那么，抛开具体事物的本身，以全新思维进行意义的探讨，则体现了思维的递进。晋代王弼《周易略例·明象》曰："言者所以明象，得意而忘言；象者所以存意，得意而忘象。"又曰："存象，忘意之由也；忘象以求其意，义斯见矣"。因此可知"立象"是为了"得意""尽意"。此"意"指普遍的看法、观点或规律，具有主观"意向性"，因而具有"主观性""随意性"与"开放性"，不等同于特定之显现形式。"立象"后必有所"忘"，然后才有所"得"。

"立象"，先求其形似，"尽意"时求其神似，最终达到"形与神俱""得意忘形""得神忘象"，终至"大象无形"，这是象思维的最高境。因为最伟大恢宏、崇高淡定境界，往往并不拘泥于一定的外表格局而表现为"气象万千"的面貌场景。明朝项穆《书法雅言》曰："初学条理，必有所事，因象而求意。终及通会，行所无事，得意而忘象。"此之谓也。

（4）依象而思虑：象思维之"思维"与现代逻辑学、认知科学之"思维"和而不同。现代所谓思维指思想，或指理性认识的过程，即思考。是人脑对客观事物间接的和概括的反映，是认识的高级形式，包括逻辑思维和形象思维，通常指逻辑思维。而于佛学则表述为"思惟"，其以"对境审虑而引起心，心所造之精神作用"为"思"，以"思虑推度，思考真实之道理为思惟"，以"依思惟道理而生智慧"为最终目的，此论与象思维意同。

"象思维"以形象观察为开端，以"尽意悟道"为终点，强调"心智"作用，即《孟子·告子上》所言"心之官则思，思则得之，不思则不得也。此天之所与我者"。象思维是人类思维的本源。无论哪个民族的文化，都是在象思维基础上产生出来的，每个民族都有自己的"图腾"崇拜可为例证。象思维之"象"可以无固定形象，无明确态势，不必定性，也不必定量，依《周易·系辞下》所言之"唯变所适"为原则，体现象思维的基本特征。

（5）据象以辨证：中医的证候包括症状和体征。症状和体征就是"象"，对诸多"象"的提炼概括就构成系统而完整的证候。简言之，症是外部表现，是一种现象；征是即将出现的问题预兆，是一种征象；候是规律，是一种法象；证是对以上诸多"象"的概括归纳，是一种可资察证的意象。

"医者意也，在人思虑"，实际上是在强调象思维当"唯变所适"，依"思维道理而生智慧"，进而"立象以尽意"。这是中医以证候研究为创新突破口的原因，也是以辨证论治为最鲜明特色的根本。

鉴于证候是中医把握疾病基本规律的重要手段，故有关证候的研究方兴未艾。回顾所用研究方法，涉及量表学、统计学、应用数学、临床流行病学等多学科的综合分析方法；基因组学、蛋白质组学、代谢组学、系统生物学等微观前沿方法被吸收引用。数字医学与信息网络技术的渗透融合，为研究者创造条件对证候的海量数据进行分析处理，这无疑是一种积极有效的探索，也从不同的侧面逼近证候的实质，加深人们的认识。但对中医临床科研工作者而言，海量数据犹如汪洋大海，而临床证治研究渴求的则是维护生命的淡水！

中医学现代理念与思维方法决定人们所采取的技术手段，证候研究离不开中医学临床思维方法。证候与象思维都是中医的原创，也是最基本的思维模式。不溯本求源，不从中华民族文化的思想汲取源头活水，就不可能运用创造性思维展开证候与方剂、疾病相关性的理论基础研究。"以象为素，以素为候，以候为证，据证言病，病证结合，方证相应"的临床诊疗路径与模式，其核心与根本仍然是象思维。从"象"开端贯穿一体，体现了差异性竞争。由于理论框架的不同，东西方思维方式也不同。西方以工业文明为背景，使用拼音文字，重视逻辑思维，而后落实到哲学科学；东方长期的农耕文明，使用象形文字，重视形象思维，引导哲学科学，则以"象"为核心。论其发展，象思维当是我们错位竞争的优势所在。这在分析还原方法仍占主导地位的今天，象思维是中医错位竞争的优势特色，证候及证候病机研究则是诠释辨证论治的重要内容。

7. 阴阳学说中的象思维

阴阳本指日光的向背，而古人取其象、会其意，指天地之气的两种不同性质的运动。老子以阴阳说明万物之生成，在《老子》第四十二章中有"道生一，一生二，二生三，三生万物。万物负阴而抱阳，冲气以为和"，是取阴阳之象说明万物运动的最根本的两种方式。《周易》更以阴阳两象而生天、地、雷、火、风、泽、水、山等八卦，由八卦交感变化而生六十四卦。天地定位，山泽运气，水火相济，雷风相薄，从而呈现出各种综合的象，从整体、运动中把握事物，而这一切都是以阴阳两爻为基础的。因此，《周易·系辞上》云："一阴一阳之谓道。"又云："阴阳不测之谓神。"

8. 五行学说中的象思维

五行最早出现于《尚书·甘誓》与《尚书·洪范》中。五行本指自然界随处可见的五材，但是在中国古人眼里却有指象作用："水曰润下，火曰炎上，木曰曲直，金曰从革，土爰稼穑。润下作咸，炎上作苦，曲直作酸，从革作辛，稼穑作甘。"不难看出，这里对称作"五行"的木、火、土、金、水并没有做具体的形态描述或结构描述，而是指出了它们的特性，因其不是指具体的事物，而意在阐明此五种事物所指之象。王安石著《洪范传》，对五行做了详细的解释："五行也者，成变化而行鬼神，往来乎天地之间而不穷者也，是故谓之行……盖五行之为物，其时、其位、其材、其气、其性、其形、其事、其情、其色、其声、其臭、其味皆各其耦。"表明五行是五种不同的象，用于说明事物各方面的性质。

9. "精、气、神"理论中的象思维

关于"精、气、神"理论，所涉及的基本概念很多，其中一些仅有指象的意义，不具有实体特征，只能通过意会，如"营、卫、三焦、神"等；而另一些概念，如精、气、津、液、血、脉等都有实体物质特征，但这些名词在多数情况下也是一种象。在《灵枢·决气》中，"黄帝曰：余闻人有精、气、津、液、血、脉，余意以为一气耳"，是说人体总的生命活动是通过功能指象，而不是通过实际指某一器官体现的器质之象。精只有在少数情况下表示生殖之精，在大多数情况下则是用来形容对人体有用的、极为珍贵的、非常细微的物质，是精微、珍贵之象。在

《灵枢·决气》中对气的描述是这样的："上焦开发，宣五谷味，熏肤、充身、泽毛，若雾露之溉，是谓气。"这是与精、津、液、血、脉并称的气，显然也是象。而中医的津液虽有特指，如汗、唾、尿、涕、泪等，然《灵枢·五癃津液别》曰："津液各走其道，故三焦出气，以温肌肉、充皮肤，为其津；其流而不行者为液。"在对疾病的病因病机认识过程中，津液同血、脉一样，多用象指。讲津液受寒，聚则为痛，这里的津液只能以象会意。同样描述血虚，并不是指西医所讲的外周血红细胞容量减少的贫血，而是一系列生命活动失衡的综合之象。还有，经脉空虚或经脉闭塞时，也不是指某一血管空虚或闭塞，而是指象，如此等。

古人取"气"之象来描述世界万物永恒运动的特性，对于气的认识也更是观物取象之典范。《左传》昭公元年记载医和的言论云："天有六气，降生五味，发为五色，征为五声，淫生六疾。六气曰阴阳风雨晦明也。"这里的气即是天地万物交感变化之象。《管子·内业》中对气做了如下描述："是故此气，杲乎如登于天，杳乎如入于渊，淖乎如在于海，卒乎如在于己。是故此气也，不可止以力，而可安以德；不可呼以声，而可迎以意。"说明气代表的是事物无所不在、微妙至极的运动变化，且"不可止以力""不可呼以声"，即气非有形实体。由此可知，这时的气和阴阳、五行等一样，已经脱离了物质的含义，而只有象的意义。

10. 藏象学说中的象思维

藏象学说是关于人体脏腑功能的学说。由"藏象"之名可知，中医是唯"象"的学术体系，是以现之于外的"象"，来把握藏之于内的"脏"的，即"执其功见其形"。《素问·六节藏象论》对心的描述是："心者，生之本，神之变也；其华在面，其充在血脉，为阳中之太阳，通于夏气。"余四脏的描述与此相仿。可见，此处心已不是解剖学中有一定形态结构的心，而是一系列相关的生命活动表现在人脑中形成的综合之象。其并不具有实体性，如果与西医学相比较，与之对应的是多个系统、器官、组织及其功能。

11. 经络学说中的象思维

关于经络学说，《灵枢》对十二经脉循行起止的描述让人感觉确实存在这么一个生理系统，其实并非如此。首先，中国古代并不看重用解剖手段来认识事物，不可能通过解剖发现经络，况且即使是现代用最为精密的仪器和最先进的技术也未必能找到经络，提示经络不是一个实体存在；其次，经络是通过其所产生的功能与五脏六腑密切联系的，由于中医的脏腑并非实体器官，而是一组生命活动综合之象，"皮之不存，毛将焉附"？所谓经络的实质就是人体中不断运动着的气，而气是功能性的，气本身就是人体生命运动之象。古人对经络的感知缘于长期针灸实践的积累，也不乏出自内修者的体验，由此得出经络就是在人体中不断运动着的气的轨迹，也是人体生命活动所表现出来的象。

12. 中医诊断学中的象思维

中医对疾病的诊断是望、闻、问、切四诊合参，它是通过对人的气色、神情、体态、气味、声音、脉象、生活习惯及环境等的了解，对人形成整体的印象，以察其生命活动的失衡之处，得出的结论不是某种病原体感染，而是人体生命活动平衡的偏离所表现的"象"，并据"象"提出治疗。西医诊断力求准确、精细、具体，有可视性或可测性；而中医诊断总是某种整体的、综合的象，虽然有一定的模糊性，但却具有很强的可操作性。故对于多数自我感觉已经非常明显，但各种仪器都不能检查出病因的患者，西医往往认为其没有病，而中医则能通过对其生命活动之表象的考察，洞明其偏性，得出一个以"象"为内容的诊断。

在四诊中，"象"对于中医诊断的重要性，最典型的莫过于望诊和脉诊。望诊的每项内容都有特定含义，这种含义并不是逻辑的推理，而是医者长期以来对于人体外在表现观察的领悟，即对"象"的慧然体悟。如《灵枢·五色》曰"明堂骨高以起，平以直，五脏次于中央，六腑夹其两侧，首面上于阙庭，王宫在于下极，五脏安于胸中，真色以致，病色不见，明堂润泽以清，五官恶得无辨乎"。又曰："青黑为痛，黄赤为热，白为寒。"以上描述并非解剖所见，而是对人体机能活动综合把握的"象"。在望诊的内容中，在包括面部神色、行为举止、环境等所得之"象"的基础上，医者会形成更为概括的"象"，正所谓望而知之，以象说象。中医的脉诊更是取之以"象"的典型方法。《黄帝内经》中的"象"特指脉象。《灵枢·邪气脏腑病形》曰："色脉与尺之相应也，如桴鼓影响之相应也，不得相失也，此亦本末根叶之出候也，故根死则叶枯矣。"不论是"往来流利，如珠走盘，应指圆滑"之滑脉，"端直而长，如按琴弦"之弦脉，"浮大中空，如按葱管"之芤脉，"状若波涛汹涌"之洪脉，还是危亦林《世医得效方》里的"十怪脉"，都形象地说明血在脉道中的流动情况，这种象的生动性可见一斑，故有人将脉诊称之为"脉象"。所谓洪、大、细、数、弦、代、涩、滑等都可各辨其象，只能意会，非言语所及也。《素问·脉要精微论》中"长则气治，短则气病，数则烦心"等所描述的脉象与疾病之间的关系更是要以象会意。闻诊和问诊与此也都有相似之处，在望闻问切之后，医者会根据诊断所得之信息形成一个"象"，然后将四诊之象再进行融合，最终得出一个人生命活动在目前时刻较为完整全面并可综合把握的"象"，即所谓"以象说象"。

13. 中药学中的象思维

在药物方面，中医认为，植物的药茎中间是空的，因此，用此类药有通达的作用。"诸花皆升"，取"花"为上升之意；"诸子皆降"，取"子"为下沉之意。中药理论讲的是四气五味，四气即温、热、寒、凉，五味即苦、辛、酸、咸、甘，其中的每一项，本意都是人对温度或味道的感觉，药物作为物质虽然也有生命，但它们是无法像人一样感知的，而中医却把这些人体感官所能知道的感觉运用到中药理论中来，并赋予其相关药性的综合之象。此外，在对中药的运用方面，方剂学讲求君、臣、佐、使的组方原则，也是利用社会现象以达意的一种体现。

14. 辨证论治中的象思维

辨证论治的定义：将四诊（望、闻、问、切）所收集的资料、症状和体征，通过分析、综合，辨识疾病的原因、性质、部位，以及邪正之间的关系，概括判断为某种性质的证候，以探求疾病的本质。论治又称施治，其目的是根据辨证的结果，确定相应的治疗原则和方法。分析该定义，实际上是对中医诊疗过程的描述，这里仅就"诊"的过程加以分析。

首先，主体医者收集客体患者之资料、症状和体征（收集过程中即开始了短期存记的思维行程，意之忆的内涵）；继而分析、综合、辨识（结合长期存记的理论和实践经验，并产生某种判断倾向，意之志的内涵）；最后概括判断（进入思维行程中理性环节，意之心的内涵）为某种性质的证候。这一过程始终贯穿着意象中"意"的三个内涵。在天人相应思维方式引导下，中医学重点采用取象比类的方法对人体健康和疾病进行认识和叙述，因此，医者对患者考察的内容是"象"（围绕舌象、脉象、症象等，统称为病象），记录下来并进行分析与加工的是与疾病有关的各种"象"的集合，最后判断为某种性质的证是"象"集合所反映的疾病在某一特定阶段的本质。充分体现了意象之"象"的内涵。由于中医学"诊"的过程充分凸显了意象的所有内涵，因此可称为"意象辨证"；"疗"以"诊"为基础，是"诊"的进一步延伸，同样也沿袭了意象之特质，故而称中医学诊疗模式为"意象诊疗模式"。

（二）意的概念

"意"是内在的、深层次的，可以说是主体的一个思维过程。"意"是一个大脑加工过程，它将汇集到的所有信息进行整理、归纳、演绎、推理、判断和总结，最终形成一个完整认识的过程。它是在具有一定相通性的事物之间进行思维的过程，并且这个"意"的过程是受文化背景、哲学思维定势影响的。意，《说文解字》曰："意，志也，从心。"可见，意与志、与心直接相关。而《灵枢·本神》中对此三者则有更加明确的界定："所以任物者谓之心，心有所忆谓之意，意之所存谓之志……"总结分析上述关于"意"之注解，可以归纳出意的内涵包括三点：意侧重于忆时，属于短期记忆范畴；意侧重于志时，属于长期记忆范畴；意侧重于心时，与思、虑、智构成完整的思维行程，属于思维行程中的一个环节。

1. 意象联动

当意与象联动时，意的三个内涵可以通过象而得以体现：意之忆象是对事物的短期存记；意之志象是对事物的长期存记，并在存记过程中逐渐融入主体自身的情感、想象、愿望等，即意之志象是主体将忆象与自身的历史境遇相融合、产生共鸣和主观分析的过程；意之心象是以忆象为起点，伴随志象而展开的思维行程。意之心的思维行程虽然时刻都伴随有忆象和志象的痕迹，但并不受忆象、志象之羁绊，而是通过对两者的抽提、凝练、升华逐渐进入到抽象思维过程，此时意之心象已脱离具体实物而以概念、判断、推理等抽象形式被表达出来。故意之心象既带有忆象、志象的感性成分，又带有抽象思维结果的理性成分。因此，意象的结构应当包括主体（意）、客体（象）和主体对客体认识加工的结果（意象）三部分。根据意之忆、志、心的内涵分别与象联动的先后次序，可以将这一动态过程划分为四个基本环节。

第一环节，立"象"（意之志象）。此环节归属于深层动力系统。深层动力系统（意之志象）的生成需要放在中医学理论和实践形成发展的历史中来考察：最初医疗实践经验的积累，经过先贤复杂的认知过程，形成了关于健康和疾病认识的基本理论体系，医者通过学习理论，并在医患接触中进一步学习与提高，掌握了基本的各种病证相应的模式识别，如P1（白腻苔居舌中如拇指大，湿困脾土）集合，P2（印堂晦暗不泽，血瘀血虚）集合，P3（短气不足以息，瘀阻胸阳）集合等［P指集合，P（x）表x满足的一些特征］，这些集合相当于一个个相对独立的子模式，构成了长期存记的志象模式识别系统。

第二环节，立"象"过程（意之忆象形成过程）。此环节归属于表层操作系统。表层操作系统在具体情境中生成，是一个多维自下而上的综合集成过程：医患接触，主体面对客体所呈现的纷繁复杂的各种资料、症状和体征，凭借自身医学素养和既往积累的医学实践经验，对各种信息进行归纳与演绎，形成诊疗支撑依据——病象，并通过对病象的短期存记形成意之忆象。病象的提取以及由病象进入忆象是意象思维行程的开始。

第三环节，立"意"（意之心象）。此环节属于沟通深层动力系统与表层操作系统的中心环节，通过意之心将意之忆与意之志顺畅地衔接起来，这一过程以意间相似性的判定为主要活动，判定的结论就是意之心象。意间相似性判定，指进入主体思维行程的表层操作系统的意之忆象，通过意之心的思维过程，与深层动力系统已有的意之志象模式识别系统相比较、相映照，最后判定忆象的志象子模式归属。因为是以意之志象论说意之忆象，故此过程既可称为"意间相似性判定"，又可称为"以象说象"。立"意"是诊疗模式结构的"分界线"和"交会点"：向下，可追索潜意识领域的深层动力系统（意之志象）；向上，可考察意识水平上的表层操作系统（意之忆象）。而当通过意之心将这两层流畅衔接、得出意间相似性判定结论之时，就是"主客医患相互作用之意象（证候）"诞生之际。因此，证候是意象诊疗模式中深层动力系统与表层操作系统在诊疗过程中整合的思维成果。"候"为病象，忆象经由心的思维行程与志象相比照而形成的心象的感性形式，"证"为意之心思维行程的逻辑终点的理性形式。

第四环节，综合集成。中医学具有自然科学与社会科学双重属性，对人的健康与疾病的认识采用感性认知与理性推演有机结合的方法，认识成果包含有心理生理、形态功能、能量信息等丰富内容，具有形神一体的特点。这些属性与特点同样贯穿于深层动力系统与表层操作系统之中，在意间相似性判定的过程中应当全面考虑、充分重视这些属性与特点，并通过综合集成方式将其融入意象诊疗模式中，使其保持中医学的整体观念、辨证论治的特色。

2. 意象思维概念

"意象"一词最早起源于中国古代哲学。鉴于中医学与中国传统文化是一脉相承的，因而中医学完全体现了中国古人特有的、不同于西方的思维方式。中国古人对事物的观察不在于对个体的形态、结构的描画及分析，而注重对事物整体的、动态的把握，形成一种整体的感受，即整体观。古人在天人合一的思想指导下，其思维过程中并未将主体与客体分开，也未将客体作为对象看待，而是以一种非对象性的思维方式进行。这种非对象性直接导致了在思维上主体与客体的互动，体现了古人对运动变化的重视。无论是《周易》中各卦象的交感变化，还是《老子》中"道"的"周行而不殆"，都体现了古人对生生不息的万物运动的重视。这种意象概念是古人经过长期实践形成的建立在形象思维基础上的抽象概念，实际上已超越其本身的内涵和直觉判断，并融合了抽象思维，如分析、综合、归纳、假设、类推、演绎等，它已经变成某种属性的象征性符号。所谓"得意而忘形，得象而忘言"，这种超越事物表象的思维方式在中医学中体现得最为完美。

从哲学和中医学角度来看，"意象"是古人认识思维的一个重要途径和方法，是"对物象进行摹似的一种象征性符号"，也就是古人所说的"立象以尽意"。《周易略例·明象》曰："夫象者，出意者也。言者，明象者也。尽意莫若象，尽象莫若言。言生于象，故可寻言以观象。象生于意，故可寻象以观意。意以象尽，象以言著。故言者所以明象，得象而忘言。象者所以存意，得意而忘象。犹蹄者所以在兔，得兔而忘蹄；筌者所以在鱼，得鱼而忘筌也。然则，言者，象之蹄也；象者，意之筌也。是故存言者，非得象者也。存象者，非得意者也。象生于意而存象焉，则所存者乃非其象也。言生于象而存言焉，则所存者乃非其言也。然则，忘象者，乃得意者也；忘言者，乃得象者也。得意在忘象，得象在忘言。故立象以尽意，而象可忘。重画以尽情，而画可忘也。"王弼的观念大致有三层意思。其一，象与言是通向意的门户；其二，需要"得意而忘言"，真正得意是在忘象与言之后；其三，存在一个言、象、意的序列，言以明象，象以尽意，得意而忘言象。纵观科学发展史，每一门学科的背后都有其深厚的历史文化渊源和哲学思想主导，中医学在中国传统文化的母体中孕育生成，其理论体系与实践模式无不受到哲学思想的影响，意象思维也不例外。

3. 意象思维模式的特点

（1）完整性、综合性：西方学者在以分析还原为特征的对象性思维过程中，把感性认识上升到理性认识，完成一个认识过程，从而在演绎理论中得出一个西方式的逻辑概念；而中国学者的思维过程是以整体性、运动性为特征的非对象性思维过程，直觉体悟本身就具有很好的完整性，不可能产生逻辑推理性过程，其得到的结论只能是一个中国式的完整的、综合的"象"。这里的直觉体悟与西方的感性认识是有区别的。中国古人对世界的认识重在对运动变化的把握，事物的这种永恒而又微妙的运动反映在人脑中，便形成了一个综合的"象"。这种思维方式在中医学中得到充分的体现。中医对人体及疾病的认识不是孤立的认识，而是将疾病与人、生活环境、气候变化等作为一个整体来考虑，此即"天人相应"的观点。

（2）运动性、动态时空：人体是一个动态发展的生命体，其生理、病理都随着时间发展而变化，疾病的过程不是在某个阶段停滞不前，而是向愈或向恶前进的。相对于疾病而言，医学也是重视时间的，特别是中医学，从某种意义上讲，中医学也属于时间医学。

不同于西方的思维方式，中国古代对于整体性和运动性的强调，使得中医学未从解剖入手分析人体的结构、成分，而是以极简单的解剖为基础，构造出以"象"为内容的有机体系。对于整体性和活动性的强调，使得中医诊断的对象不是疾病，而是人，不是具有一定形态结构的组织或生物体，而是人整体的生命活动所表现出来的"象"，而这个"象"是动态变化的，有时空发展的，而且是多种"象素"和多维"象素"构成的，这就是证候。面对"病"与"证"，中医更加重视"证"，将各病的表现归结为某某证，如眩晕欲扑、手足抽搐、震颤等病症都具有动摇的特征，与善动的风相似，所以都归为"风证"范畴。另外，中医根据动态功能的象类比而定证，同病异治也好，异病同治也好，不取决于病或症状，而取决于是否有相同的病机，并据此可以对证进行定位和定性。辩证唯物主义认为，主体与客体是相互作用的，主体对客体有能动作用，而客体也会反作用于主体，辨证论治就是主客体交融的过程，而"象"与"意"也是在辨证论治过程中完成的。

（3）医者意也，在人思虑：中医重视对医者个人素质的培养，突出的是医者悟性、灵活性的特点。《素问·八正神明论》中如此描述："神乎神，耳不闻，目明，心开而志先，慧然独悟，口弗能言，俱视独见，适若昏，昭然独明。"这种只可意会、无法言传的独悟，正是医者独自感悟的思维过程。"医者意也"初见于《后汉书·方术列传》太医丞郭玉的相关记载中："和帝时为太医丞，多有效应……而医疗贵人，时或不愈。帝乃令贵人羸服变处，一针即差。召玉诘问其状，对曰：'医之为言意也。腠理至微，随气用巧，针石之间，毫芒即乖。神存于心手之际，可得解而不可得言也。'"随后王焘在《外台秘要》中说："陶隐居云：'医者意也。'古之所谓良医，盖以其意量而得其节，是知疗病者皆意出当时，不可以旧方医疗。"《千金要方·诸论》载："张仲景曰：'欲疗诸病，当先以汤荡涤五脏六腑……故用汤也；若四肢病久，风冷发动，次当用散……次当用丸……能参合而行之者，可谓上工。故曰医者意也。'"《千金翼方·序》又曰："若夫医道之为言，实惟意也。固以神存心手之际，意析毫芒之里，当其情之所得，口不能言；数之所在，言不能谕。"唐代许胤宗曰："医者意也，思虑精则得之，望问闻切而不能知，或强不知以为知，遂以意为之，鲜有不败事者。"因此，"医者意也，善于用意，即为良医"，这就是中医所强调的行医治病，贵在思辨，强调在临床诊疗实践过程中，医者的思考能力与思维方式的重要性。

"医者意也，在人思虑"，意的最高境界就是"进与病谋，退与心谋"。医者重视临床实践，深入观察疾病的演变规律，积累感性知识，潜心体悟，并且研究疾病现象背后的本质规律，就是"进与病谋"；学会思考，善于用心总结经验，深刻意会，领悟表象之后的内涵，就是"退与心谋"。这种"进与病谋，退与心谋"就是在临床实践中更好地运用意象思维和形象思维进行辨证论治的行之有效的方法。"病"与"心"，"形"与"神"的反复磨合，理论与实践的不断深化，就是意运用的高级境界。所有这些未可言明的独悟和精湛的思虑都是由于逻辑语言不能充分完整地表达医者所思所意，故只能通过象与意之间的思维构建，即"立象以尽意"达到"医者意也"的目的。中医学意象思维的理念作为原创思维已经存续了三千多年，审视中医意象思维，以象说象，以象示象，以象解象，因象会意，意象交融，达到立象以尽意的宗旨，不难发现它既是一种形象思维的延续，也是一种医学理念的传承，同时更需要在现代医学背景下发挥其原有的生命力，不断创新与发展。

4. 意象诊疗模式的特点

（1）唯象性意象诊疗模式全面继承了《周易》关于象的重要观念。《周易》的象可分为现象、意象、法象三者。意象诊疗模式中深层动力系统（志象模式识别系统）的生成主要是通过法象方法实现的；表层操作系统的起点是病象，经由主体整合分析，形成意之忆象，进而通过"以象说象"，得出感性思维与理性思维相结合的产物——心象。因此，"象"贯穿于意象诊疗模式的所有环节，是意象诊疗模式结构的重要组成部分。

（2）思辨性意象诊疗模式突出反映了意与象的辩证关系，可以表述为"意的感性成分是相应的象的感性成分的凝练和浓缩，意的理性成分是相应的象的理性成分的涵盖和总结"。意的起点是象，意内涵中的忆、志的内容都是象，由忆象到志象的过程，即是对相应的象的感性成分进行凝练和浓缩的过程。意的起点是象，而象是需要被感知的，只有进入意的视域的象才能成为意象结构的组成部分，而意是带有主观理性成分的。因此，意在与象接触、碰撞的瞬间就已经赋予象某种义理或情感，对象的理性成分进行涵盖和总结的过程，不过是对意的忆象、志象、心象的义理或情感进行挖掘、抽象与提升的过程。意与象的思辨关系同样体现在意象诊疗模式中。主体获得志象的重要途径之一就是法象，法象就是对象的感性成分的凝练和浓缩：内含病机成分的病象引起主体关注，被主体所采纳综合成为忆象，进而进入志象、心象进程，病象、忆象都是通过感性方式获得的具体病象。心象的形成过程是对象的理性成分的涵盖和总结：证候的特点是"以候为证"，证为心象过程中对"候"（忆象与志象相比照而形成的心象的感性形式）所涵盖的疾病本质进行抽象判断的理性形式。

（3）动态性意象诊疗模式始终经受着医疗实践的检验，在检验中得到修正与完善。其基本过程：主体从理论和实践中获取大量的病象，在受某种诊疗感受的特定信息的触发下，将已得的病象改造、生发、整合、变形，通过忆象、心象而成为志象诊疗模式系统。主体再运用语言等媒介手段将其志象诊疗模式系统传达出来，即变成了各种诊断子模式。当另一主体面对着各种诊疗子模式时，通过对符号系统的辨识解读，从而在自己的头脑中唤起新的诊疗子模式，各种新的诊疗子模式汇集起来，对原有志象诊疗模式系统进行修正和完善。这是诊疗意象模式转换的基本流程。

意象诊疗模式的动态性为中医学诊疗模式的创新发展提供了广阔空间。随着科学的发展、技术的进步，表层操作系统获得的病象内容日益丰富，在新的病象、忆象的撞击下，心象中原来所伴随的隐志象与潜志象也不断被激活，表层操作系统与深层动力系统始终互相渗透、影响，就表现为新的意象诊疗模式以行进的姿态无限拓展。如"据证言病，病证结合"诊疗模式就是意象诊疗模式创新的典型。诊断手段的发展使得病象的内容除四诊信息外，还有大量影像、生化等资料，这些新的病象内容在诊疗主体心神感悟下逐渐生出新的志象模式识别系统，如在 P1（白腻苔居舌中如拇指大，湿困脾土）子模式中结合病的内容而形成 P1（白腻苔居舌中如拇指大，湿困脾土，感冒夹湿）的新的诊疗子模式。病象、忆象的拓展使得心象中原来所伴随的隐志象与潜志象也不断被激发出来。当《素问·水热穴论》中"肾者，胃之关也"这一既往志象被激活，与幽门螺杆菌感染相联系，即可以关门不利，聚水以从其类，通过助阳化气、温肾利小便的途径而取效。从病象经由忆象、志象、心象而成证候，再从证候与疾病特征相联系实现病证结合的过程，不仅需要形象思维、意象思维、抽象思维，还需要依赖于综合集成的思路和方法，如诊断不仅需要证候的定性化，同时还必须结合疾病的定量化，诊断术语需要中西相参，诊断手段如将舌图、脉图转换为数据等均需要创新，并以中医现代理念指导着技术手段的创新。

5. 以象为素，以素为候，以候为证

中医的辨证过程可概括为"以象为素、以素为候、以候为证"的过程。即先采集患者的症状体征（象）作为基本素材（素），再将同时出现的症状体征联系在一起（候），最后基于学识经验参悟出病因病机（证）。这一过程体现着象思维过程的三个不同阶段。

（1）物象，即"观物取象"，是"象"最原始、最基本的层次，是观察者借助于感官直接感知的未经思维加工的、最朴素的"象"。中医通过望、问、闻、切采集的各种症状体征，都是通过患者的体验或医生的感知而直接获得的最朴素的"物象"，都是患者在各种外来影响与自身调节综合作用下的自然整体呈现。这就是象思维的第一阶段，即肯定阶段。这些物象具有五个构成要素。①观察者：执行物象采集任务的具有正常认知能力的患者和他人（患者家属和医生）。②观察工具：采集物象时所用的人体感受器和神经系统。③观察对象：物象表现的人体部位。④观察角度：观察对象在形态或功能上的各种改变的最小类型。所谓最小是指同一观察角度（变量）下的各种改变（取值）具有可比性。⑤观察结果：观察对象在形态或功能上某一观察角度的改变在人脑中直接或间接的反映。

（2）具象，即具体生动的形象。世界上的事物可分为两类：一类是人们通过感官直接感知的东西；一类是人们通过感官不能直接感知却客观存在的东西。关于后者的认识就得通过人的具象思维来完成的。如万有引力是人们不能直接感知的客观实在，但可从苹果坠地、星球运转等众多具体生动的形象中概括出来的。

中医学通过归纳和比较患者的各种不同物象（症状体征）之间的联系，使散乱的物象群变成一组组相对条理的物象类，这些物象类就是具象。这种对物象的分类不是逻辑性的，只是对联系紧密的、总是相伴出现的物象的初步归纳。这种归纳具有直感性特点，即与患者呈现的"象"直接联系。恶寒发热、头项强痛、脉浮紧常同时出现于一个患者身上，是一个具象；大便黏滞、排便不畅、里急后重常同时出现于一个患者身上，也是一个具象。一个个具象常会促使人们自然而然地产生好奇心。这就是象思维的第二个阶段，即疑惑阶段。

（3）意象。当具象日渐积累变成经验时，人们开始有意识地对具象发生的原因或机理进行深入研究。这种研究常常是将被研究对象置于其本来所处的环境中，从被研究对象内外关系的变化引起的物象或具象的变化中获得全新的认识。于是研究者的学识经验，甚至人格情感等因素都不可避免地融入研究结果中，形成的具有物我合一、现象与本质相融的自然、整体、动态时序的概念就是意象。这里的"意"是观察者对物象、具象的感受、体悟而做出的升华，常是观察者对被研究对象的运动规律及其妙用和韵味的把握。它不离于"象"，但高于"象"，常使得观察者"得'意'而忘'象'"，并最终达到"大象无形"的境界。例如恶寒发热、头项强痛、脉浮紧是一个以肌肤反应为主的具象，常因受凉引发，于是联系自然界寒性收引的特点，将这一病理过程归纳为"寒邪袭表"过程的意象（证候）。大便黏滞、排便不畅、里急后重常发生于潮湿的夏季，于是联系自然界湿性黏滞的特点，将这一病理过程归纳为"湿阻下焦"的意象（证候）。由各种证候进一步升华，形成的藏象经络、精气血津液神、六淫疫病、痰饮瘀血等中医理论应是"大象无形"境界中的概念。这就是象思维的第三个阶段，即彻悟阶段。

首先分析"以象为素"。"象"是现象、象征与法式，天地人、精气神都成"象"；"素"是因素、元素与素材，是构成事物的基本成分。若仅从表层结构来看，"以象为素"可解释为"象"中蕴涵着"素"；如果仅从发生学的角度看，则"素"是"象"的充分条件，"象"是"素"的必要条件。如果从中医学"以表知里"的认识论角度看，则"象"是"素"的充分条件，"素"是"象"的必要条件，从而可以得出有"象"必有"素"的结论。"以象为素"之"象"，是一种现象、表象、征象乃至整体的印象。《般若波罗蜜多心经》所谓以"眼、耳、鼻、舌、身、意"感知的"色、声、香、味、触、法"都属中"象"，是取象、立象的范畴，这是一种"物质实在"，人可以感知；"素"是因素、元素与要素，是构成事物的基本素材，是具有根本性的东西。从本质上说，它表达的仍然是一种"物质实在"，它虽然在"象"的层面上有所深化，但仍是"象"的阐发，同时它又是向"候"的过渡，表明思维层次的递进。"素"还有质朴、不加掩饰的含义。《道德经》以"见素抱朴"为治国三策（见素抱朴、绝学无忧、少思寡欲）之一，实则蕴观天、彻地、识人之妙法，外表生动具象，内在质朴无华，外以察其"象"，内以识其"质"，亦为象思维的具体体现。

在"以素为候"中，"候"指时空，指随时空变化的情状，包括变化着的舌象、脉象与症状。"以素为候"是将"素"进行组合，即将组合后的"素"名之为"候气"，"以素为候"之"候"是观察、守望，是对"象""素"的深入观测，以寻找其本质与规律。"候"虽动态变化，但有周期性的循环规律。《素问·六节藏象论》曰"五日谓之候，三候谓之气，六气谓之时，四时谓之岁"，是指天地的运行规律，这是一种"关系实在"。从"象""素"向"候"的转化过渡，体现了思维从对"物""象"的关注，转向对"关系"与"关联性"的关注过程，这是思维的升华。

在"以候为证"中，"候"是动态变化着的可被观察到的外在表现，是一种动态的情状。但我们对"候"的指称不以"症状与体征"来表示，而只以"证候要素"组合的形式来表示，且这一表示是"当下"的，即我们必以"当下"观察到的"症状与体征"为依据，动态地概括出它是几种"证候要素"的组合，以此"当下"的证候要素组合来名"证"。一旦作为表示"症状与体征"的"象"发生变化，其用以代表象的"素"亦将随之变化，作为"当下"的"候"必随之而变，"候"变则"证"必变。"以候为证"之"证"是告知、告发，还是凭据、依据、证据，深

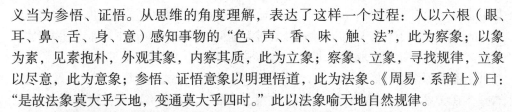

义当为参悟、证悟。从思维的角度理解，表达了这样一个过程：人以六根（眼、耳、鼻、舌、身、意）感知事物的"色、声、香、味、触、法"，此为察象；以象为素，见素抱朴，外观其象，内察其质，此为立象；察象、立象，寻找规律，立象以尽意，此为意象；参悟、证悟意象以明理悟道，此为法象。《周易·系辞上》曰："是故法象莫大乎天地，变通莫大乎四时。"此以法象喻天地自然规律。

6. 象思维的现代科学诠释

（1）象思维适应了科学大格局的变化。所谓科学大格局应是从长期、全局的大视野出发认识科学发展趋势，包括概念内涵的更新、思维模式的转变和理论框架的重构等多个方面。20世纪以还原论为主体的西医学建立在以"人的病"为中心的模式上，今天则需要从诊治"人的病"向关怀"病的人"转换。世界卫生组织在关于《迎接21世纪的挑战》报告中指出："21世纪的医学，不应该继续以疾病为主要研究领域，应当以人类的健康作为医学的主要研究方向。"过度注重医疗技术的进步而忽视人文社会的关怀是片面的，常导致心理障碍等情志疾病得不到合理的诊治。当今，全球性的医疗制度改革突出表现在医学模式的转变和健康理念的更新方面。健康不仅是医学问题，更是社会问题。医学研究的目的应聚焦到人类的生活满意度与生存幸福感上，强调的是人与自然的和谐及社会的可持续发展，关注的是满足各类人群的不同医疗需求和实在的疗效，重视的是个体化诊疗与循证医学证据等。中医药学确切地说不仅是唯物的而且重视唯象的理念，强调的是关系本体论，注重的是能量与信息的时空转换，具有天人合一、形与神俱、整体恒动等特点，这些无疑都与现代科学大格局的变化是一致的。

（2）象思维适应了高概念时代的思维模型。所谓"高概念时代"是指概念的内涵被赋予了更为丰富的含义，使之具有了鲜明的时代特征。①高概念是象思维与逻辑思维的结合。既要按照逻辑学的规则对概念的内涵进行明确界定，遵循逻辑规则进行严格推理获得结论，又要充分运用象思维的直觉体悟认真梳理概念间的复杂关系，最终落实到科学问题的凝练、解释与机理的揭示上。例如，中药材的道地性与复方中药的临床应用就是"道地"与"临床"两个概念的多元关联。中药的药性、地域、物候、品质与临床应用中的配伍、调剂、疗效及安全性评价等，既相互联系，又相互印证。②高概念是实证研究与关系研究的结合。中医药研究既需要技术手段的提升、器物装备的支持，又需要在关系本体论基础上形成模式化理念来引导方向。③高概念是自然科学与人文哲学的融合。以维护健康、防治疾病为主要目的的中医药学反映了人体的客观规律，属于自然科学的范畴，中医药学植根于以人为本的中国传统文化的沃土中，其中的人文哲理如天人相应、形神一体是中医药学的原创理念，具有社会科学的属性。只有将自然科学与人文哲学交叉渗透，才能彰显科学与人文并重、科技为人文奠基、人文为科技导向的重要理念。

（3）象思维是科技创新的原动力。象思维虽最初与如何实现对"天道"的体悟，如何实现"天人合一"的境界，如何达到对道德规范的自觉与自愿紧密相关，但在现代科学研究中，也是一种行之有效的方法。由于客体纷繁复杂，影响因素多种多样，多种可能性同时存在，由于问题空间通常都是不明确的，所需的事实和证据也常常十分有限，更由于不存在一种凝固不变的逻辑通道引导我们解决问题，因此，人们在处理各种各样的问题时，常常会遇到不确定性，而在不确定性情景中，遵循严密逻辑规律，采取逐步推理方式是难以奏效的。相反，富于探索性的象思维则可于此发挥作用。借助象思维，人们可在客观现实提供的各种可能性中做出适当选择，在纷繁复杂的情况下做出有效决策，在事实、证据有限的条件下做出预测，在问题答案不明确的情形中迅速地找到解决问题的一般性原则和中间环节。大量事实表明，在科学创造活动中，象思维在确定研究方向、选择有前途的研究课题、识别有希望的线索、预见事物的发展进程和研究工作的可能结果、提出假设、寻找解决问题的有效途径、领悟机遇的价值、在缺乏可供推理的事实时决定行动方案，在未获得决定性证据时形成对新发现的看法等方面，都起着十分重要的作用。

7. 结语

概念时代应重视中医学原创思维的传承与发展，以形象思维来阐述中医的天人相应等有关学说，联系综合集成思想，诠释辨证论治，然后用我国首创的复杂系统的观点阐述中医理论，从思维科学出发，与现代系统论相结合，这就为我国中医药的现代化奠定了基础。形象思维为原创，具象思维体现主体客体意象结合的操作程序，抽象思维的推理判断为东西方思维模式的共识。

与工业文明科学时代的思维模式完全不同的中国象思维有其独特的认知理念，在大科学的背景下和高概念时代到来之际，它应当是现代科学思维模式的重要内容。中医的辨证过程乃至中医理论的形成集中体现了象思维的全部过程，故认真研究中国古代的象思维对于正确理解和研究中医药学具有重要意义。世界范围的医学研究方向正在由还原分析转向系统整合，这种转变与基于象思维形成的中医理论殊途同归，无疑为中医药的发展提供了巨大的推动力！

二、证候规范化研究

证候来源于致病因素作用于靶器官后的临床表现，如七情本为生理情绪，过则为害，而"过"必见靶器官损害，如过喜伤心、大怒则伤肝等；六气本为自然气候，出现靶器官损害方为致病因素，如风伤肺卫、寒束肌表、湿伤脾胃等。从这里也可以看出，临床表现是证候辨别的依据。因此，中医学定义的证候是对四诊信息表达的机体病理生理变化整体反应状态的概括，证候具有内实外虚、动态时空、多维界面的表现特征。

证候的内实外虚之"实"是指最能反映证候病机的、权重最大的内容，是群体在某一特定病变过程中所具有的共性症状信息，是治则、治法干预的依据。"虚"是指某一患者所表现的一系列个性化症状信息，对干预原则和方法具有一定的影响。

证候的动态时空特征提示，证候既有别于西医学中的疾病概念，也不同于疾病中的亚型称谓，而是对动态变化的机体病理生理整体反应状态的外在表现的推理和概括。一项对 210 例脑卒中始发态证候分布情况的调查显示，证候的动态变化随时间发展而有所不同。证候的多维界面特征还可以通过证候的多要素组合来理解。决定证候的各种因素是"维"，可供医生观察的证候表现形式是"面"，而"界"则是证候之间的分水岭。一项对 699 例脑卒中（365 例脑出血和 334 例脑梗死）患者急性期证候的追踪调查显示，证候是由多个要素决定的，四诊信息在不同的证候中以不同权重构成了中医理论意义上的不同证候要素，常见的证候要素如风、火、痰、热、瘀、寒、燥、湿等。证候要素既可单独出现称之为一阶（如瘀血阻络），又常以两种（二阶）或多种（高阶）证候要素组合而成（如气虚血瘀、风痰热郁等）。西医学没有证候一说，只有疾病亚型，如脑梗死就有脑血栓形成、脑栓塞、腔隙性脑梗死，但这些分型并没有性质上的不同，因而对治法的选择影响不大。中医学的证候显然有别于西医学的疾病和疾病的亚型，而是一种在疾病背景下独立存在的病理生理整体反应状态。证候不同，其性质、病位不同，自然其治法也有差异。证候是同病异证和异病同证的理论依据，也是同病异治和异病同治的理论基础。所谓同病异证，即指同一种病，可有不同的证候，如脑卒中病程中会表现为风、火、痰、瘀、虚等不同证候；异病同证即指不同疾病可以出现相同的证候，如冠心病、脑卒中、糖尿病、高脂血症、高血压都可出现血瘀证。尽管目前证候的诊断已有一定的规范，但证候这种动态的多要素组合的特点，反映了证候的多属性特征。中医学把通过证候来探求疾病病因或病理生理变化的过程称为"审证求因"，通过辨别证候的性质、部位，并以此为依据来决定治法、方药的过程称为"辨证论治"。证候概念是中医理论的核心，是中医诊断和治疗的重要理论。

（一）证候共性特征

1. 内实外虚

内实外虚是指就每一证候的信息群组成而言。"内实外虚"是证候最重要的特征。所谓"实"，是指最能反映该病机权重最大的关键内容，是群体在某一特定病变过程中所具有的共性规律，是干预的依据。"虚"则指具体某一患者所表现出的一系列个性化症状信息，它涵盖了所有能够表达个性化的内容，如体质、性情、人格特征、生活习惯、生存环境等，事实上是在这些因素作用下所形成的外在表现，对干预原则和方法具有一定的影响作用。

需要强调的是，在此"内""外"的概念缺乏实际的位置意义，是指证候的信息群组成而言。这种信息群的组成犹如小太极的双鱼图形，中间黑白分明的鱼眼即"内实"部分，指寓于诸多个性之中的共性，是对证候的诊断最具有权重的，或必须具有的，最不易变动的关键性症状，这些症状决定了证候的性质，如同证候的核心；外周由深至浅的灰色鱼身即"外虚"，指反映了个体特征的多种信息的集合，它们对证候的诊断权重相对较轻，这些信息是多变的，可以受各种因素的影响而或有或无，对诊断一般只起到辅助作用，而且是越至外周，灰色越浅，并逐渐融入于和其他证候的交叉，因此，对诊断的意义就越小。"实"总是被包裹于"外"中，需要临床医生用自己的慧眼从庞杂繁复的临床信息群中去发现和确定。

"内实"是包裹于个性化症状信息集合之中的，反映病机的基本状态，是确定干预原则和措施的依据，属于"本"的范畴。"外虚"是表现于外的个性化症状信息的集合，集合中的许多因素是针对个体特征、缓解个体症状进行干预的指南，属于"标"的范畴。如《伤寒论》辨太阳病篇强调："伤寒中风，有柴胡证，但见一证便是，不必悉具。"那么在小柴胡证中提到的"往来寒热，胸胁苦满，默默不欲饮食"，这几个症状就是证候的内实部分；而"心烦喜呕，或胸中烦而不呕，或渴，或腹中痛，或胁下痞硬，或心下悸，小便不利，或不渴，身有微热，或咳"，就是证候的外虚部分。

辨证论治就是辨识、区分证候的"内实"和"外虚"的层次，进而将干预的靶向对准证候结构内部最"实"的部分，同时根据其外部的现实情况确定干预的广度和深度的过程。证候的"内实外虚"使其表现出混沌特点。其外部层次中的隐性因素，如性情、人格、生活习惯、生存环境等，均属于个性化极强且难以完全囊括和确定的东西，更难以精确和统一化，从而使该证候的结构层次由内向外拓展的范围难以有确定的边界，表现出逐渐趋于模糊和不确定的情形，这就是同一证候名称下有多种不同的症状群的内在原因。

此外，证候的"内实外虚"是决定整个证候演化的初始条件，不同证候在开始时所具有的极微小的"内实"或"外虚"的差异，都可造成难以准确预测的演化结果，表现出"蝴蝶效应"，这就是辨证论治具有灵活性和人性化特征的根本原因。

2. 动态时空

动态时空是指证候的发展变化而言。证候是一定时点与一定状态的产物，时间在推移，状态在变化，证候就有可能发生由此及彼的改变。

证候的"动态时空"与其"内实外虚"特征密不可分。"时"指时间的连续、节奏、周期和进程；"空"指存在于空间范围的各种因素、现象、实体和关系；"动态"则指"时"和"空"的变动、演化、迁移和发展。证候的"动态时空"特征具体体现于证候系统的"内实"和"外虚"的内容，具有在"时"和"空"两个方面的变动、演化、迁移和发展的规律。

耗散结构理论揭示，健康机体是远离平衡的有序稳态，一切生命活动都是相对稳定的过程流。证候是机体偏离有序稳态的过程流。具体表现在两个方面。第一，证候的"内实"部分，即关于证候信息群的关键性核心症状，它们可能反映了某一阶段的病机本质，它可以是实体性的，也可以是关系性的或功能性的，不是固定不变的，疾病自身熵流的变化影响病情的进退，使证候的部位、性质、状态等时刻运动着、变化着，显示出发展的连续性和相对的阶段性。在疾病的发展过程中，不同的时点，不同的干预状态，可以表现出不同的证候，这就是中医同病异治的依据；而同时，不同疾病的不同时点，不同的干预状态，可能表现出相同的证候，这就是中医异病同治的依据。第二，证候的"外虚"部分，即患者个体性的病变信息集合中的具体元素，也不是固定不变的，它受个体综合特征和所处的自然或社会环境中各种因素和现象的影响，即与证候相关的个体，自然或社会因素和现象在时间进程中形成熵流，对证候发生影响作用，证候系统随熵的性质及强弱程度而波动、变化。

3. 多维界面

多维界面，指证候的构成及相互关系而言。"维"是指组成证候的各种因素；"面"是指证候可供医生观察的显现"分水岭"；"界"，则是一证候与其他证候之间的证候的"多维界面"，与其"内实外虚""动态时空"的特征可分而不可离，贯穿于证候始终。"维"作为几何学及空间理论的基本概念，是指构成空间的因素，构成空间的一个因素称为"一维"；"多维"则指构成空间的多个因素。"界"作为不同证候之间的分水岭，有着中华文化的特殊性。如前所述，证候具有内实外虚的混沌特点，所以证候之界在内不在外，在内之黑白分明之鱼眼的界线，而不是在外之灰色交融的混沌部分。如清代温病学家强调"有一分恶寒，则有一分表证"，那么有无恶寒，就是表里证之"界"。"面"指一个具有空间结构的物体呈现于观察者面前的某个侧面或截面。尤其需要注意，证候的"多维界面"则指证候具有一定的时空结构，且这种结构随着所处的时空环境变迁可以呈现给临床医生不同的表现形式及干预状态。具体表现为在不同的时间、地点观察和描记证候时，可能出现不同的现象和结果；从不同的角度、侧面观察和描记证候，可能是不同的现象和结果；用不同的方法、手段观察和描记证候时，可能出现不同的现象和结果。即不同的时间、地点、角度、侧面、方法和手段，可以得到同一证候多方面的、互不相同的"内实"和"外虚"的资料。

证候的"多维界面"同样使证候具有混沌特点。即其多维性使得证候系统的演化长期行为不可预测，这种不可预测性又直接决定了干预原则和方法的难以预测性。证候系统的混沌运动既不同于简单的有序运动（短期行为和长期行为均可预测），又不同于单纯的随机运动（短期行为和长期行为均不可预测），而是在绝对的时空演化和绝对的多维界面特性条件下，其"内实"和"外虚"的内容在某一特定界面有相对的稳定性，从而使证候系统的短期行为可以预测，长期行为不可预测，表现出既稳定又不恒定，既可预测又不可拘泥，既有共性又有个性的特征。

证候的上述三个特征相互依赖、不可分割，其中尤以"内实外虚"最为根本，它是临床制订干预原则和方法的内在依据，因此是辨证过程中的主要环节和目的。"动态时空"和"多维界面"是"内实外虚"的具体内容在演化过程中所表现出的基本特点，是辨证过程中需要加以考察和重视的因素，是干预原则和方法需要调整的内在原因。

（二）证候要素

所谓证候要素，是指组成证候的主要元素。就像所有的化合物都可以由基本的化学元素组成一样，从理论上说，所有的证候都可以由证候要素组成。比如《中华人民共和国国家标准·中医临床诊疗术语·证候部分》中指出，"血虚动风证""风热外袭证""痰瘀互结证""阴虚火旺证"分别由证候要素"血虚"与"内风"、"风"与"热（火）"、"痰"与"血瘀"、"阴虚"与"内热（火）"组成。证候要素落实到人体的某一部位或组织，可以认为是证候的靶点，此前曾称为病位。为了区别于疾病的病位，将之命名为证候靶点。还有一类证候是由证候要素与证候靶点二元合成。如《中华人民共和国国家标准·中医临床诊疗术语·证候部分》指出，"心气虚血瘀证""风寒袭肺证"分别由证候要素"气虚"及"血瘀"、证候靶点"心"，证候要素"风"与"寒"、证候靶点"肺"组成。

如何提取证候要素，其实也可以从以往的文献及临床的经验中发掘。以古今大量相关文献及足够数量的随机性中医回顾性病例为基础，尤其要重视现已取得的证候规范成果与临床医师实际辨证的经验，建立关联数据库，以获取大量的证候信息。同时，还要开展设计合理的若干病种的流行病学调研，取得关于证候可靠的相关流行病学调研资料。在获得足够有用的基础数据后，利用数据挖掘技术，进行证候要素与证候靶位的提取。

首先以八纲辨证为基础，结合六淫辨证、内生五邪辨证及气血津液辨证，完成病机层面的证候要素的提取。证候要素的研究，包括两方面的内容，即证候要素的名称与各要素名称下所属的内容。证候要素的名称：以此前已完成的具有代表性的证候规范及标准类成果（如行标、国标、国标代码等），以及古今著名医家的医案或医籍中的证候名称为依据，进行信息学数据处理，以合理的计算方法提取约30个病机层面的证候要素。以往的工作研究提示，可以利用课题前期工作中由专家提出的"6类"共"30个"证候要素进行深入研究，即外感六淫（风、寒、暑、湿、燥、火）、内生五气（内风、内寒、内火、内湿、内燥）、气相关（气虚、气滞、气郁、气逆、气脱、气陷）、血相关（血虚、血瘀、血脱、血燥、出血）、阴阳相关（阴虚、阳虚、阴盛、阳亢）、其他（毒、痰、水、石）。确定证候要素可以此作为参考的基础，根据相关信息数据分析结果来对之进行修正完善。同时，针对初步确定的证候要素，进行专家问卷调查，并根据反馈的专家评估信息进行调整修订。

（三）辨证方法新体系的建立

1. 传统的辨证方法体系

传统的辨证方法体系，是中医学几千年的积淀，具体的辨证方法体系很多，如八纲辨证、六经辨证、脏腑辨证等。这些辨证方法经历长期的中医临床实践考验，并在实践中不断得到发展与补充，对中医临床有着良好的指导作用，几千年来对中华民族的健康与繁衍起到了重要的作用，至今仍然有着很强的生命力与临床使用价值。但是因为这些辨证方法体系是由不同的医家在不同的时代、不同的文化环境中，以不同的思维方式，为不同的目的所创建的，因此，对于今天来说，首先是各种辨证方法的抽象程度不一样。如八纲辨证的抽象程度很高，阴阳二纲可以概括所有的生理病理概念及疾病证候；而六经辨证抽象程度比较低，更多存在着的是具体的方证对应。其次，各种辨证方法的使用范围不一样。如一般认为八纲辨证是总纲，脏腑辨证用于内伤杂病，六经辨证用于伤寒，卫气营血辨证用于温热病，三焦辨证用于湿热病等。但是这种使用范围的区分界限却很不严格，存在着较大程度的重叠，辨证的内容也有相当程度的交叉。五脏六腑的概念在各种辨证方法中的重复自不待言，如"太阳、阳明、少阳、太阴、厥阴、少阴"之概念在六经辨证与三焦辨证中也都是十分重要的概念。而且，在不同的辨证方法中同名概念的歧义较大。

这就使得现代医生在掌握与使用上存在一定的问题，需要较长的时间来学习理解多种不同的辨证方法体系，需要更长的时间来熟练地把多种不同的辨证方法体系正确地应用到多种不同的临床实际情况中去。这较大地影响了年轻中医在尽可能短的时间内达到较高的临床证候辨证水平，更不容易使辨证论治走向世界。

对于这一问题，20世纪50年代以来各位先生已经有了充分的关注，而且针对如何来对辨证方法进行规范也曾展开了十分激烈的讨论。如裘沛然提出温病只是伤寒的一部分，所以外感热病（包括伤寒与温病）的辨证论治都应统一于六经辨证；邓铁涛则认为从20世纪50年代以来中医治疗急性传染病的资料来看，主要是采用了卫气营血辨证，因此应该将温病与伤寒统一于卫气营血辨证方法之下。但是正因为各种辨证方法抽象程度不一致，使用范围不一致，对同名概念的理解不一致，选择其中的一种来统领其余各种辨证方法的思路真正实行起来可能都有一定的困难，都不是十分切实可行。而且更重要的是，各种辨证方法各有各的长处，各有各的特色，选择任何一种辨证方法恐怕都很难涵盖其他辨证方法的优势。这可能也正是这么多不同的辨证方法不断产生、长期共存的真正原因。

当然，也有的前辈早就考虑到了应该融合现有的各种辨证方法，来建立新的辨证方法体系。如沈凤阁认为脏腑气血是各种辨证方法的核心，因此应该融合脏腑、气血、八纲辨证而建立脏腑气血辨证系统；方药中则提出"脏腑经络定位，风、火、湿、燥、寒、表、里、气、血、虚、实、阴、阳、毒十四字定性"的辨证论治思路，问题是他们的思路均尚未得到客观的、有计划的、建立在广泛调研及多学科方法上的证实，而仅仅是思辨或经验方法的具体落实。

2.现代证候规范研究对于证候研究的重视

这源于20世纪50年代，由于任应秋、秦伯未、姜春华等先生的努力，确立了辨证论治在整个中医诊疗体系中的特殊地位。同时，证实质的实验研究等相关研究也逐步展开。随着证候研究的深入，至20世纪80年代，现代证候规范研究开始受到重视。证候规范研究的目的是使科研、医疗、教学工作在证候概念、证候分类、证候命名、证候诊断这四个方面都有一个"统一的标准"。经过20多年的工作，很多专家学者为此付出了很大的努力，做出了很多的成果。如"国标"、"行标"、统编教材、规划教材，以及其他由各专家领衔完成的证候规范及证候标准工作。分析这些标准与规范的表达方式，有一个共同特点，都是对具体的证候名称进行规范。把各课题成果相并而读，可以看到至目前为止，并未达到"有一个统一标准"的初衷。

首先是"证候"概念不统一。查阅近20年文献资料，明确给出证候概念表述的有30余条，其内容与形式可以划分为三类：一是训诂解释，从文字学角度给出证候及相关内容的含义；二是正本清源，考证证候及相关内容的出处、原始意义；三是各家发挥，畅谈自家见解，认为"证"与"证候"为等同概念、"证"是"证候"的上位概念、"证"与"证候"是两个并行而不相同的概念，证候是疾病本质的反映，证候是涵盖多种因素的综合表现，证候是反映状态，还有运用基因、信息等各种不同的知识解释证候内涵的。

其次是"证候"分类不统一。如《中华人民共和国国家标准·中医病证分类与代码·中医证候名称与分类代码》将证候分为6大类，258个子类;《中华人民共和国中医药行业标准·中医病证诊断疗效标准》为14大类，420个子类;高等中医药院校统编教材《中医诊断学》共4大类，18个子类;邓铁涛主编的《中医证候规范》共3大类，不分子类。

第三是"证候"的名称不统一。曾通过对7种标准或规范类书籍中的约1700个常用证候名称进行统计，各书统一表述收入的证候名称不到10%。由于证候的诊断是由在证候名下具体提出的症、舌、脉决定的，证候分类与证候命名都不统一的情况下，证候的诊断则无从统一。

既然在各项证候规范研究中相互之间都做不到统一，想要在全国范围来统一就更难了。可见，证候的概念、分类、名称、诊断不统一的问题非常突出。这就使我们不能不思考一个问题，为什么证候规范工作进行得如此艰难，出路究竟在何方。

复杂性科学的引进对于证候规范研究具有指导性的意义。中医证候系统是一个非线性的多维多阶的复杂系统，用线性研究的办法无法真正来规范它。中医临床上所能遇见的证候情况是动态的、多变的、复杂的，辨证也不能是各种具体证候与临床表现之间单纯的线性联系。因此，从具体的中医证候名称入手，一个课题投入再多，恐怕只能增加使用者掌握的难度，但却仍然适应不了临床证候的复杂情况。这个问题其实是由临床专家首先看到的，在科技部基础性工作项目"中医药基本名词规范化研究"过程中进行"证候名词规范"专家问卷时，中医内科学会的委员们如此回答"临床上需要多少个证候名称方能够用"的问题:"临床的证候太复杂，如果除此之外就不让用别的名称，多少个也很难说够用。"正因此，上述那些由高水平专家主持进行的、学术态度十分认真严谨的、应该具有较高权威性的规范成果，执行的情况并不尽如人意。

综上所述，可以得出以下结论，现行的辨证方法体系亟须完善，亟须规范。但是，这个完善绝对不能以淡化辨证论治的圆机活法作为代价，必须要以能够体现中医辨证论治的优势特色为前提。因此，在证候规范的研究中，必须引进复杂科学的理念，充分利用现有传统辨证方法体系及证候规范研究成果，建立一个既符合现代规范要求又能够适应临床证候动态多变的复杂情况，合理体现辨证论治圆机活法特色优势的、多维多阶的辨证方法新体系，这是目前证候规范研究中亟须开展的重要任务。

3. 建立辨证方法新体系的工作假说

证候是对疾病病理生理变化的整体反应状态的概括，是一个多维多阶多变量的复杂系统。以象为素，以候为证，病证结合，是构建辨证方法体系的中心理论。证候要素、应证组合是构建辨证方法体系的两个重要环节，这两个环节的关键在于降维升阶。

首先是通过证候要素的提取，将复杂的证候系统分解为数量相对局限、内容相对清晰的证候要素;然后通过各证候要素间的组合、证候要素与其他传统辨证方法系统的组合等不同的应证组合方式，使辨证方法体系不再是由各种具体证候单纯的线性联系组合的平面，而具有复杂的多维多阶立体交叉的非线性特征，但是通过清晰的证候要素表达与应证组合规律的寻找，使这一复杂的辨证方法体系具有了可控性。

（1）以象为素：象是现象、象征与法式，渗透于医生们可感受到的证候的整体反应之中，表现为舌象、脉象、病象、气象等。证候要素必须以象为依据、为内容，有何象则为何素。素是因素、元素、要素，是构成事物的基本成分，而证候要素是构成证候的基本成分。因此，证候要素的提取有两个原则：其一，同一层面的证候要素必须是同类概念；其二，证候要素必须是不可分解的最低单元，即单要素。不同的要素组合形成不同的证候。

（2）以候为证：候，是动态变化着的可被观察到的外在表现、动态情状。与象不同，象是较为单一的一个表现，或一个方面的表现，而候则由要素来组合，或许是单要素，或许是多要素。证是指病机或状态的概括，根据中医诊断特色，证必须以可以观察的候为依据。因而，证以候为依据，候由素来组合，素由象来表现，我们将证候的研究回归到根本上，把动态的、多变的、复杂的证候降解为数量相对局限、概念相对清晰的证候要素来研究。

（3）降维升阶——证候要素，应证组合：所谓"维"，在此是指对常见证候进行简化分解之后的最基本的证候要素，在适当的范围内，维度越小，越容易掌握，使用者的可操作性越大。所谓"阶"，在此是指最基本的证候要素相互间的组合及与其他各种辨证方法的组合，在维度确定的情况下，阶度越大，体系的灵活性与适用性越大。

采用"降维"的办法，把复杂的证候系统分解成较为简单的证候要素来研究，再采用"升阶"的办法，进行应证组合，即通过证候要素之间的组合，证候要素与其他传统辨证方法的组合，建立多维多阶的辨证方法新体系。这个新体系具有非线性的特征，正符合证候复杂、多变、动态的特点。

（四）证候复杂性的研究思路

1. 证候是机体系统质和功能

"候"是疾病的外在表现，包括症状和体征两大类，症状主要为患者的主体性不适感觉，体征则主要是医者对脉象、舌象及神色形态的感知与把握；通过对"候"的认识、归纳和总结，医者确定患者的"证"，这种"证"的结论是以机体整体水平所表现出的"候"为基础的，其实是对机体在某一时间和空间环境中具体状态的认识和把握，与西医学疾病的定位是完全不同的，它注重的是主体的综合感觉，而不是某一组织、器官、分子等的病理改变。因此，证候的定位是整体性或亚整体性的，即证候是对机体功能反应状态的一种整体性的认识。

现代系统科学的建立和发展为证候的这一特点提供了相应的理论工具和科学依据。根据钱学森院士给出的对系统的描述性定义：系统是由相互作用和相互依赖的若干组成部分结合成的、具有特定功能的有机整体。系统质是指系统整体的属性、功能、行为。中医学认为，人体是由阴阳二气相互结合、相互作用而构成的具有特定生理功能的有机整体。阴精、阳气涵盖了组成人体系统的各种物质以及各种物质所具有的生理功能，因而是存在于人体系统整体水平的系统质，是形成子系统的各组成部分，但又高于各组成部分的新功能、新性质，二者的运动、变化使生命呈现出多姿多彩的各种功能和外在表现。证候则是阴精、阳气关系失调所表现出的多种多样的非健康状态。阴虚证是对机体物质不足状态的认识，阳虚证是对机体功能不足状态的认识，阴阳两虚证则是对机体整体代谢水平低下的认识，阴邪亢盛证是对外邪过强、机体机能受到抑制状态的认识，阳邪亢盛证是对机体奋起抗邪、机能亢进状态的认识……可见，从系统论角度而言，证候是机体系统质的异常所表现出的特定状态，是机体整体功能异常的外在形式，是疾病的内在原因。

中医学的五脏代表执行人体生命活动的五大系统，分别承担着机体的呼吸、消化、血液循环、水液代谢以及生殖等各种功能任务，是生命系统的功能子系统。生命活动是各功能子系统相互协调、相互作用下涌现出的系统的整体功能。五脏证候是五脏功能子系统异常，进而影响整体生命活动的正常状态，表现出一定的外在之"候"。目前比较公认的一项研究成果表明，肾阳虚证与下丘脑－垂体－肾上腺皮质、下丘脑－垂体－甲状腺、下丘脑－垂体－性腺三轴内分泌系统失常密切相关，肾阳虚证涉及西医学呼吸系统、消化系统、循环系统、内分泌系统、神经系统等多个系统的疾病，如支气管哮喘、动脉粥样硬化性心脏病、神经衰弱、红斑狼疮、妊娠毒血症等。因此，肾阳虚证应当定位于上述三个功能轴上，是涵盖这三个功能轴失常的高一层次的功能子系统的异常。

这里系统质和功能子系统概念的引入，其优越性在于它不受病理解剖、局部定位、理化指标等的局限性影响，直接从整体和宏观上把握机体在某一时空的状态，既解决了证候难以通过西医学检测指标进行定性、定量研究的问题，同时也与中医学理论体系自身的思路和特点相吻合；既阐明了证候的科学性和客观实在性，同时也将证候研究提高到现代科学水平。

2.证候偏重于功能性失调

证候从整体上、宏观上把握机体的功能状态，所谓"辨证"，就是对整体水平功能异常的"候"的分析、判别，其理论基础在于对"气"这一概念的认识和运用。中医学认为，人体生命活动的进行是通过气的升、降、出、入实现的，人体自身及其与外界所进行的物质、能量、信息的交换都是以气为媒体的，即"气充形""形载气"。证候的基础就在于气的异常——气化失常，气机失调是百病之源，是一切外在之"候"的内在依据。

耗散结构理论对于解释证候的这种特性具有比较重要的意义。普利高津指出："把生命系统定义为由于化学不稳定性呈现一种耗散结构的开放系统，无疑是很诱人的。"耗散结构理论提示，生命是最为典型的耗散结构，开放、耗散、负熵、有序是生命区别于非生命系统的本质特征。在中医学理论中，上述的开放、耗散、负熵、有序都是通过气的运动来实现和维持的。气的异常是证候发生的内在机制。气虚反映机体物质、能量的不足，气盛反映机体物质、能量的过盛，气逆、气闭、气陷、气脱反映机体内外环境的物质、能量、信息交换过程的异常，营卫不和、升降失调反映机体内部各系统质之间关系的失常，所有上述种种最终都以生命系统的有序下降而表现出各种不同的证候。

耗散结构理论认为，系统结构的存在有两种状态——有序和无序。就生命系统而言，健康是有序，疾病是失序。从中医学角度而言，证候不仅仅是结构的异常或失稳，更重要的是功能的失序，是系统内部各要素之间相互关系的失调或系统与外环境之间关系的失调。心肾不交的失眠、营卫不和的自汗、气血失调的肌肤麻木、邪正交争的往来寒热等，都难以落脚于具体的解剖部位或特异性改变的理化指标，它们只存在于机体各种功能子系统相互交叉的层面上，只有当各功能子系统之间关系失调时才表现出来，属于典型的功能结构载体的异常。熵是表征系统失序的概念。薛定谔提出了著名的"生命以负熵为食粮"的论断之后，熵病概念被广泛应用于医学研究领域。广义的熵病包括人体系统的一切失序，狭义的熵病则指热熵的增高，火热证、实证、阳证是体内代谢产物积聚或能量过多积聚的状态，因而属于典型的热熵增高的状态，是人体系统失序后极为常见的情况。

将耗散结构理论应用于中医证候研究中，其意义在于它不仅阐明了有机体在疾病状态下的病理变化机制，同时也包含了有机体在疾病之前的、前趋性的功能失常的机制，揭示了引起器质性病变的内在发生的过程。证候的整体性、功能性特征使其不仅在疾病治疗中占据重要地位，同时也使其在养生保健中发挥作用，因为健康并不是仅仅没有器质性病理改变的状态，而应当是有序、稳定、和谐的状态。

3. 证候与其相关因素之间的非线性关系问题

证候与致病因素、方剂效应之间存在着级连关系，证候–方剂效应是中医临床辨证论治的基本过程。机体在致病因素作用下，正常生理活动被干扰甚至被破坏，从而表现出一系列特定的症状和体征，医者根据"候"总结判断出相应的"证"，之后确立治疗原则和方法，最后以方剂的形式对证候进行干预，纠正失序的状态。在这一过程中，证候与前后二者之间的关系并非是简单的、一一对应的线性关系，而是极为复杂的，许多中间环节仍有待于进一步研究的非线性关系。

"线性"与"非线性"用于描述系统内部各组成部分之间相互作用的关系。"线性"，指独立、均匀、对称、可加性。"非线性"，指不独立、不均匀、不对称、不可加，甚至可乘。证候与其相关因素之间的非线性关系主要表现为不均匀、不对称、不可加。首先，证候与致病因素之间的非线性关系表现为同一致病因素可以导致不同，甚至性质截然相反的证候。寒邪可以导致寒证，也可以导致热证，还可以导致血瘀证、痰饮证等。热邪可以导致火热证、阴虚证，可以动风、可以伤津、可以动血，但一般不形成寒证。同一邪气导致的证候可以是程度不同的，外感风寒可以形成较重的伤寒表实证，也可以形成相对较轻的伤风束表证，还可以形成更重的两感证。所有这些都体现出因与果之间的非均匀性、非对称性、非加和性。

证候与理化指标之间的非线性关系主要表现为非独立性方面。目前，尚未到具有相对排他的某一或某些理化指标可以作为某一证候判断标准的阶段。如有研究表明，在以微量元素为指标的研究中，肺气虚证患者血清中锌含量低下，与脾气虚证、脾阳虚证的情况相似。又如，在肾阳虚证研究中被采用的24小时尿17–羟类固醇指标，在脾阳虚证、胃阴虚证中也得到了应用。有人对脾阳虚证测定发现，其

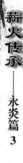
17- 羟类固醇含量降低，而另外的研究却不支持这一结果，其测定值均较正常组升高。在胃阴虚证的研究中，得出了该指标降低的结果。即 24 小时尿 17- 羟类固醇的量在脾阳虚证中可以降低，也可以升高；在肾阴虚证、胃阴虚证中又都降低，表现出指标在证候中的非独立性。

证候与方剂效应之间的非线性关系也表现出非独立性、非对称性、非加和性。研究表明，桂枝汤对发热者有退热作用，对低温虚寒者有温经作用，对下利者可止利，对便秘者可通便，对高血压者可降压，对低血压者可升压，对心率快者可减慢，对心率慢者可加快……说明方剂对证候的干预作用不一定是直接对应的线性关系，可能是通过一定的中介，从而表现出非独立性、非对称性。补肾方由生地、熟地、附子、肉桂、山茱萸、山药、巴戟天、淫羊藿、补骨脂九味药组成，方内各药均不含类皮质激素样物质，但具有肾上腺糖皮质激素样作用。该方对于肾气虚证、肾阳虚证、肾阴虚证、肾精亏损证皆有较好的干预效应，说明方剂系统内部各要素之间的相互作用使该方涌现出了新的功能，这一功能对证候的干预是多角度、多方面、多层次的，是非线性的。

对于系统内部各要素之间以及不同系统之间的非线性关系的认识，为解决证候研究中所遇到的多种矛盾提供了新方法。它将中医证候研究的思路拓展到了一个全新领域，这一领域使中医学在保持其相对独立性的同时可以最大程度地利用自然科学、社会科学的普遍规律来研究问题、解决问题、发展自身，避免了单独运用西医学思路和手段来研究中医证候并从中探索西医综合征本质的误区。

（五）应证组合

在提取证候要素与厘定证候靶点后，辨证体系的初步框架基本形成。但是现代中医临床实践已经采用的诊断方法是病证结合，即在疾病名称诊断明确的基础上进行辨证论治。所以，病证结合实际上是这个辨证方法体系第三个层面上的研究。只是作为一个证候的辨证体系暂时还未涉及各个特定的病名。

在临床实践中，病机与病位是不能分离的，既没有脱离病位的病机，也没有离开病机的病位。因为临床证候反映是一个多维多阶的非线性复杂系统，我们的研究不能从整体、模糊、不确定的前提出发，最终回到整体、模糊和不确定的结论上。而必须根据其特点，将其进行可能的适当的分解，切割成相对清晰的具有线性联系性质的界面来进行研究，由此而将复杂的证候分解为概念相对清晰、数量相对局限的"证候要素"与"证候靶点"来进行研究。因此，"病机层面""病位层面""病证结合层面"只是为了研究与规范的方便，并不意味着三者是可能互相分离的，这些"层面"都必须回归到多维多阶立体交叉的复杂系统中去，才能被灵活运用。那么这种回归的关键步骤就是应证组合。无论是在研究成果的体现上还是在临床使用中，辨证方法体系都必须是也只能是一个完整的体系，"证候要素"与"证候靶点"都不可能游离于"应证组合"而单独使用。

所谓应证组合，就是对应临床证候的实际情况进行必要的组合。临床上实际可以见到的证候情况是非常复杂的，应证组合也可以体现为多阶多维。所谓"维"，在此是指对临床常见证候进行简化分解之后的最基本的证候要素，在适当的范围内，维度越小，越容易掌握，使用者的可操作性越大。所谓"阶"，在此是指最基本的证候要素相互间的组合、证候靶点间的组合、证候要素与证候靶点间的组合，以及病证结合，在维度确定的情况下，阶度越大，体系的灵活性与适用性就越大。

临床证候的情况可能是多种多样的，应证组合的方式便随之可能是多种多样的。具体的临床证候可能是单要素，也可能是多要素的组合；可能是单靶点，也可能是多靶点。这些不同的应证组合方式，使辨证方法体系不再是由各种具体证候单纯的线性联系组合的平面，而具有复杂的多维多阶立体交叉的非线性特征，通过清晰的证候要素表达与应证组合规律的寻找，使这一复杂的辨证方法体系具有可控性。

以证候要素、应证组合为核心完善辨证方法体系，必须充分注意两点。证候要素的提取关键在"要"，即简要，要"降维"，达到易学易记的效果，以增加体系的可控性与使用者的可操作性；应证组合的关键在"合"，即多种组合，要"升阶"，达到扩大立体空间的效果，以增加辨证方法体系在临床实践中的适用性与灵活性。通过降维升阶，这个辨证方法体系的最大优势是明确规范相对局限的内容，可以获得理论上几乎是无限的使用空间，而且，这个空间将交由使用者在一定的思路与方法指导下自由掌握，以符合患者特殊个体差异及医生圆机活法的需要。

完善辨证方法体系，应该体现现代科学与传统科学的有机结合，需要中医学与现代生命科学、人文哲学相互交融及多学科合作。首先，辨证方法体系的完善不能以淡化辨证论治作代价，应着重考虑在辨证方法体系突显中医辨证论治圆机活法的特色优势。建立规范的同时，必须为使用者留出发挥空间，以体现中医以悟性为依托的圆机活法的使用。另外，还要着重考虑显现中医重视临床主观症状，以患者自我感觉为重要观察点的个体化治疗特色，以中医学传统理论为依据，以四诊信息为主，融合多层次信息，保留主观症状的突出地位。主观症状包括"但见一症便是"的特异性症状及与病机相关的常见症状，在整体、活体上反映出来的、与病机或与西医病理非相关的个体性很强的偶见自觉症状，甚至难以解释的怪症状。必须对以上各类主观症状给予足够的关注，以利于高度开放地全面采集信息。在完善辨证方法体系的过程中，既要继承传统辨证方法的优势特色，也要纳入前人的科研成果，同时还要重视进行证候规范研究多学科方法学的探索。如赵金铎《中医证候鉴别诊断学》中的一组临床表现："心悸怔忡，气短乏力，心神不宁，失眠虚烦，动则易汗，手足心热，口干，舌边尖红，舌苔少，舌质淡而光剥，脉细数或结代。"根据"气短乏力，动则易汗，舌质淡，脉细"可以做出证候要素Ⅰ——"气虚"的诊断；根据"虚烦，足心热，口干，舌边尖红，舌苔少，或光剥，脉细数"可以做出证候要素Ⅱ——"阴虚"的诊断；将"气虚"与"阴虚"进行第一轮应证组合，可以做出"气阴两虚"的诊断。再根据"心悸怔忡，心神不宁，失眠，脉结代"可诊断其证候靶点在"心"，然后再进行第二轮证候要素与脏腑辨证的应证组合，可以得出"心气阴两虚证"的诊断。还可以根据不同疾病的特殊临床表现，进行第三轮病证结合的应证组合，再得出心肌炎心气阴两虚证，或冠心病心气阴两虚证的诊断。

在这个诊断过程中，被限定的是各证候要素与证候靶点的相关内容，被规范的是各证候要素与证候靶点的组合形式与规律，而针对临床病证表现实际情况，进行多少个证候要素或多少个证候靶点的诊断，以及进行多少阶层应证组合，最后得出什么证候名称的诊断，则完全由使用者主动掌握。通过这样的方式以发挥临床医师的主观能动性，使之可以根据个人的经验及患者的情况进行必要的个体诊疗。

（六）结语

中医证候学研究是一项十分复杂的系统工程，它的研究对象的复杂性决定了必须从不同的学科、不同的侧面，用不同的方法和工具，进行多方面、多学科的交叉研究。复杂性科学研究的迅速发展也许会为证候研究带来前所未有的发展契机。

综上所述，证候概念的研究是一项艰巨而又十分有意义的工作，它不仅需要深厚的中医学理论和实践功底，需要对中医学传统文献中对于证候的论述进行深入研究和理论思考，同时还需要广泛吸取多学科知识并采用先进的实验技术手段，对其进行多视角、全方位的综合研究，唯有如此才有可能对证候概念的内涵和外延做出科学界定，最终将其扩展为中医学证候理论体系并用于指导和规范临床实践活动。

总之，在这个体系中，使用者有着极大的自由掌握的空间。虽然证候要素、各种辨证方法及应证组合的思路、规律与方法等问题，是经过规范的，有着相对明确的限定；但是，如何针对每一例临床患者进行应证组合，即应该具体进行哪几种要素的组合，需要几轮组合，最后诊断为何种具体的证候，均由使用者来主动掌握。这正符合患者个体差异及医生圆机活法的需求，能够保持传统辨证论治的特色优势。

中医证候不同于西医学中的疾病，而是作为一种独立存在的病理生理整体反应状态，对治疗处方具有直接的指导意义，是异病同治和同病异治的理论依据。因此，证候概念不仅具有诊断学属性，更重要的是具有病理生理学属性和治疗学属性；不仅是中药方剂的治疗目标，而且是中药方剂的效应基础，即所谓证候靶位。证候规范化研究首先应该正确理解证候的概念及其属性，这对选准证候研究突破口有直接指导意义。

三、病证诊断标准的规范化研究

辨证论治是最能体现中医诊疗特色与优势的核心技术，只有实现标准化才能体现其科学价值。辨证论治诊疗技术的标准化是中医药走向世界的前提标准，是衡量学科成熟的标志，是体现中医疗效优势的核心技术载体，它的科学价值是对中医诊疗技术行为发挥规范性作用和指导作用。作为中医药的核心技术——辨证论治要服务于全人类，不但临床疗效要取得世界医学界的认可，更重要的是形成辨证论治诊疗技术的规范，将其技术特色与优势以标准的形式固定下来，形成技术标准，所以，实现辨证论治诊疗技术标准化可以提升其技术的科学内涵，是走向世界服务于人类的前提。

中医辨证论治诊疗技术有两千多年的发展历史，具有完整的理论体系，独特的临床思维，肯定的临床疗效，其诊疗技术的成熟度毋庸置疑。但由于辨证论治是建立在整体观理念上的个体化诊疗技术，与西医学技术在理论体系、思维方式等方面存在很大的差异，也就是说个体化的诊疗技术犹如量体裁衣，按标准化的技术要求很难统归在标准化的技术规范中。辨证论治具有个体化的诊疗特征，与标准化的规范要求存在技术体系的矛盾。那么，辨证论治诊疗技术能否实现标准化，如何实现标准化并体现它的个体化诊疗特色，这是中医研究者面临的中医如何发展的难题，也是辨证论治诊疗技术如何走向世界、与世界医学科学接轨的重大问题。

（一）辨证论治诊疗技术标准化的研究现状

辨证论治诊疗技术是中医诊疗疾病的思维方式，它是以中医理论为指导，对疾病进行理（辨别证候）、法（确定治法）、方（依法组方）、药（组配药物）的临床思维过程，可见辨证论治中证候是治疗的基点，方药是治法的具体体现，其中又含有个人经验的学术成分，而标准化的要求，就是要将这一诊疗思维过程用标准化的形式固定下来，其技术要求不但要体现其疗效优势，而且要体现标准化的技术规范要求。基于证候是治疗的基点，证候治疗的客观化、标准化是辨证论治规范化的前提和基础，只有依据准确的辨证，确立治法方药才能保证临床疗效的可靠性。据此，自从20世纪50年代开始，中医药研究者围绕证候标准开展了系统的研究，对证候概念和内涵、证候分类和命名、证候量化的诊断标准等方面进行了规范化研究，中医证候标准的制订取得了一定的成绩，但是标准的临床应用情况却不容乐观。

在疾病辨证论治标准化的研究方法上，有研究者充分利用人才与技术资源优势，根据中医药技术标准的特点率先进行探讨，采用循证医学方法、专家共识法、定性与定量分析法等科学研究方法进行研究。首先在中医疗效有优势的病种上形成诊疗指南等标准化技术文件，基本上实现了中医药行业的一致性。最近有研究者在证候标准的制订中提出，通过提取证候表现中与病位和病性相关的证候要素对证候分类加以规范的新思路。但其临床应用性、技术操作的可行性、临床疗效的可靠性有待在推广应用中检验。

技术标准的基本特点是要取得相关方最大程度的协商一致性，一方面要求标准研究要在学科发展较成熟的基础上进行，另一方面作为个体化辨证论治诊疗技术要体现个体化技术特征，并要具有实用性、可操作性，才能被临床医生接受和应用，科学价值与疗效优势才能在规范辨证论治中得到体现。故此，近20年来，辨证论治的前端技术——证候规范化研究始终是中医药现代化和标准化研究的热点，相继出现了不少研究成果，如各学术团体、专业委员会制订了相关疾病的以辨证论治为核心的诊疗指南、证治标准；中医药行政管理部门组织专家制订了证治标准、中药新药临床研究指导原则等的证型标准；从事中医临床、科研的人员在学术刊物上不断发表各种疾病的证候规范文章；不同版本的教科书、学术专著也以辨证论治的证候规范为核心，提出各种不相同的证治类型，仁者见仁，智者见智，各抒己见，使得证候规范并未统一，并未达到作为成熟理论的辨证论治技术标准及协商一致性的规范要求。存在的主要问题有以下几个方面。

1.标准形式不够规范，内容不够均衡。中医药标准制订发布的部门、组织较多，程序不够健全，形式不够规范。如辨证论治标准既有单独的"诊断标准""辨证分型标准""治疗指南"，也有将几种组合的"中医病证诊断疗效标准"等综合性标准，又有仅包括某一病症的如"单纯性肥胖病的诊断及疗效评定标准"等单一病症标准。此外，证候名在各标准中也不够统一。这些问题给辨证论治标准的使用造成了很大的困难和不便，应当建立统一协调管理机制，对标准的制订与管理予以必要的规范。

2. 标准制订方法不够规范，协调性不强。从已发布实施的中医药行业标准来看，辨证论治标准的制订方法主要依靠专家对临床实践经验的总结，缺乏对个体化诊疗经验共性规律的提取，因而造成同一种疾病不同指南、教科书之间的证候分型和处方用药不统一、不协调的现象。一方面造成了指南使用者茫然无所适从，另一方面造成指南的权威性不高。同样，指南与教科书中的证型和处方用药也不统一。究其原因，主要是由于缺乏科学的方法对临床经验的共性规律进行提取，提高临床经验的可靠性、可重复性。如何采用科学的方法进行辨证论治标准的制订，避免指南、教科书间的内容不统一，体现标准内容的可重复性，应该是辨证论治标准研究需要解决的关键问题。

3. 单一证型标准与临床实际难接轨。近期有研究者针对疾病证候非实即虚的证候特征，以慢性萎缩性胃炎伴异型增生为例，开展了324例证型结构特征的临床研究。研究发现，虚实关联、标本相兼的证型占45%，进而认为慢性疾病以虚实相兼证型居多。现在的规范、指南等中单纯实证或虚证的证候规范论治使临床陷入了非实即虚的证候选择中，脱离了中医对慢性疾病辨证论治的临床思维。此观点提出的证候结构的多态性与证候演化的动态性使辨证论治标准的证型更为复杂，归根结底，使辨证论治的个体化特征在实现标准化过程中难以体现。如果疾病的主证类型有可能或有待于实现标准化的话，那么游离于主证之外的证候变异、症状变异的个体化问题的标准怎样解决，恐怕这是辨证论治标准化研究中值得深思的又一个层次的问题。

（二）实现辨证论治诊疗技术标准化的设想

要实现辨证论治诊疗技术标准化，应开展三方面的研究：其一，规范辨证论治标准制订的管理，增强组织间的协调性、统一性；其二，开展辨证论治标准制订方法的研究，探索个体化诊疗经验共性规律提取的方法研究；其三，梳理辨证论治标准的思路，坚持有所为有所不为原则。具体将通过以下几个方面论述。

1. 加强标准化工作的组织

领导建立健全中医药标准化管理体制，在管理体制建设中，要进一步明确政府主管部门、行业主管部门、地方主管部门、各企事业单位、学术团体等在中医药国家标准、行业标准、地方标准、企业标准的制订、推广、评价中的地位和具体职责，协调中医药标准制订部门间的关系，打破条块分割，形成统一领导、分级负责、权责清晰、运行顺畅的中医药标准化管理体制，通过管理体制形成标准的唯一性，增强标准间的协调性和统一性。

2. 加强标准制订方法的研究

辨证论治的个体化主要体现在单个症状采集的个性化、单个体征采集的个性化、症状体征群采集的个性化、辨证的个性化、用药的个性化几方面。但标准化研究的主要目的是从个性化群体信息中寻找共性规律。专家经验是在长期临床实践中人工总结出来的规律，但其科学性需要科学数据的支持。如何取得科学数据的支持，需要多学科交叉合作，借鉴医学统计学、数学等研究方法。例如，聚类分析、回归分析等多元统计方法，神经网络、贝叶斯网络等数据挖掘方法，基于最小二乘法原理的数学建模方法等都是从个性化信息群中发现共性规律的可用方法。在疾病证型分类和处方用药中，可以选择上述研究方法。由此可见，在辨证论治标准的制订中，可以在专家共识法的基础上采用数学统计学等方法形成科学数据对专家共识结果的可靠性进行支持，即形成基于证据的循证标准。

3. 开展标准制订领域的研究

辨证论治标准的研究要坚持有所为有所不为的原则，要在需求导向原则的基础上结合学科发展的成熟度。建议首先从中医药理论体系、优势病种两个方面开展中医辨证论治标准研究。

中医辨证论治理论体系主要体现在八纲辨证、六经辨证、卫气营血辨证、脏腑辨证的辨证组方中，其证候结构的辨证方法主要体现虚实标本的临床思维方法。伤寒六经辨证、卫气营血辨证的证型方药标准已很明确。始于《内经》的八纲辨证是辨识疾病表里寒热虚实病性的纲领。脏腑辨证理论是脏腑生理、病理证候辨识的标准，散见于金元之后的医籍中，尚未形成理论体系的共识，标准有待于进一步研究，它的研究有利于从辨证论治体系的理论源头上解决证候标准的思维方法，对临床具体病证辨证论治疗效标准的产生发挥了指导性与规范性作用。

开展优势病种辨证论治证候常态分布类型及治疗标准研究，包括实证、虚证、各类相兼证，及其核心处方用药研究；开展基于早期控制为主的重大疾病前期病变和重大非传染性疾病的诊疗标准研究。选择具有国际公认诊断标准的代谢综合征、胃肠癌前病变、慢性阻塞性肺疾病、慢性肾小球肾炎、慢性肾功能不全失代偿期、骨髓增生异常综合征等重大疾病的早期病变和疾病转归的关键环节，结合以往研究成果，进行干预和评价，明确优势所在，形成公认的诊疗标准。选择中医药治疗具有一定优势的重大难治疾病，如恶性肿瘤、心脑血管疾病、糖尿病、白血病、再生障碍性贫血、类风湿关节炎、急性多脏器功能衰竭以及女性的月经病、围手术期，明确优势所在，形成公认的诊疗标准。

总之，在中医药辨证论治标准的研究中，要在学科成熟的基础上坚持有所为有所不为的原则，以需求为导向，通过科学的方法从众多临床个性化信息中抽提共性规律形成标准，通过标准的形式把中医药辨证论治的优势和特色固定下来。

（三）中医诊疗标准制订的共性技术问题

中医药具有深厚的社会基础，随着巨大医疗价值和市场潜力的涌现，中医药在全球越来越多的国家和地区逐步普及，中医药标准化的需求也日益迫切。我国的"十一五"发展规划纲要以及国家中医药管理局"中医药事业发展规划"中明确提出，推进中医药标准化、规范化建设，建立起以中医药技术标准和管理标准为主体框架的标准体系,规范中医药发展。可见,以我为主制订中医药诊疗标准已迫在眉睫。我们发现,由于中医临床实践的自身规律,相关诊疗标准制订过程中的一些共性技术如证据分级、疾病证候分类、制订程序等问题缺乏规范,制约了诊疗标准的制订、认同和推广。因此,解决中医诊疗标准制订的共性技术问题,对于确保中医标准化事业稳定发展并逐步走向成熟至关重要。

1. 建立中医诊疗模式

模式又称范型、范本、模本,是某种事物的标准形式,是使人可以照着做的标准的样式。模式作为事物的标准形式或者样式,具有相对稳定的特征,这种稳定性来源于实践的证明和自身的不断修正。模式是从实践中总结提升而来的,具有一定的逻辑线索,符合逻辑思维。中医诊疗模式融入了中医的形象思维,是多学科综合的逻辑思维和形象思维结合起来的具有创造性功能的全新思维的一种模式,具有模式的范本作用和相对的稳定性。

模式和规律、原则、方法、策略之间密切关联。模式应在规律原则的指导下,任何一种模式中都包含着若干种方法,所以方法与策略是在模式以下的,模式的上面是规律和原则。如果模式没有具体可操作的方法,就不能称为模式,模式与规律、原则相比更加具体、可操作。方法的操作性比模式更具体,任何一种可取的方法在模式中均可以体现出原则、规律的渗透。策略是在规律的指导下,根据特定的情境对规律、原则、方法的变通使用,策略具有更大的灵活性。

中医诊疗模式框架的研究,将为中医诊疗标准的发展提供方向。研究中医诊疗的模式,应在中医药学自身的规律如整体观念、天人相应、辨证论治、形神一体这些理论框架原则的指导下,以象为素,以素为候,以候为证,据证言病;病证结合,法依证出,方证相应;证为主体,言之有理,理必有据,象意并举;理法方药,承制调平,圆融和合,防治求本。

规范中医四诊信息辨证论治是中医诊治疾病的基本原则,四诊信息是中医辨证论治过程中重要的和主要的依据,四诊信息的全面收集及规范表述关系到诊断、治疗、疗效评价等的判定。然而中医学具有两千余年的历史,由于时代变迁对语言的影响,造成了古今四诊信息描述的差异,而且地域性的不同也造成各地区习用的四诊信息描述之间有差别,使得中医临床诊疗术语出现了一词多义、多词一义现象。此外,中医四诊信息的采集是建立在传统的望、闻、问、切基础上,缺乏客观的诊断标准和量化指标。以舌诊为例,传统意义上将舌质的颜色分为淡舌、红舌、绛舌,且有明确的定义,但在临证时,面对同一个患者,不同医生会出现诊断不一的现象,客体的舌象不会是典型的淡舌或红舌,临证时可见多种介于淡舌和红舌之间的舌象,由于缺乏客观的量化指标,不同的主体对介于典型的舌质颜色之间的舌色的认识不一。因此,中医四诊信息规范化,尤其是对中医四诊信息的命名、临床描述、概念内涵、诊断标准、采集规范、量化指标等方面应进行不断的探讨和研究。目前,中医四诊信息规范化研究还未成熟和被普遍接受,其准确化和规范化是行业发展首先要解决的关键性问题。

在中医四诊信息规范化的过程中,需要解决两个重要的问题。第一个问题是观察的方法。从古今医学文献中全面搜集关于临床四诊信息的描述，构建条目池，明确需要规范的四诊信息的范围，每一个具体的四诊信息描述称为一个条目，对其标释，明确条目的概念内涵、临床描述要点，同时要注意对具有多重概念的条目将其不同的概念分别进行标释。在此基础上，对收集的条目进行分析总结，梳理条目之间的关系，对具有相同内涵的条目进行归并，选择临床上使用频率较高、最能概括概念内涵的条目作为它的名称。二是数据分析的理念与方法，融入整体系统。四诊信息的客观化、量化是制订四诊信息诊断标准和采集规范的基础。对于四诊信息的客观化、量化，许多专家学者都进行过有益的探讨，但尚未完全量化、客观化。如将症状的程度按照不出现、轻度、中度、重度分别量化为1、2、3、4，但该计量方法并不能完全适应科研和临床的需要；运用计算机技术、数码技术开发的舌象分析系统推进了舌诊信息的客观化，但还不能完全为临床所用，由于方法学的滞后严重影响了证候诊断的规范和疗效的评价，四诊信息的完全客观化、量化，需要中医与其他学科的交叉融合，才能真正实现。

2. 实现证类诊断的规范化

证候是对疾病生理病理变化的整体反应状态的概括，是一个多维、多阶、多变量的复杂系统。辨证是中医诊治疾病的基础，证候的确定建立在望闻问切的直观方法基础上，由医家思辨而经验性地形成，具有主观性、模糊性和随意性，缺乏客观、统一的诊断标准。证候诊断标准的欠缺在很大程度上阻碍了中医科研和临床的发展，阻碍了中医药现代化的进程。

"病证结合"是目前国内公认的临床诊断和治疗需要采取的原则和方法。但某些临床一级学科如外科、骨科某些病只须辨病无须辨证。在大多数内科病中需要采取病证结合的模式进行临床诊断和治疗。病分中西，包含西医的疾病和中医的病种，是以病理学内容为核心的疾病分类体系及以此为基础的诊断模式，证是以病机为核心的疾病分类体系及以此为基础的诊断模式。病证结合涵盖了从中西医病理学到中西医诊断学的全部内容，其实质是将疾病概念体系与证候概念体系相结合研究疾病的发生发展规律，指导疾病防治。中医治病，要立足于证候来探讨疾病，即"据证言病"，所以证候的规范需建立在病证结合的基础上。

许多学者在辨证方法新体系的指导下，运用数学统计手段探索证类诊断的"内实"和"外虚"，通过搜集患者不同时段的证候信息，探索证候的"动态时空"演变规律，这种降维降阶的方法，较好地解决了某一疾病的证类诊断规范化中的证类构成比、病证所属症状的基本构成规范、证类临床诊断标准规范、证类基本演变趋势等问题，为证候的规范提供了可行之策。

可见，解决证候规范化问题，利用数理方法，对西医疾病的中医证候进行大样本的临床流行病学调查是必不可少的。但由于"证"具有时序性、特异性和恒动性的特点，随着病程的进展和演变，其内容也在不断发生变化，而量化建立的函数式或判别方程，侧重把症状与证候作为相对固定不变的模式来刻画，建立症状和证候单一的线性对应关系，对证候诊断的动态演变以及证候的非线性关系则研究不足。因此，在解决证候规范的过程中，要不断探索更好更适合中医证候研究的多种方法，如将钱学森院士提出的"从定性到定量的综合集成"引入到证候的研究中，通过证候的研究，可以为证候规范提供思路，为证候标准化服务；同时，要注意到各种方法在实际应用过程中的局限性，重视结果与临床实践、中医理论的结合。

实现证候规范基础上的方证相应。方剂是一个复杂的系统，其复杂性取决于组成方剂的药物成分的复杂性及各成分相互关系的复杂性，也取决于方剂与人体相互关系的复杂性，方剂作用不仅在于方剂组成本身，而且与证候有关。中医方剂以证作为选取方的根据，并因证立法，创制新方，建立方与证、方与法、方与药的有机结合，体现了"方以法立、法以方传"的特点，使理、法、方、药丝丝入扣，一线贯穿。

方剂的规范应建立在"病证结合，据证言病，方证对应"的基础上，须从文献、实验、临床等多个方面进行不断的深入研究，互相补充。首先，以中医的病证为前提，大量搜集古代医家治疗某一病证的相关文献著作，进行统计分析、数据挖掘；其次，运用循证医学的方法对中医临床研究文献进行判定和评价，筛选出多个与证具有对应关系的方剂，将之应用于临床，并运用流行病学等多种方法，评价其疗效，对行之有效的方剂进行药理药效的实验研究，明确其作用靶点、作用机理及安全性等，才能够真正实现证候规范基础上的方证对应。可见，通过多种方法进行多次降阶，使之由一个复杂系统分解为多个彼此联系的线性关系，是解决方证对应问题的关键。

上述几个问题是中医诊疗过程中亟须解决的问题，建立中医诊疗标准制订模式是提高临床疗效、推进科研进步的必由之路，也是制订中医诊疗标准的前提和基础。症状、证候、方剂规范的最终目的是形成中医临床诊疗指南，规范临床治疗，提高临床治疗水平，加强中医学内涵建设，用标准化、规范化的形式再现中医理论和医疗技术，加强中医学与现代科学沟通能力，使其更快地走向世界。

指南的制订需要收集来自各方面的观点和意见，以及尽可能多的证据和文献，制订文件的框架。指南的证据来源于文献回顾、专家共识和其他方面的工作。一个高质量临床指南的制订最基本、最重要的是基于循证医学的证据，包括全面地收集证据并对证据进行科学的、准确的评价。然而，由于中西医学思维方式的区别，中医诊疗标准的制订与西医学诊疗标准的制订存在很大的差别，在中医指南的制订过程中如何体现中医证候分类的地位和作用、如何实现证候分类经验还是临床数据整理，如何将中医个体化的个案分析及经验总结体现到循证的证据上是至关重要的。因此，西医学诊疗标准的制订模式不适用于中医临床实践指南的制订，要探索中医诊疗标准的制订模式。在国际指南制订程序与方法的基础上，充分考虑中医治疗的具体特点，合理运用统计学、临床流行病学与循证医学等研究方法，将其与中医的具体特点相结合，建立具有示范作用的制订某一疾病诊疗标准的模式，对于中医诊疗标准的制订具有重要的意义。

目前解决中医诊疗标准制订问题的一个设想是采用德尔菲法（Delphi method）收集专家经验，采用循证医学方法对文献进行评价，对证据分级与分类，建立中医诊疗标准制订模式。但此设想尚需大量临床实践及科研验证。

制订中医诊疗标准，是一项艰巨而复杂的任务，须要解决其共性技术问题，首先要实现中医四诊信息定性定量规范、中医证类诊断规范、中医证候规范基础上的方证对应，在症状、证候、方剂规范的基础上，建立中医诊疗标准制订模式，最终制订有据可循的中医诊疗标准程序与规范。而思想的争鸣才能迎来百花齐放，这些共性技术问题的解决需要诸多专家学者的不断研究与深入探讨，以及在理论指导下的大量临床实践的检验。同时，要意识到这是一项长期的事业，需要不断的探索，并在探索中不断完善。

四、毒损络脉的理论诠释及临床意义

自 20 世纪末，围绕络脉与络病的研究逐渐展开，随着对络脉研究的日益深入，络病学说或络病理论已成为中医理论体系的重要内容之一。系统分析与总结络脉研究成果，深化对络脉、络病与病络的认识，以崭新的视角理解与诠释其外延与内涵，进而指导临床实践，具有重要的理论及临床意义。

（一）络脉、病络与络病

1. 络脉研究概述

络脉有气络、血络之分。气络与血络相伴而行，共同成为气血运行的载体。络脉有广义、狭义之别。广义之络包含"经络"之络与"脉络"之络。经络之络是经络系统的重要组成部分，是对经脉支横旁出的分支部分的统称。在形态上经脉较为粗大，是主干，络脉是细小支横别出的部分。脉络之络系指血脉的分支部分，脉络在《灵枢》亦称血络。狭义之络仅指经脉的络脉部分；络脉有阴络、阳络之异。络脉之"阴络""阳络"，大抵浮现于体表者就是阳络；深隐于体内者，尤其是深藏于纵深之处，横贯走行于脏腑内部者，就是阴络。

络脉的特点为分布的广泛性、结构的复杂性和功能的多维性。络脉在机体复杂的功能活动中，担负着重要的生理作用。络脉支持气血的运行，不同于十四经脉的如环无端、单向流动，而是既能使经脉中的气血流溢蓄积于络脉之中，又能反向流通，表现为双向性流通的特点。通过络脉流通，运行其中的气血依靠络脉自身的逐级旁岔深入分化，不断蓄溢渗透，灌注到相应的脏腑组织器官中，以实现营养作用。络脉在渗灌的同时，又不断地将脏腑组织器官的代谢废物吸收入血液中，并实现气血的回流，将代谢废物运走移除，以实现代谢排出作用。

现代研究表明，络脉的渗灌气血、濡养组织以及营、血、津、精的互渗作用与微循环的生理功能极其相似。中医的络脉不仅包括了西医的微循环系统，"气络"中运行的经气又远远超出微循环系统。络脉结构的复杂性和功能的多维性，决定了络脉是功能结构载体，并具有功能与结构密不可分的特征。

2. 病络概念的提出及病络说的理论与实践意义

《金匮要略浅注·惊悸吐衄下血胸满瘀血病脉证第十六》云："以由病络而涉于经，宜从治络血之法。"首次提出了"病络"这一名词。所谓病络，其概念的外延是络脉某种具体的非正常的状态，而内涵是以证候表达为核心的联系病因病机的多维界面的动态时空因素，是可以直接提供干预的依据。

作为一种病理状态，病络标志着疾病的轻重变化。大抵是疾病初期，邪气侵袭表浅之阳络而病的情形，而随着病程的延长或毒疡酷烈之邪侵袭络脉，则病程不论长短，均标志着病邪深入，病情危重。作为一种病势，病络成为认识疾病变化、确定治疗方案的一个理论工具。络脉有气络、血络之分，作为病络则也有病势趋血、趋气之异。趋于病气络者，多偏于功能的变化或丧失，少有形质异常；而趋病血络者，则在功能变化的同时，多伴有形质的改变。病络的发生，在时间上表现为一种动态过程，随着时间序列的递进，各种病邪产生的增多，应证要素组合的形式也就必然增多，临床上出现的证候也相应增多。作为一种病理过程，病络包含着复杂的动态病位变化。具体体现为各种病理因素空间特性的疾病演变的过程，在很大程度上是沿络脉深入传里布散的过程。在这一过程中，络脉正常的生理功能和形质结构遭到破坏，病络机制显现，各种病理因素纷呈，多因素交织于一体，邪气损正，阴阳消长，此盛彼弱，变化多端，始终形成而表现为流动的或动态的证候演变。病络作为络脉的一种非正常状态，标志着络脉的种种结构或功能的改变。就功能的改变而言，病络主要是络脉之气和络脉之血的异常。前者具体表现为络脉之气亏虚、气机郁滞、气郁蕴热化火或酿毒等；后者具体表现为络脉之血液亏虚、血液瘀阻、血液壅滞等。络脉结构的改变主要是络弛（如微循环麻痹之休克）、络破和络结。

总之，病络是中医学重要的病机之一。深入分析病络机制，理解其动态演变过程，对全面认识疾病、确定病位、判断预后，具有重要的意义。

（二）中风病毒邪论

"毒"的本义原指毒草。《说文解字》云："毒，厚也，害人之草。"毒是有害于机体的致病因素，这种致病因素无论来源于外界或体内，统称为毒。任何病邪不解，都可成毒。然而，邪与毒有质的不同，邪气偏盛猛烈，或蕴藏蓄积，郁久顽恶才是毒。

1. 中风病毒邪论的理论依据

关于从毒论治中风病，历代医家论述甚少，多从火热论治中风病。实际上，温、热、火、毒异名同类，温为热之渐，火为热之极，火烈之极尽是毒。火热之邪一旦形成，以其固有的阳热炎上暴烈之性，蔓延四起，燎燃周身，出现正气耗损，气化功能减弱，必然影响机体排毒系统正常的排毒功能，造成毒邪由生。热邪灼伤全身，五官九窍、腠理毛孔、经络血脉受损，排毒管道失畅，内生之毒滞留。火热之邪侵袭人体，容易引起血液妄行，毒邪必随之妄溢，浸淫留滞而成热毒重证。此外，火热燔灼经络，经气必为之受扰，信息传输失职，联络功能失常，从而造成排毒障碍。当然，在这里强调火热之极是谓毒，多指中风病先兆期。就中风病整个病程来讲，中风病先兆期和急性期，尤以热毒为多，而在恢复期之后，热毒势减，寒毒显现，且痰毒、瘀毒、湿毒亦往往混杂，从而构成了中风病复杂的毒邪病理机转。

2. 中风病毒邪论的临床依据

从毒论治中风病，不仅有其一定的理论基础为指导，更有其丰富的临床实践为依据。目前中风病临床治疗大多以清开灵、醒脑静注射液为主，这些制剂都具有明显的清热泻火解毒之功。另外，从中风病的临床表现来讲，亦显现出浓厚的毒邪色彩。①中风病起病急骤，见症多端，变化迅速，这与毒邪致病的骤发性是分不开的。②中风病病位在脑，涉及五脏气血，累及血脉经络，这又与毒邪致病的广泛性相似。③中风病病理因素涉及虚、火、风、痰、气、血多端，而毒邪致病又具有依附性和从化性的特点，恰恰是这些致病因素，才为毒生、毒聚、毒留、毒滞提供了可能的条件。④中风病多出现神志改变，而毒邪的酷烈往往造成"毒邪犯脑"和"毒邪攻心"，毒邪的秽浊性又可造成"秽邪蔽窍""浊邪害清"及"浊邪蒙神"。临床上对于闭证出现的神志改变，多用解毒开窍法救治。正因为如此，可以认为"毒邪"是中风病病理演变过程中极重要的一种致病因素，贯穿于中风病的整个病变过程。其他病理因素既是演变致出现毒邪的病因，又可因毒邪的致病特性而产生。二者既有区别，又有联系，必须分清诸邪成毒后的病机关键，才能有的放矢，切中要害。

3. 中风病毒邪的产生及致病特点

中风病过程中常见的毒邪：热毒（火毒）、痰毒、瘀毒、寒毒等。毒邪于中风病病机演变过程中，一旦形成，表现出种种见症。①损伤脏腑，以犯脑攻心为主。症见：神志昏迷，或谵妄，或嗜睡，或烦躁不安等。此外，入于肝则眩晕欲仆，痉厥抽搐；入于肺则胸高气粗，咳喘痰鸣；入于脾胃或肠腑则呕吐呃逆，口臭口糜，便秘，吐血便血；入于肾则二便不通或自遗；入于膀胱则尿赤淋沥等。②毒滞血脉经络，简称毒滞脉络。毒邪形成之后，必先滞气浊血进而导致留滞血脉、经络而成毒滞脉络之证。症见：眩晕，肢麻，肢痛，或口舌歪斜，言謇，失语，半身不遂等。临床所见，当毒邪始生或毒邪轻浅时，以毒滞脉络的表现为主，少见犯脑攻心重症，症状相对较轻，多可出现眩晕欲仆，一过性言语不利，或轻度偏瘫，或短暂性晕厥，或视物模糊等，且往往有发有定时、时作时止等中风病先兆期的临床表现。

（三）毒损络脉科学假说诠释及临床应用

深入研究发现，现代临床难治病、复杂性重大疾病大多是多因素的、复杂的、内伤性致病过程，既往在因于风、因于火、因于痰、因于瘀等的认识基础上，采用中医单一或多因的辨证论治，取得了一定的疗效，但进一步的疗效提高实在艰难且临床可重复性差。这些都促使现代中医学家总结以往的临床经验，重新审视其发病过程，提出了"内毒损伤络脉"的病因与发病学说。

1. 内毒致病易损伤络脉

内毒是指脏腑功能紊乱，气血运行失调，使体内的生理产物堆积或病理产物蕴积不解，损害脏腑组织而生之毒。内毒源于内生诸邪，无论痰瘀风火炽盛或诸邪蕴化累积，一旦酿化成毒，它仍可体现原有病邪的致病特点，但其致病作用都比原病邪有过之而无不及，它既是风火痰瘀等诸邪不同组合的复合形式（如痰毒、瘀毒、火毒、风毒等），更是诸邪蕴化、病邪性质由量变到质变的转化节点。

络脉网络在组织器官之上，正常生理状态当是充盈满溢，出入自由的，起到温煦濡养的功能，同时将代谢废物排出，具有功能与结构密不可分的特征。病则必有

"病络"生，"病络"生则疾病成。内生毒邪形成之后，必先滞气浊血进而导致络脉损害、功能障碍，成为引发疾病的重要原因，同时也可因诸邪蕴积，酿化生毒，损伤络脉，败坏脏腑，使病情突变或进展恶化，从而更加难治难愈。

2. 内毒损伤络脉是现代临床难治病、复杂性重大疾病进展加重发病的共性原因

当代中医学家在长期临床实践基础上，提出内毒损伤络脉的病因与发病学观点，随着理念的更新和研究的深入，对此正在逐步达成共识。20 世纪 80 年代以来，从传统的安宫牛黄丸发展而来的清开灵注射液 I 号方，重在清热解毒、化痰通络，从治疗病毒性肝炎、上呼吸道感染着手，取得较好疗效。在此基础上，在"七五""八五""九五"期间，针对缺血性中风病急性期原有常规治法难以更好取效的状况，采用了静脉滴注大剂量清开灵以清热解毒、化痰通络，随后又扩大应用于出血性中风急性期治疗。大量的临床实践证明，解毒通络在急重型出血性、缺血性中风病抢救和治疗上取得疗效，进一步验证内毒损伤络脉的存在和在发病中的作用。近年来的深入研究发现，急性中风后常有内生瘀毒、热毒、痰毒互结，毒邪损伤脑络，破坏脑髓，这些毒性病理产物，继发成为重要的致病因素，累积蕴化日久，不仅参与了脑神经元损伤链的病理过程，而且是中风病病情险恶、难以治愈的关键因素，内生毒邪的作用后果还可造成脑组织及功能的进一步损害，导致智力下降乃至痴呆发生。事实证明，在治疗与用药方面针对病因以解毒通络为法，及时清除及抑制这些有毒物质的产生，可以提高疗效和改善预后。此后陆续的研究报告有内生热毒、湿毒、瘀毒、痰毒等导致毒损肾络、毒损肝络、毒损胃络、毒损肺络、毒损心络等，由此而产生的疾病有慢性肾衰竭、病毒性肝炎、肝纤维化、慢性萎缩性胃炎、阻塞性肺气肿、病毒性心肌炎、冠心病心肌梗死、肿瘤、艾滋病、动脉粥样硬化、帕金森病、活动性类风湿关节炎、干燥综合征、系统性红斑狼疮等，从多视角、多系统证实了内毒伤损络脉是临床众多难治病、复杂性重大疾病发病和进展加重的共性原因。遵循审因论治、因脉证治的原则，可直接、有效地指导临床防治，提高疗效，因此揭示其科学内涵是病因与发病学理论乃至治疗学理论可持续发展的迫切需要，深入研究有望在病因学理论和疗效上取得进展与突破。

3. 内毒损伤络脉是病因联系病机复杂的动态过程

内毒损伤络脉是病因联系病机的动态过程，也是疾病发生与转变的重要原因，其形成涉及多种致病因素的相互作用，多个病机环节的演变转化。而风、火、痰、瘀等内生病邪不仅导致络病发生，而且存在于病络机制的各个阶段，不断推动络中气机郁滞、血行不畅、络脉失养、津凝痰结等病机环节的转化。然而无论络脉中邪积或邪盛，一旦酿生成毒，即可损伤络脉，进而败坏脏腑组织，可见内毒损伤络脉是病络机制的关键环节，在这一动态过程中的不同界面仍然可以体现出原有致病因素的特性，但其程度上有层次和量级的差别。内毒损伤络脉不但标志着毒邪的性质、邪入途径和部位、机体的状态、疾病的轻重变化等，还体现着机体内相关物质基础由此而发生的动态变化，其物质基础涵盖了血管活性物质调控异常、血管内皮和平滑肌细胞损伤、细胞因子及信号传导通路调控异常等由细胞、亚细胞结构、活性蛋白、基因多个层面组成的信息网络的异常变化，从而形成一个动态的、多维的、开放的复杂系统。显而易见，在这一前提下，注定很难用一个单元的特异指标来解释它。

因此，将整体论指导下的内毒损伤络脉病因与发病学说同现代生命科学技术相结合，阐述其科学内涵成为研究的必由之路。通过随机的临床试验和前瞻性的动物实验，取得大量数据，并利用现代计算机和信息学的理论方法和实验条件，对海量数据、信息进行"系统集成"，分析认识动态过程中的不同表现，从而较为准确地把握内毒损伤络脉的具体状态，指导临床治疗。这也必将成为中医与西医、传统与现代研究的契合点、切入点。

五、中风病痰热腑实证与化痰通腑法的临床应用

痰热腑实证是中风急性期的主要证候，在病情较重特别是在中经络和中脏腑患者中出现率更高，积极通腑泄热不仅可以防止中经络向中脏腑移行，防止病情加重，同时还有助于中脏腑患者意识状况改善，促使病情向中经络方向好转。由于痰热腑实为中风气机逆乱、痰热壅结阻遏中焦这样一种共性病理机转所致，因此化痰通腑法成为中风病急性期主要的治法之一。长期临床观察发现，经化痰通腑治疗，待痰热化、腑气通后，患者原有的病状往往呈现不同程度的好转。

（一）中风病急性期痰热腑实证的形成

中风病急性期痰热腑实证严重程度不一，形成途径多种，多因为饮食不节、烦劳过度、性情急躁、正气衰弱等因素相互影响导致痰浊内盛、痰热蕴结，阻遏中焦，致使中焦气机升降失常，腑气不通，从而形成痰热腑实。痰热腑实证的临床症状表现为腑气不通和痰热证两方面，其基本症状特点是便秘便干，舌苔黄厚腻，脉象以弦滑为多见。在中风病患者中无意识障碍者可见，有意识障碍者亦可见。其意识障碍表现为烦躁不安，或思睡嗜睡，呼之能醒，可回答问题，但移时复睡。患者还可见腹胀满，口气臭秽，舌质红或暗红。证类划分当属中脏腑，治疗要点急当化痰通腑，痰热去，腑气通，浊毒下行而无上逆清窍之虑，从而改善意识状态，相应达到减少并发症、缓解病势、减轻神经功能缺损程度的目的。

（二）化痰通腑法治疗后证候演变与疾病转归

1. 腑气通畅，痰瘀阻络，病势向愈

痰热腑实形成于中风后风痰瘀血痹阻脉络、气机逆乱、痰瘀化热者，此类患者多为中风中经络，痰热腑实一般多出现于中风后 3～7 天，在中风病情的极期，及时化痰通腑后，往往只需 1～2 剂，绝大多数患者则腑气通畅，痰热减轻，病情稳定，逐步向愈。

2. 腑气通畅，气虚血瘀，病势趋缓

痰热腑实形成于气虚血瘀、气机逆乱、虚气流滞、气虚生风者，中风后以风痰瘀血痹阻脉络标实为主，但部分患者在发病 5～7 天时痰瘀化热出现腑实内结。由

于证候演变缘于患者本身气血不足的体质，应用化痰通腑法后腑气通、痰热消，标实证候已去，正气虚象渐显，多见气虚血瘀证，病势趋于和缓，但由于患者素体正气虚弱，因此，本证病程相对较长，恢复较慢。少部分患者可能出现虚风再次形成，引起复中或小中风的发生。

3. 腑气通畅，腑实再结，病情欠稳

痰热腑实形成于中风后风痰上扰，痰浊瘀血痹阻经络，痰浊瘀血阻遏三焦致气机不畅，或兼痰湿内盛化热者，往往患者素体气郁、痰湿相对较盛，应用星蒌承气汤化痰通腑后大便虽可通，但大便量少、虽通而不畅，须坚持应用，大便才会通畅，或大便通后，痰热未减、气机未畅，腑实很快再结。此类患者经化痰通腑治疗，腑气通畅后，病情虽有好转，但因痰热易蓄势再结，更致气机不畅，故病情又欠稳定，须密切关注，积极调治保证腑气通畅、气机条达。

4. 腑气通畅，痰热仍盛，病势缠绵

痰热腑实形成于素来内蓄痰热之体，或肝阳素盛兼嗜食肥甘者，患者平素即常有腑实内结，中风后风痰上扰、痰热腑实在发病后即刻形成。此类患者多为中风中经络，或中经络向中脏腑移行者。化痰通腑法治疗至腑气通畅后，痰热内蓄或兼肝阳上亢之势仍然较盛，表现为患者口气臭秽、舌红苔黄腻或黄厚腻、脉弦滑诸症未有明显改善，或伴有头痛、头晕昏沉、嗜睡，上述症状可持续 1～2 周或更久，化痰通腑法需要坚持治疗的时间较久，病情相对急重的状况持续时间较长，积极合理全面调整有助于病情稳定和好转。此类患者值此期间，若调摄不适或用药权衡不周，致腑实再结、痰热壅盛，可致热盛阴伤，或痰热扰神，甚至内闭心窍，导致病势逆转，因此治疗调护不可不慎。

5. 腑气通畅，阴液大伤，病情不稳，警惕复中

阴虚阳亢、水不涵木之体，在肝风内动、风火上扰、气机逆乱、痰火阻遏中焦基础上形成痰热腑实证者，在清热息风的同时，并用化痰通腑法，若腑气通畅但由于邪热内炽、灼伤阴液，或是屡用脱水剂后阴液大伤者，病情不稳，容易出现阴虚风动证，导致复中风，临床应高度警惕，积极防治。

6. 腑气不通，风火更甚，痰热内闭心窍，由腑及脏，病位加深

屡用化痰通腑法后腑气仍不通，多见于痰热实邪重或兼风火内扰者。风火炼液为痰，可加重痰热内结之势，痰热互结又可进一步化火生风，形成恶性循环。痰热随风阳上扰清窍，而见神志昏蒙。若腑实不通、痰火壅盛，风阳痰火内闭心窍而致昏迷。此时病情由腑及脏，病位加深。此类证候演变如果治疗及时得当，于 1 周或 10 日之内，神志逐渐清醒者尚可脱离险境。

7. 腑气不通，风火痰热猖獗，变证丛生，病势恶化

痰热腑实、痰热内闭心窍虽经化痰通腑法治疗仍腑气不通，风火痰热猖獗，消灼阴液，耗损正气，正不胜邪使得变证丛生，病势恶化。常见变证有四。一是在口噤不开、水米不进的情况下出现呃逆频频的症状。这是由于风火痰热消耗正气，因胃气败伤而形成。二是阳闭神昏数日之后，骤然背腹灼热而四肢手足厥冷，此时患

者背部、腹部用手摸时犹如火炭烧灼般烫手，这是肠热内闭的缘故。然而患者手足冰冷，甚至寒冷至肘膝以下，上下肢发凉的程度是肢体远端更凉，这种四肢发凉甚至冰冷的症状称为"厥逆"，是由于邪热内闭，阻遏阳气外达而形成的。中医还有"热深厥深"的说法，即是邪热内闭的情况越重，则四肢厥冷的症状亦随之加重。三是阳闭神昏不遂之时还兼有频繁的抽搐。这种中风神昏患者出现的抽搐，西医学认为是脑血管病继发的癫痫，中医也可以把它看成是癫痫的一种证候类型。这是因为肝风与痰热互结，在屡犯心窍的情况下，由风阳内盛，肝阴不足，使筋膜燥涩，内风动越所成。四是阳闭数日之后出现便血、呕血的症状，这是由于邪热猖獗，肝胃之火灼迫血络造成的。变证一旦出现，无论呃逆、厥逆、抽搐或便血、呕血都是病情恶化的标志，预后多不佳。

（三）化痰通腑治疗后证候演变及相应治疗措施

1.痰热瘀阻，痰瘀阻络证

经过化痰通腑后，腑气已通，痰热消减，首先出现痰热瘀阻证，临床上常见患者大便已通，但舌苔仍黄腻，或口气臭秽虽减轻但仍存在，或有瘀斑，舌底脉络瘀张，脉弦滑或涩，并见面部烘热，心烦易怒，走路脚步不稳等。故治疗以清热化痰、活血化瘀通络，常加全瓜蒌、胆南星清泄痰热；丹参、赤芍、鸡血藤等活血通络；亦可酌加行气、降气之品，如枳实、半夏、橘红等以理气化痰。此证调治一段时间后，痰热渐化，呈现痰瘀阻络证，舌质淡红或淡暗，苔薄或腻，治疗以化痰通络为主。

2.痰热已退，气虚血瘀证

应用化痰通腑法治疗后腑气通，痰热标实证候已去，临床常见气虚血瘀证，患者面色㿠白，气短乏力，口流涎，自汗出，手足肿胀或肢体松懈瘫软，舌质暗淡，苔白腻，脉变为沉细、细缓或弦细。此时需益气，然而在痰热刚刚化净之时，虽有气虚见证，益气药物应以甘平或甘微温之品最适宜，药如太子参、茯苓、生山药、白扁豆等，注意避免过分甘温壅滞气机的药物。至恢复期纯属虚证而无热象，可考虑黄芪、党参等药的使用，方剂可选《医林改错》补阳还五汤加减。

3.气机未畅，腑实再结证

应用星蒌承气汤化痰通腑后大便通，由于气机不畅，腑实再结，舌苔仍黄腻，此时应考虑少阳枢机不利，改用利气疏导的大柴胡汤。大柴胡汤主少阳兼阳明实证，是由少阳邪热未及时和解而传入阳明，为"枢机不利，里热结实"之故。审证论治，故治宜"外和枢机，里下结实"，即因枢机不转，里实内结可相互影响，故治疗时双管齐下，则可收事半功倍之效。中风病人多是气机不调畅，应用大柴胡汤治疗时，外用和解之法以利枢机，并可促进腑气之畅行；内下结实之邪也可助枢机运转，两者相辅相成、相得益彰。

4.痰热内蓄，肝阳亢盛证

经化痰通腑法治疗，腑气通畅后，部分患者出现痰热内蓄或兼肝阳上亢证候，表现为患者口气臭秽、舌红、苔黄腻或黄厚腻、脉弦滑诸症未有明显改善，或伴有头痛、头晕昏沉、嗜睡，上述症状可持续 1～2 周或更久，清热化痰通腑法或兼平肝潜阳息风法需要坚持治疗的时间较久。

临床治疗多以星蒌承气汤和羚角钩藤汤加减治疗，药用胆南星、瓜蒌、黄芩、天竺黄、酒大黄（后下）、丹参、赤芍、羚羊角、钩藤、菊花、生龙骨（先煎）、生牡蛎（先煎）、川牛膝等。同时配合清开灵注射液或醒脑静注射液。

5. 气阴两虚，阴亏内热证

如果应用化痰通腑剂后舌质转红绛，黄腻苔呈斑块剥脱，甚至舌面光净无苔，脉弦细而数，并烦躁不安，甚至彻夜不眠者，属痰热内蕴而阴液内耗、胃气虚衰的表现。这主要是由于痰热腑实证经治腑气已通，痰浊渐消，而邪热更炽，灼伤阴液或是屡用脱水剂后阴液大伤，致使内风旋动转化为阴虚风动证。此时治疗最难，可适当加入鲜生地、沙参、麦冬、玄参等育阴药，但不宜过多，恐有碍于涤除痰热。此时病情不稳，发生复中的危险性很大。

6. 腑气不通，痰热内闭心窍证

痰热内闭心窍为阳闭重证，可见于起病之初，也可由痰热腑实证及风火上扰清窍证转变而来。应该指出，若本证神昏、半身不遂，起病骤急，多在顷刻之间发生，则是因为暴怒等情志刺激使肝阳暴涨，阳引风动，致气血奔并上窜，气血俱浮上壅，如迅雷不及掩耳之势干扰神明之腑而发病。临床以起病骤急，神昏，昏愦，鼻鼾痰鸣，躁扰不宁，半身不遂甚而肢体强痉拘急，舌质红绛，舌苔褐黄干腻，脉弦滑数为主症。至于半身不遂而肢体强痉拘急、项强是由痰火亢盛，内风横窜，肝肾阴液耗伤，筋脉失于润养而成；面红、躁扰不宁、气粗、口噤、便秘等症均属风火痰热阳邪内闭的表现；舌质红绛、舌苔褐黄干腻是阴液大伤、痰热内盛的表现；脉弦滑数由痰热使然。临床应及时清化痰热、醒神开窍，选用羚羊钩藤汤加减。药用羚羊角粉 2g（分冲），钩藤 24g，菊花 10g，夏枯草 15g，黄芩 10g，生石决明 30g（先煎），生赭石 30g（先煎），石菖蒲 6g，远志 6g，牡丹皮 10g，天竺黄 6g。中成药亦可用安宫牛黄丸或局方至宝丹，以及选用清开灵或醒脑静注射液静脉滴注。

7. 腑气不通，风火痰热猖獗，中风变证

中风病变证是因邪热炽盛、内闭气血而使阴阳离决的危重病证，包括呃逆、厥逆、抽搐、呕血、戴阳。可在痰热内闭心窍、神昏日久，或正不胜邪，或治疗不当的基础上，由于风火痰热猖獗、邪气亢盛，耗损阴液阳气，败伤脏腑功能，气血逆乱、阴阳格拒而形成。

密切观察变证的早期信号，在变证发生之前积极防治具有重要意义。比如呃逆变证，由痰热腑实导致气机逆乱引起，宜积极通腑泄热、和胃止呃，根据病情选用大承气汤加味或大柴胡汤、黄龙汤加味。而因胃气胃阴两伤属"土败胃绝"之呃逆，应益气养阴、和胃止呃，方选人参粳米汤。厥逆为热深厥深应急予羚角钩藤汤加减，送服或鼻饲安宫牛黄丸、局方至宝丹，此与痰热内蒙心窍证的治疗相同。厥逆而周身湿冷、阴阳离决之时，方选白通加猪胆汁汤，以附子、干姜回阳救逆为

主，反佐以猪胆汁咸寒苦降之品，取"甚者从之"之意。由于变证多发生于邪盛正衰之际，因此对中风重症患者，虽以风火痰热猖獗为主，但兼见气血亏虚、阴阳损伤之证者，宜在积极清热解毒、化痰息风、开窍醒神的同时，予以或益气养阴或回阳固脱的抢救治疗，临床用药方面可在服用安宫牛黄丸或局方至宝丹，以及运用清开灵或醒脑静注射液静脉滴注祛邪的同时，加用参脉注射液或参附注射液扶正救治，或可力挽狂澜，防止变证脱证的发生。

综上所述，痰热腑实证为中风后气机逆乱，中焦痰热内蕴、阻遏，导致升降失常、腑实不通，是许多不同状况的患者中风后的共性机转；应用化痰通腑法后出现不同的病状，体现了中风病发病和疾病发展的个体化病机特点。把握中风病的疾病与证候演变规律，同时临证时还需深刻了解每位患者的禀赋体质、生活习惯、危险因素、发病特征，在临证时把中风病病证演变规律与患者的具体病情相结合，随机应变，才会提高临床辨证论治的疗效和中医药防治中风病的水平。化痰通腑法治疗意识障碍虽为急则治标，然贵在辨证求本，临床凡痰热腑实证当必适用。

对于中老年人，应及早调理肠腑功能，以便预防中风病的发生。在中风病急性期的治疗中，应注意调畅肠腑气机，使患者安全度过急性期；在中风病恢复期，调理肠腑既可杜绝痰瘀之来源，防止中风病的再发，又可促进肢体的早日恢复。

（郭蓉娟　张允岭　靳琦　李岩　刘金民　陈志刚　高颖　邹忆怀　谢颖祯　王嘉麟　于淼　王椿野　熊航　邢佳　朱晓晨　史华伟　赵宜军）

第八节　增广新概念五行图——论元系统模型

晚近随着系统科学的兴起，许多中医同道试图将系统科学与传统中医理论相结合来阐释中医思维的科学性，其实就思维而言，本属于哲学的范畴，国人习惯称之为智慧、悟性。西方科学的思维源于哲学，因此有哲学为科学之母一说。中医药学不同于西方医学，西方医学思维承于科学之形式逻辑思维，强调事物或要素的可见性以及之间的独立性，妄加一分即为谬误，非此即彼。而中医学植根于中华文化，倡导元神、元气为万物之源，一气混沌，阴阳相易化生万物亦此亦彼的辩证逻辑思维。数学作为自然科学的基础，国人更倾向称其为数术，伏羲一画开天及老庄"道生一，一生二，二生三，三生万物"之说将数赋予了辩证逻辑思维的内涵。哲学和数学结合催生了哲理数学的新兴交叉学科。哲理数学是西北大学哲理数学研究所孟凯韬所创，其中提出元系统的理论，认为万物的形式具有元系统的属性，元系统具有整体性、关联性和不可分割性，元系统区别与一般系统之处在于其要素并非界位分明、相对独立的存在。系统一说属于宇宙观的思维层面，符合国人其大无外其小无内，知其白守其黑，复归于无极，朴散则为器，大制无割的思维。大小并非形质实体分割之绝对，实指神者、气者，因唯有神、气视觉不可及者，方可大而无外，小而无内，无边无界，混沌不可分割，大者可谓之元系统，小者亦可谓之元系统，大小为相对而非绝对。因此，有大太极、中太极、小太极之谓也。西学量子力学试图以量子、量子态来揭示微观世界，着眼于能量不可分之量子而非视觉可及之粒子数目，可谓思维之进步也，然仍旧执念于人力之分割，神气之混沌乃天道之自然，浑分交替瞬间发生轮转不息，绝非人为可分割得见。先哲"以象尽意，得意忘形"乃思维之普世。形质中轴之气氤氲阴阳二气，中轴位居元系统之径线，于气之运动始于升续于降，于地之五运而言位居木金，于八卦而言位居艮坤，于时节而言位居（两立）立春、立夏。本文之内容，力求溯及现行中医学基本理论的源头，不对思维模式妄加批驳，而是指向宇宙大化之圆融态势。不适之处，以求同道议而共鸣。

一、元系统的内涵

元系统从属宇宙观的范畴，探讨万物起源及生成、演化的问题。元系统从辩证思维的角度切入，阐释包括中医学、自然科学、社会人文在内的世界十二大规律。元系统之不可再分性，触及宇宙万物的起源，分浑交替规律，顺逆转化规律，消长对称规律，三五生成规律是其核心。前三者易理解，三五生成似乎有悖一分为二之思维，然两分三分实则为一。三为阴阳相易之太极（易有太极），五为内孕五行无极而太极混沌之真（太易、太初、太始、太素、太极之神、气、形、质阴阳分化过程）。五行内蕴无极各一之精，无极之真，二五之精，妙合而凝。太极分两仪阴阳，天地初分，五行之生也，各一其性。万物之生皆禀阴阳之各一，所以万物皆分阴阳且内孕五行。两仪分四象，四象分八卦，至此有了宇宙万物，有了中心。有了类属阴阳相对的前后、上下、左右、南北、东西、左间、右间方向之分，同时也就有了两分（春分、秋分），两至（夏至、冬至），两立（立春、立秋），子前午后时节之分。也就是出现了维度为构成要素的"体"（神、气、形、质融布于维度内），最终完成由太易—太初—太始—太素—太极—体（神—气—形—质—体）的阴阳相易（分化）过程。正因为神气形质的内蕴，所以有体即有用。何谓"用"？"用"乃阴阳二气相易、五行之气生克（五行之生也，各一其性），无极而太极之一气混沌内蕴五行（二五之精，妙合而凝），混沌太极到阴阳既分，决定了以阴阳为基础的二分生成规律，且分化生成的宇宙万物都具有五行的自相似性，也就有了四季分五行，干支分五行，脏腑分五行等。如果说无极而太极之混沌是宇宙万物之起源，那么其内蕴之阴阳五行则是构成这个初始系统的元素，也就是说无极而太极之阴阳五行不可割裂而独存。因此，以阴阳相对而分化之体、用、运、动必然具有五行的基本属性。孟凯韬先生所言：元系统具有整体性、关联性和不可分割性，元系统区别于一般系统之处在于其要素并非界位分明、相对独立的存在，可见元系统的提出是基于儒道思维的宇宙观。因此，基于元系统的思维势必朝向亦此亦彼之辩证逻辑思维，而非西学非此即彼之形式逻辑思维。

基于元系统的思维，孟凯韬先生构建出元系统的模型——新概念五行图。通过数次和孟先生探讨学习，共同提出增广补注新概念五行图，以便更好地阐释中医理论。

二、元系统模型

新概念五行图是思维构建，非实体勾绘，属于思维模型而非实体模型。人之视觉决定所视之物皆为一面之象，面面俱到绝非可能，阴阳相易二五妙合无时无刻。因此，仿真、写真绝不同真，唯有思维构建方可无穷。西学以三轴三面之三维来描述空间模式，基于三维之空间模式球状似乎理应为最恰当的体现。而阴阳相易，二五妙合所生之万物，所禀元气升降（上下）、浮沉（左右）、子午（前后）绝非直线无返，也绝非起点回到起点的简单之圆，而是升降浮沉流注各有其轴开阖的多轴特性，多轴必见多面。因升降、浮沉、子午流注无时不在发生，因此万物之生成变化必然呈现出多轴多面的多维复杂性（具体在下文有论），而非简单之圆，简单之球。也就是说我们视觉所见皆为一面之缘，瞬间即逝。正如《金刚经》所言："凡所有相，皆是虚妄。若见诸相非相，则见如来。"虚者虚空，妄者非真，虚空为内实、为因、为不竭之动力，妄者为外虚、为果、为生灭之现象，眼见为实，实为偏见。为苦、为疾，亦为幻象，因苦疾其根在形质，凡形质者无不为幻象，为医者贵在能知其幻、破其迷，阴阳之剥复，万物之造化了然于胸，依宇宙大化而印人，方能识得身之真灵（无形之神气），点破苦疾之本（由症到证象意分析），否则必因幻生幻，虚虚实实之辈丛生。圣贤依大化所见所绘之圆，或为前后所视曲之重叠，或为左右所视曲之反向相连，或为球展开圆之拓扑。同样元系统之模型以圆来演示阴阳、五行、升降浮沉、子午流注，类属思维模型，绝非起点回到起点的正圆，也非正圆绕轴旋转而成球体之简单。

三、元系统五行分布位置

现行的中医教材将五行学说归属于一种朴素的唯物主义哲学思想，似乎将五行固化为物的层面，实为不妥。医家思维，诸子创其滥觞，儒道尽其深致，然据儒道之宇宙观，五行之内涵更多朝向功能（五行之生也，各一其性）及其相关性（二五之精，妙合而凝）。黄元御《四圣心源》曰："五脏六腑皆由中气变化而生，皆言气，不言质。故虽曰五脏六腑，实为一气轮转，升降不息，浑然一体。"五行之生，各一其性，性归升降浮沉中达也，升降浮沉中达气机也（太极太虚理中气），五行可见之象也，无元气（先天一炁）之升降浮沉，则无阴阳既分五行化生，五行之性构成元系统的整体不可分割性。西学有能量之称，微观之量子，国人则更倾向于神、气及元神、元气之功能的表达，万物禀元神、元气而生生化化，进一步提出五行内涵非重于物质而是五行之气生克升降、你中有我、我中有你的元系统性。

关于五行分布，现行中医理论五行生克是呈线性的，土位居中线。《素问·太阴阳明论》曰："脾不主时……脾者土也，治中央，常以四时长四脏，各十八日寄治，不得独主于时也。"该理论与儒道之宇宙观更为契合。因为阴阳既分而后的四象（四时）、八卦（八方），都是以地表为基点，相对而布生。四时皆受土气，且各王四时十八日，也符合元系统亦此亦彼的思维。另外，《素问·太阴阳明论》土各王四时十八日以及阴阳两分、四时相对而布的宇宙观，说明土为居水火，木金之中位，各王十八日唯有圆之半径方可实现。土居中位，四行等位布于四周，更好解释五行之生克，木克土而生是因木居土位方可体现其曲直而生之用，设若木离土则为死木，可谓木中有土。古人钻燧取火，亦取材于木，木受土气而生，火焉能脱土而作，可谓火中有土。金石更不能离土独生为常，金气肃降之性目的也是入降土中，可谓金中有土。《素问·阴阳应象大论》："地气上为云，天气下为雨，雨出地气，云出天气。"可谓水中有土。《灵枢》"脾为阴中至阴"之论，至者来至，首下尾上也，说明土具上行下达居中贯穿运动之能事。中位之土，左居者己土，右居者戊土，己土主升，戊土主降。

四、新概念五行图体现的维度内涵

《素问》言"四维相代"。何谓四维？黄元御《四圣心源》曰："既言四维之病，又言四维之转。"历代医家莫衷一是，但显然四维强调气之运动，然神气形质体不能割裂而独存，因此，中医之维为寓不可见神气于内之形质体（已有天地形寓气）。

天地阴阳既分，类属阴阳相对之四时八方随之分化而成。四时之春木因冬之所生一阳左旋而升，至夏升而转浮；秋金得夏之所长一阴右转而降，至冬降而转沉。既有四维之称，又有升浮、沉降之别，再有升降、浮沉之相对。显然升之运动异于浮之运动，降之运动也就迥于沉之运动，那么升降浮沉之圆非在同一圆，而为圆之四折四面也；折非直折而是曲折，面非平面而是曲面。因一阳柔生，一阴柔降，柔者阳中有阴，阴中有阳，而非纯阳极阴，势必使柔升柔降皆为直曲运动。直曲有人力而为之，有自然之直曲，后者必有向心，圆有径线之向心，曲面有中轴之向心。即升至浮一折也，浮转降二折也，降转沉三折也，沉转升四折也；升降各居一面而相对，浮沉各居一面而相对，升浮降沉运动轨迹呈现为球形。古人文字用意甚深，冬至夏至之称用以表达首上尾下浮之夏至，以及首下尾上沉之冬至。首上易为首下，如同箭矢之射、落，寓意返也。然四折四面只为大概（总体趋势），让人感知至显而已。两立、两分、两至者是折，八方、干支月、节气、平旦、日中、日西、时辰亦是折，因四时、日月节气时辰亦分五行。圆者极小者线曲直难分，球极小者面亦平曲难分，圆极大者曲线可由直线连成，球极大者曲面亦可由平面网成。西学之抛物线形状为圆弧，抛物线旋转形成抛物面。阴阳相易不息，升降浮沉轮转不灭，然而绝非简单的起点回到原点，时如白驹过隙，空见物是人非，生生灭灭，唯一不灭的是神气流转之运动。

维、维度是对时空关系的表征。中医之四维是变化的，元系统之四维内寓神气，随着阴阳分化维度则倍增，不是简单的三维、四维之构建。

王永炎院士研究中医证候引入维度的概念，从中医证候多维的特性出发，采用降维的方法研究证候之本质，这是与西医不同的。西医从可见之形质体（病原、病理）入手诊断疾病，中医诊病辨证则以象开端，融禀赋（先天一炁二五之精）、时空于一体，分析总结疾病当下之本质，而名之曰证。根据证之变化，不仅注重剥离证之本质即证素（还原），更强调证素之间的分化组合（整体）。然中医之还原非形态、结构、成分之还原，而是基于功能相关性的还原（八纲、气血津液、卫气营血、经络、脏腑、三焦）。形质之还原，到头来难以体现差异性，也就达不到自下而上的部分到整体。而功能的还原，是基于自相似性的还原，既可以实现自上而下由整体到部分，又可以做到自下而上由部分到整体。因此，中医思维实属还原论思维和整体论思维的辩证统一，非整体论思维、还原论思维之唯一。证素也就是类属西学之维度，这也就不难解释中医同病异治理论，根本原因在于升降浮沉开阖出入之运动随时空变化而变化，随着维之反折，自然产生多维之特性，证候的规律呈现多维多阶多轴心的复杂系统。

　　基于元系统的阐释，孟先生勾勒出新概念五行图作为元系统的思维模型。在此模型中，可以较为容易地阐释孟先生提出的世界十二大规律。另外，基于对该模型维度隐含的发掘，本文对该模型予以增广，在原模型基础上增广四季五行之划分以及升降浮沉运动的形象表达。题名增广新概念五行图（如图2-1所示）。按照孟凯韬先生提出的顺逆交替转化规律：逆势运动难，顺势运动容易；由顺转逆难，由逆转顺容易，难（逆势）与易（顺势）的程度与反差成正比。即顺势运动反差越大越容易，逆势运动反差越大难度越大。就元系统之五行而言，春木之升源于极阴所生一阳，此时阳出于阴，属性相反，反差加大。

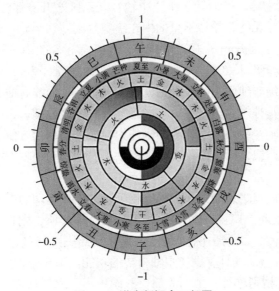

图 2-1　增广新概念五行图

　　因此左旋之升难度增大；随着阴消阳长，阳与阴的反差逐渐变小，春分之后，升转浮，浮之难度减小；秋金之降源于极阳所长一阴，阴较阳反差增大，因此降之容易度增大（难度减少）；随着阳消阴长，阴较阳的反差逐渐变小，秋分之后，降转沉，沉之容易度减少（难度增加），阴阳的反差及其变化正如新概念五行图所示。假如升浮在一维之中，必不会出现难易程度的变化，也不会有升（图中黄色）、浮（图中红色）之别；反之降沉在一维之中，亦必不会出现难易程度的变化，也不会有降（图中蓝色）、沉（图中绿色）之分。由顺逆交替转化规律可见：升浮之别因维（面）之折，降沉之分亦因维（面）之折；升浮、降沉绝非简单之量变（程度区分之线性），而属性之异耳（四维、四气之非线性）。进而可以推断，时空理应呈现多维多轴的特性。犹如星有恒星、行星之分，转有自转、公转之别，球有天球、地球之异。就地球而言，自转公转投影于地球形成黄赤之分，黄赤面呈现交角，说明轴非同一，自转之轴位置恒定不会发生位移。天球内行星之自转公转将其轨迹无限放大势必亦会于地球形成投影，所有投影都以圆之形式出现，但绝非单一之圆，否则就不会有上下各 8 度之黄道，正如规可成圆亦可成方，视觉之相对也。所谓圆为维的内容，有公转行星投影于地球形成之圆面，多轴之圆看似杂乱，但最终势必圆融而成球，球的特性势必为多轴之圆而非一轴之圆面的叠加。所以成球者乃至大之概念，非绝对之球。一轮明月，一轮红日乃至远而视。正所谓"横看成岭侧成峰，远近高低各不同"，视觉所及实属相对，万万不能陷入真假之绝对。

五、元系统之中气和中轴之气

元系统之实乃呈现出多维、多轴、多曲、多折的复杂性，总体呈现升降浮沉的趋势。成曲或成圆势必有中心，成球者更不能脱中轴，在有维度概念的时空中，中心和中轴只是视觉之异。何谓元系统之中轴？元系统之升降浮沉始于升，终于沉，但升和降是运动有始无终、轮转不息的内在决定性因素。因此，升降寄轴于内，然升降绝非圆之径线，因升降居于不同维也，新概念五行图中升降之径线是模型之一面之视。轴者开阖出入之能，役使气之升降浮沉如常。轴中孕气方可自如，气乃阴阳妙合之气，绝非纯阳纯阴，否则就是直上直下，而非有曲有折。因此，元系统之轴非为实体而是神气内蕴之轴，是能量轴。直线之成圆者，必不失中心，圆面之成球者必不离中轴，中心及中轴或加以外力，或内蕴动力方使直线成圆，圆面成球，外力一消则线归线，面复面，唯有内蕴动力之中心和中轴方使圆面、球体生生不灭。

阳气则为中轴内蕴之元动力，为升降浮沉开阖出入运动的中轴元动力。阳气主动，阴气主静。《素问》曰："阳气者，若天与日，失其所，则折寿而不彰。"又曰："因于寒，欲如运枢。"张景岳说："天之大宝，只此一丸红日，人之大宝，只此一息真阳。"也就是说，阳气具有役使中轴自转的功能。那么中轴之阳内涵如何？《素问》曰："阳气者，精则养神，柔则养筋。开阖不得，寒气从之，乃生大偻。"阳气之精为阳之纯至者，阳气之柔为阳之初生者，柔具曲直之性。心主火藏神，居离位，肝应木主筋，居艮位。《周礼·天官冢宰·医师》："凡药，以酸养骨，以辛养筋。"辛金入秋位居坤位，甲木入春位居艮位。坤艮之气纯阳中一阴长，纯阴中一阳生，以阳不至极亢，阴不至极凝，盛阳长一阴而和（阳中少阴）、一阳生于盛阴而柔（阴中少阳），阴阳相合不使极一，使阳气之升降具有弯曲之特性而非直升直降之不返，升而转浮乃消长也，降而转沉亦消长也。筋者人畜草木万物皆有。《释名》曰："筋，力也。肉中之力，气之元也，靳固于身形也。"筋得养而元气曲直之性内蕴升降之力如常，至升而降，至降而升循环往复自成圆运动。因此，中轴之阳，理应为长于至阴之阳，以及内生一阴之阳，前者为柔生而升之阳，后者为节制而降之阳，正因阴阳妙合此消彼长，而使阳气升则能降，升降之过程皆具直曲之势。浮沉运动得中轴内蕴阳气运转之能，亦呈现直曲圆运之势（由首上尾下到首下尾上），而非首上尾下之直上直下运动。宇宙万物括及人也，具有自相似性，无不具有升降浮沉，向上者为浮，向下者为沉，左旋者为升，右转者为降。无论浮沉抑或升降无一能缺中轴，有轴则使相对的两方成为统一的圆，无轴则使统一的圆呈现相对的两端。

《周易·说卦传》："帝出乎震，齐乎巽，相见乎离，致役乎坤，说言乎兑，战乎乾，劳乎坎，成言乎艮。"致者至也。至，《说文解字》释曰："飞鸟从高下至地也。从一，一犹地也。象形。不，上去；而至，下来也。"甲骨文的字形像射来的箭落到地下，箭头朝下。《诗经·大雅》曰："是致是附。"《诗经·皇矣》曰："致，致其社稷群神。"《毛诗正义》曰："致者，运转之辞。"《管子·白心》："以致为仪。"致者，所以节制其事，故为仪。"致"达其本意，即为势得节制而首尾相反运转之往复运动。役者，使役也，致役即运转之使役在于坤位。成言乎艮，即运转之终在于艮位。坤艮相连成圆之径线，坤艮内蕴运转之气，致八卦成初终之圆而非上下无返之线。

土居五行中央，五行生克非独生独克，无生则无有克，无克更无有生，克则生得制而不亢不过，生则克有力而不侮。水乃阴中太阴，土乃阴中至阴，至者首向下之势，土气向下入水，水得土克而不盛极，艮位之少阳则柔生，设水无土克则盛，阴中之少阳越发阴凝而无柔生之力则郁遏，致艮位不升。土生金，肺金乃阳中少阴，坤位之金得土气则生，至阴者，阴气来至之意，阳中至太阳因少阴长而不亢，转具曲降之势。至阴之土气，一生一克，则使坤位之金、艮位之木得降升之能事，唯有升降应位如常，则应阳气者，欲如运枢之能事。

何谓元系统之中气？中者内也，俗本和也，非是。中者下上通者，谓中直或引而上或引而下皆入其内也，可见中之本意为出入升降之运动。国人推崇允执厥中，实因中乃生成之道。《左传·成公十三年》："民受天地之中以生。"《左传·文公元年》："举正于中，民则不惑。"太极实指气之运动，阴阳混合之极无与阴阳分明之极有非先后之分，一二之别，其实则一。不以极无之理而推极有之气，何以知有是气也。不以极有之气，而推极无之理，何以知有是理也。阴阳分明必有界也。《医宗金鉴·运气要诀》曰："阴阳一太极者，是指气之极者而言，分明阴阳，两仪立焉。未有天地气生形，谓未有天地，惟太虚中之一气化生天地之形也。"一气者阴阳混合不分，天地之形化生，必使阴阳分明有界，此界为阴阳消长之界，亦为阴阳运动轨迹。阴阳及界限为三，阴阳相易然有界也，阴阳相易必生中气，无有中气就无有阴阳，中气与阴阳相易如影随形。如此，太极方可分两仪，元气含三才可分三，两分因为有中，三分因为含中，两分、三分同源也。万物之生成源于太极元气，元气含三孕五（五行之生，各一其性；二五之精，妙合而凝），无极（零）而太极（一），必有中气贯通分界方可成也。因此，中气亦实为元气也（先天）。万物皆有太极，亦必有中气（已有天地，而太虚之气即已寓于天地之形也，是以天得之以资万物之始，地得之以资万物之生也，中气是万物化生的必要条件。综上所述，中气有如下特点：阴阳消长的界限；阴阳相易的轨迹；链接阴阳的关键；元气的重要组成部分；中气有先天后天之分。太极阴阳分界呈现 S 形，说明阴阳消长的轨迹亦呈 S 形。

　　河图居中之数为五（如图 2-2 所示），说明中气成于阴阳相易、升降浮沉之后；居中之数五，含天一沉、地二浮、天三升、地四降之数而成中数五。也即中气具升降浮沉之用；俯视则中之一点，既为上下两点之轴心，又为左右两点之轴心，说明升降浮沉确有枢纽。河图生成之数：天一生水，地六成之；地二生火，天七成之；天三生木，地八成之；地四生金，天九成之；天五生土，地十成之。是对阴阳相易，天地交感化生万物之阐释。可见孟先生新概念五行图构建是发端于河图之思维模型。

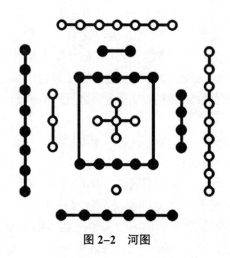

图 2-2　河图

　　易经卦象，天卦在上，地卦在下，名曰否卦。地卦在上，天卦在下，名曰泰卦。天气在上而不下交于地，地气在下而不上济于天为否则塞；天气下交于地，地气上济于天为泰则生。天气下交地气上济轮转不息，贵乎于中，无中则直上直下无有返矣。《素问》曰："地气上为云，天气下为雨。"河图之水数色白（一，为阳在天）在下内涵有二，其一暗寓天本一而立，一为数源（《易纬·乾坤凿度》），其二天气下交于地以及水气下沉的能力和特性；地六（五合一，为阴在地）成之内涵有二，其一，沉气之中又有中气，中气内涵沉必不直下而左升，其二在天之阳一，地配生六，成天地之数，合而成润下之水性（《易纬·乾坤凿度》）。天地之数，上而下交，下而上济，阴阳相合成性应宇宙之大化，余皆仿此。水火之生成位居上下天地天经地义，或有木金之生成无论在河图抑或太极五行图均位居左右似乎与天地上下无关之问？天一，地二；天三，地四；天五，地六；天七，地八；天九，地十。源于一而序生二三四五，配之六七八九十合德成性，天一地二阴阳之本体浮沉也，天三地四阴阳之造化升降也，天五地十居中斡旋曲而有返之真灵也。

　　河图以十数合五方、五行、阴阳、天地之象，为最早的象思维模型，非实体模型，其内核实为解读天地阴阳合德成性之大化妙用。儒易黄老亦是基于思维层面对河图的解读，运五行，先水次木，次土次金（《易纬·乾坤凿度》），说明气机大化沉水为先，生于天一，地配生六而成之。阴阳之沉浮位居下上北南，绝非阴直下、阳直上，正如《周易》《素问》之阴阳大义，阴阳相易（相合而生中气、含三为一）曲而有返，为圆为泰。然气机大化轮转不息非静默不动，阴阳既分天地即生，浮沉之位，位居上下，暗寓此为阴阳之本体，也就是先水次木之解读。然沉贵能升才有浮，浮贵能降才有沉，四维则成，上下左右维不同矣，沉升浮降，阴阳大化之妙用，气机接续之真灵！沉先于升，升源于沉，浮先于降，降源于浮，就五行而言木生于水、金生于火之本义。先水次木、次土、次金，天一天三天五天九，一三五为序生之数，九为配中之数亦为成数，先水次木，必为天三生木，地配八生，成天地之数，合而成升发之木性。天三地四木金升降之生数，则地四生金，天配生九，成天地之数，合而成肃降之金性。天一地二水火沉浮之生数，则地二生火，天配生七，成天地之数，合而成炎上之火性。唯五居中，五为生数为阳，则天五生土，地配生十，成天地之数，合而成统领之土性。河图之奇偶、阴阳、天地、五行、五方皆从其性，而非形质之固化。一二三四为序、为正，六七八九配而应生，五、十居中统领。水火沉浮有先后为阴阳之本体，升降无先后为阴阳之造化，沉为先，浮为后，沉贵能升，浮贵能降，浮沉一二，升降三四，先水之一六，次木之三八而非二七，维不同矣！

　　中医有中气、脾气、土气之分，三者不分久矣！然中气者太极元气也，阴阳相易升降浮沉之内在动力，先天之中气成于升降浮沉之后，其用寓于升降浮沉之间。也就是说，中气是升降浮沉的内因，阴阳相易升降浮沉则生中气，先有中气，后有万物化生，在天生六气，在地生五运，在人则生五脏。因三生万物之太极化生，并非太极之割裂，而是太极与太极的混合也。无极者，先天一炁混沌虚无而不可视见之极无分也，太极者，升降浮沉中气既生万物起源之极有生也，无极而太极并非中气将阴阳分割使极生而孤立（孤阴，孤阳），而是升降浮沉自生中气使极生且互根（一阴一阳，二阴二阳，三阴三阳之轮转，十二经阴阳表里两两相对各以中气为轴之浑圆运动，肺大肠、胃脾、心小肠、膀胱肾、心包三焦、胆肝），极生互根才具备万物化生的基础，万物化生正是极与极之间的相易，内蕴五行之升降浮沉，西学有正极负极吸引排斥（阴阳相易），原子之间键连而成角（内蕴五行之升降浮沉多维多折）来解释物体之构成，然并不知何故也。西学还原论之形式逻辑思维着眼于摒弃联系的独立可见之存在，终究看到的还是存续联系的一气混沌。因可见者实乃升降浮沉之气机不息，既追求可见又追求分割联系之最小，本就属矛盾，追根溯源思维逻辑之错误。中气与升降浮沉之气机不能分割，气机息则中气消，中气消则极无有，极无有则万物灭。这就是无极太虚气中理，太极太虚理中气之内涵所在。因此，万物之人力分之，到最后只不过是太极混合之分，欲使中气之抽提，阴阳、五行之独现必违天道，违背万物生成之道，也是国学"慎独"之本源。至小至大乃思维之逻辑推导，乃气机轮转之节点，中气息灭绝非人力可为之，孤阳不生孤阴不长使然。脾不主时，各王四时十八日，土居中央，四行各有土气，土气的特性和中气相似。然天五生土，地十成之，河图之十点色黑，四周相连，说明土居中央性属阴，无有上下左右之分，正如歌诀"五十同途，为土居中"。气之左旋升而出土，气之右转降而入土，升降浮沉出入于土，土居升降浮沉之中为枢纽，土气由中气所生，以溉四旁的特性属元系统的自相似性。然中气并非独生土气，木火金水之气生成必不脱中气。李东垣《脾胃论》可谓论脾胃、论中气之典范。李氏认为："阴火乃元气损耗，脾胃气衰所致。火元气不两立，一胜则一负。"阴火如由脾胃气衰引起，必与湿热、郁热相关，脾虚易生湿，湿易化热。《脾胃论·脾胃胜衰论》："湿热相合，阳气日以虚，阳气虚则不能上升，而脾胃之气下流，并与肾肝。"可见，李东垣将脾胃置于升降浮沉之枢纽，阴火下入肝肾（地下），既暗耗地中封藏阳气之水，心火浮游不下交，同时劫伤地中之阳气，升发无力。解决问题的关键应着眼于地中阳气（元气）的扶持，应用风药升提的同时，注重肾水的培补以使心火下交（少加生地黄补肾水，使肾水旺而心火自降，扶持地中阳气矣），保证地中阳气升发如常，也就有了升阳益胃汤、升阳散火汤、补中益气汤等升发中气的代表方剂。

《脾胃论》中气之实为地中升发之阳气（元气），而非脾胃之气。河图居中之五点，皆色白，太极动而生阳，静而生阴，说明中气成于阳气之升降浮沉，中气者界限也，沉而转升界生也，浮而转降界生也（阳化气），非五（十）之土可见之黑点（阴成形，形乃容色也），就阴阳属性而言，中气也绝非土气，土气由中气化生，而具升降之能事。

简言之，元系统之中轴位居坤艮、中轴之气乃一阳之柔、一阴之盛阳。阴之阳，阳之阴使阴阳相对形成反差，是阴阳消长的决定因素，一阳之始，阳长阴消，一阴之始，阳消阴长，坤艮位居阴阳消长的开始，也是升降浮沉曲而非直的内因。而元系统之中气，为太极元气不可分割之组分，成于升降浮沉之后，其用寓于升降浮沉之间，气之升降浮沉各有中气，先天中气化生万物，万物皆禀中气化生而成后天。中气并非可见之形质，升降浮沉之极有反推之必有中气存在。升降浮沉中达者象也，中气者理也。象者可阅，理者不可见也。升降浮沉失常必是中气失常也，中气益足则寓气机如常，升降浮沉旁达有失偏倚可谓中气贯穿混分之力不足。《医宗金鉴》曰："有是理则有是气，有是气则有是理，名虽有二，其实则一。"中气的内涵是阴阳相易升降浮沉自然而然之界，阴阳相易升降浮沉旁达而后生者，非别生隔界阴阳之第三者，思维推导而得之，并非可见之形质，亦无阴阳之属性区分。因此，中气不足实气机偏倚不公正也。因此，调升降固为补中气，和浮沉亦为补中气，谐开阖亦是补中气，衡刚柔亦是补中气，皆以气机而言，而非形质。中气贵在沉而升，沉而旨升，中气非独指土气或脾胃之气，参芪术草对应中气不足实乃偏见，调畅气机即是补中气，气血流通便是补可谓中的。中轴之气起于左升，续于右降，役使升降浮沉轮转不息。

六、结语

元系统一说直指宇宙大化之真灵，因思维构建之新概念五行图或许不能涵盖大化之全部，然已道出妙合者不可分之天道，极之混沌而不独显实为道体，升降浮沉形质生长老已都是幻象。拘泥于所谓最小的追求，最终都是形质的呈现，忽弃神气能事之人为割裂，绝非中医学之根本。宇宙万物之维度绝非三维四维之简单，其维度之无限非肉眼可辨，肉眼所视实乃局部片段，皆为幻象。合乎宇宙大化之万物皆具有自相似性，元神元气为大化之根本，追求形质之最小切割，非人力可及，否则势必堕空，转向虚无，失去意义；唯具元神元气之思维方可适可而止，把握构造维度之无限，大制无割也。《道德经》云："知其白，守其黑，为天下式。"阳气为生命之根本，然绝非纯阳无杂，阴阳妙合阳气柔则升，柔则养，方成运枢之能。扶阳之法必立足阳气升降浮沉之纠偏如常，而非附姜之妄用。中气者先天之元气，居中斡旋致气机非直而曲以成浑圆，中绝非五行中位土之唯一，以五合十，先天之五为宇宙大化之根元，绝非阴阳既分后之地、之土也。当下中医学复兴在即，关键不是器物之法术追逐，贵在思维之复建。

（张志强）

参考文献

［1］王永炎，田金洲. 新形势下的中医药传承与创新［J］. 北京中医药大学学报，2018，41（7）：533-536.

［2］孟凯韬. 哲理数学概论（修订版）［M］. 北京：科学出版社，2008.

［3］孟凯韬. 哲理科学概论［M］. 北京：科学出版社，2015.

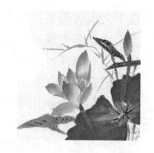

第三章
务本开新

第一节　蓄力中医药临床医学研究

　　中医药学的优势在临床。国学宗师章太炎先生曾说："中医之成绩，医案最著。"当今信息智能两化融合的启动，为上千种古今名家医案鲜活的临证诊疗实录的宝贵资料做大数据的研发，为诠证治未病与辨证论治的理法方药创造了条件。1992 年循证医学与 2001 年叙事医学的提出，直面科学证据与人文关怀的整合。基于此，遵循中医临床自身规律，善于吸纳循证医学与叙事医学的研究方法，为评估疗效带来了良好机遇；深化中医药标准规范研究，完善行业、国家、国际标准化体系建设是中医临床各学科建设的基石；加强中医复方药物配伍疗效、安全性、质控机理研究，着力经典名方与证候类中成新药研发，认真学用新兴交叉的分子生物学与合成生物学是面向未来、面向国际重大创新的研究方向。以上称之为"蓄力"，当是在坚守优秀传统文化的基础上，借鉴当代科技人文新成果融入中医临床医学，目标是服务民生而嘉惠医林。

一、医案研究与激活数据学

　　医案是医生记录临床诊疗过程的文献资料，是承载中医上千年发展的重要载体之一，也是著名医药学家以象为主体运用阴阳五行学说作为指导，治未病与辨证论治疑难急重症临床经验积淀汇总的论著。毋庸置疑，发展中医药事业，医案学研究作为一门学科已成为重点研究之一。从当今医学模式的转变，注重个体化治疗的中医医案为大数据技术融入中医临床疗效评价研究提供了极其重要的信息资源。通过学习运用激活数据学，对于设定与随机，必然与偶然，以非线性不确定性的数据展现天道自然一体的混沌运动。但混沌不是混乱的、无序的、无用的，数据背后隐匿着看似简单原因所导致的复杂的后果。大自然和人类社会中许多数据其实就是一种没有周期性次序的混沌，激活数据学就是基于复杂系统理论及混沌研究的关于未来大数据时代的假说。数据在搜集、融合、激活与碰撞状态下，某一个临界点的扰动就会导致某种全局性的后果。我们要把"大"的数据激活成"活"的数据，因为只有激活，大数据才有生命力。中医医案存在同病异治与异病同治相对于证候与复方两个复杂巨系统，在理法方药关联的背景下学习某位临床医家的特色用药，譬如湿郁证治法在甘淡芳化之外加用肉桂启动一点真阳改善全身气化则可喻为临界点效应，似是激活数据而获得的全局疗效。诸如此类以象为主体为始端的象、素、候、证、病、治方药一体化的本体论与级联反应，通过读医案，简洁地仿效医案，启迪思路，验之于临床诊疗，进而发掘医案的创新思维，把握学术特色，沟通临床经验，以适应不断发展的中医临床医学，满足人类健康的需求。激活数据应用于中医医案研究以及中医师临床病历的发掘研究，重在疗效评估，朝向规范标准有望逐步形成国际通用的语言表达，让世界了解中医。在 2014 年《医案学》（中国中医药出版社）出版之后，于 2018 年召开了医案大数据关键统计问题的研讨会，制订了医案大数据工程方案（草案），希望整合多学科人才参与，逐步展开大数据技术对中医医案学的研究工作。

二、循证医学与叙事医学的整合

各级各类中医师（士）遇有瘟疫流行有义务值守在一线，防疫治病，力求治愈疾病并降低并发症与后遗症；对于现代难治病应防治结合减轻患者疾苦而使其尽享天年；对疑难危重病症应努力诊治并抚慰患者，鼓励其增强抗病能力，积极面对，由死向生去完成未竟的事业，共同珍惜生命。以上是临床医师神圣的职责，也是社会给临床医学赋予的任务。

共识疗效是循证医学证据与叙事医学常模结合评估的结果，也是患者与医生、中医与西医共同认可并符合生物—社会—心理医学模式，具有国际影响力的医疗学术成果。同时也标志着我国中医药临床医学面向社会、面向未来、面向世界迈出了创新的步伐。

1992 年，循证医学的理念被提出，中国于 1996 年在华西医科大学（今四川大学华西医学中心）成立了循证医学中心后，1999 年中华中医药学会内科分会在成都得到中国循证医学中心的支持举办了为期一周的研习班，而后积极推广到中医药临床研究领域。中成新药研发的临床试验全部按照 RCT（即随机对照试验）模式展开，评价其疗效。2006 年中国中医科学院中医临床基础医学研究所承担了"中成新药上市后有效性安全性评价"的"863 计划"科研项目。经过 20 多年循证医学研究，实现了在卫生健康决策管理方面的跨越，虽然也曾出现了逻辑伦理危机的瓶颈问题，当我们在分析"功与过"时，迎来了大数据时代。用最少量的数据获取最有价值的疗效证据是不可能—关键点，就动摇了 RCT 的基础——随机对照的理论。目前中医药迫切需要安全性的再评价。回顾 1985 年中成药审评中心成立时北京中医学院（今北京中医药大学）王绵之教授出任第一届审评委员会主任委员，为推进中药企业发展建议，凡由《神农本草经》记载的上品药材组方的制剂可于审评后先予准字批号上审，安全性诸项后补齐。确实安全性事件的发生多属于"小概率事件"，难以在短期和小样本人群中发现。鉴于此，对上市后的中成新药进行从安全性评价分类和分级标准进而形成安全性评价体系框架探索，从点、线、面、体多视角多维度综合不同数据源，构筑安全性评价证据体系。另外，我们还推荐新编的《中医禁忌学》与清代严洁、施雯、洪炜同纂的《得配本草》作为书写禁忌证与副作用的参考文献。总体看循证医学追求共识疗效的证据是一种进步。对中医师而言，在学习运用过程中，结合中医自身规律克服局限性，同时进入高概念大数据时代融汇新因素而获得发展，推动学科日臻完善。

叙事医学融入中医药临床医学刚刚起步，于2015年北京中医药大学主办的《现代中医临床》杂志创办了叙事医学专栏，2018年人民卫生出版社创办了《叙事医学》杂志。目前北京中医药大学东方医院联合中国中医科学院临床基础医学研究所等单位组成编委会编写《叙事医学与中医临床》教材，并已开始给临床专业硕士生开课。一批博士、博士后在站医师已展开探索性研究，将中医学的人文理念与哲学智慧同叙事医学的精神内涵相比较并进行融合，分析中医临床叙事特征并弥合医疗卫生中的医患矛盾与分歧。于2018年开始在中国中医科学院西苑医院肿瘤科与河北省保定市容城县人民医院，采取患者、家属、医生、护士分组自身前后对照的方式，通过半结构化访谈法采集中医叙事医学培训及实践前后定性数据，采用观察法记录中医叙事医学实践的具体情况，进而深入分析。纳入中医平行病历写作实践的思考，明晰构建中医平行病历所需的要素。从倾听故事→思考讲故事→认真反思写故事。一年多的叙事医学实践弥合了对生与死的认知，心与身关系的理解，对医者与患者关系的维系与断裂的反应。尤其肿瘤晚期患者在向死而生的时刻，克服烦畏，增强抗病能力，"守静笃"而"护正气"，以有限的生命去做未竟的事业，令世人钦佩。还初步总结了中医学中的叙事特点：时间空间、象思维、整体观与伦理范畴。通过培训与临床实践取得了两方面的效果：就医护而言，由于共情沟通能力的提高，感同身受，影响和增加患者对医护的信任感，增强了诊疗的依从性，使医护人员工作状态渐近平和，制衡缓解了医疗矛盾；就患者而言，增强了医患沟通的有效性，使患者正确审视疾病事实与医护建立起高于互相信任的医患道德共同体的关系。总结出平行病历书写的四要素：基本情况的记录、反思内容的外化、反思内容积极正面的意义、反思的结果。对中医师平行病历的写作将有助于反思能力的提高，也为解决本土化医疗卫生的分歧创造了条件。

我们主张循证医学的叙事化，即在执行循证方案为获取疗效证据的同时，医护人员胸怀仁德，以同理心对患者的疾苦感同身受，医患同心增强抗病能力，尊重疾病的故事；叙事医学的循证化则在重视医学人文的同时，运用半定量的量表、功能磁共振、生化神经介质的检测制作常模，有利于阐明勇气、胆识或焦虑、抑郁情绪心理的状态，脑神经元突触微环境的异化与改善，借鉴或参与病的"人"心身状态的评估，将有利于从整体观评价疗效，朝向真实世界迈进。

三、深入中医药临床医学标准化体系的建设

从标准出发，在肯定疗效的前提下，标准规范的分级具有四个层次：一是推荐专家共识的诊疗方法、技能、术式与药物；二是形成行业学会推介的规范；三是各级卫生管理部门认同的临床指南或诊疗路径；四是制订获官方标准的行业标

准（ZY）、国家标准（GB）、中医中药国际标准（TC249）。中医临床医学标准化工程，是从 20 世纪 80 年代制订中医住院病历书写规范、常见病证诊断与疗效评定标准开始的，集全国专家的智慧，国家中医药管理局前后三任医政司司长的支持，历经"十年磨一剑"的功夫，又正逢全国医院区域规划分级管理测评审核的良机，由官方与学会共同努力，完成了在全国的推广。

目前，中医药标准化工程管理纳入了正规管理，中药资源种子种植、炮制加工等逐步申报国际标准；针灸学的针具、腧穴名称定位、刺法灸法等也在提升到国际标准的过程中；临床各学科的诊疗规范，临床路径尚待整顿提升为政府认可的 GB 号国家标准。ZY 号行业标准不是某位专家获得各类奖项就能制订的标准，如此亦很难在国内推行，比如糖尿病研究有三个以上学会制订的标准，但尚须国家标准委与国家中医药管理局指定的机构考评核定方可，要发扬学术民主亦必须弥合分歧，团结同心推动各学科标准化建设工作。

北京中医药大学脑病研究院于 1997 年曾牵头承担 WHO 中风病中医康复规范研究项目，研制了从中医理念"松"与"静"，到适应证的时空选择、证候分级与量表、康复的方法技术、术语集的编写、疗效的评估与预防再次中风的预防措施等一系列的规范指南的制订。结题后 WHO 西太区还推介到东京厚本中风康复病院做比较研究。2005 年，中华中医药学会内科分会组织编写《中医内科常见病诊疗指南》，共选择中医病证 46 种，依据我国医事制度要求中西医双重诊断，联系西医诊断有 56 种疾病，邀聘内科学会三级甲等医院主任医师级专业人员分工编写，于 2007 年 5 月结稿，由国家标准委与国家中医药局领导参加，中华中医药学会主持审评会，会审通过后授予 ZYYXH/T4—49—2008 批文，由中华中医药学会发布，归属于内科学会组织循证医学临床试验研究。于 2010 年中国中医科学院联合北京中医药大学获准 WHO 国际合作项目"中医内科优势病种循证指南"的研究。本项目的运作完全按照国际规范的体例、编纂要求、审核程序等组织编写。历时 5 年顺利结题，进一步组织循证医学实践，由"指南"朝向国际标准迈进。

目前，崇尚自然已成为世界潮流，中医中药被越来越多的国家认同。以原创思维原创优势为导向，坚持我主人随加强学科标准化建设，将治未病辨证论治的理法方药理论等临床医学的精髓，通过规范、指南、标准等形式固定下来，推进中医药事业的创新，提高疗效和学术水平，面向社会、面向国际是新时代新征程赋予我们的光荣使命。中医药学作为学科，更是一种思想的结晶，其以《易经》中的"一阴一阳之谓道，继之者善也"为基本原理，运用气阴阳五行学说形成以象思维为主体的、天人合一的宇宙观，和而不同的终极理想，以人生有系统的反思的思想哲学，阐释生命的原理，人体的结构、功能、信息、能量、应力，辨析疾病的病因病理，制订养生和诊治的原则。在探讨国际标准化的过程中，我们深刻体会到在世界文明多元化的背景下，语言文字将对中医药标准化进程产生重要的影响，语言的界限就是思想的认知与边界，语言的背后就是对中华文明哲学象、数、易的理解。为此，术语国际标准的制订将对中医药学各类国际标准的推行起着重要的作用。

四、复方配伍研究与合成生物学

回顾 1997 年科技部启动的"中药现代化"项目，会议有相关 17 个部委局领导参加，主流是倡导研发筛选中药化合物的一类药，争鸣的焦点是中医辨证论治用复方，六类疗效确切、适应证明确、服用携带方便的中成新药开发应列为重点的提议没有得到重视。同年王王院士在北京中医药大学校长任上开始组织策划"'973'人口与健康领域：方剂配伍关键科学问题的研究"。在制订方案过程中，曾向王绵之老师请教方剂配伍规律问题，并得到回复："方剂配伍就是君臣佐使、七方十剂，各家学派自有规程和特色，重在疗效，尚无共识的规律可言。"王绵之老师授予大活络丹 69 味药的方解以供学习。项目翌年获批，1999 年春启动，假说拟为"方剂的潜能蕴藏于整合之中，不同饮片、不同组分、不同化合物的不同配伍具有不同的效应。诠释多组分与多靶点的相关性，针对全息病症融合对抗、补充、调节于一体，发挥增效减毒与减毒增效和谐效应"。通过多组学药理学"网络"与化学生物学方法整合的实验研究，可能是一种符合中医药学整体观范畴的新技术。

项目展开对六味地黄方、大川芎方、冠心 II 号方、清开灵方、复方丹参方的药物化学与药理学为重点的配伍机理研究。以清开灵方的配伍研究为例。通过标准组分、组分配伍与组效关系的多组学拆方分析，针对协同与加合配伍效应，从对抗性原理、补充性原理与调节性原理进行分析，可知调节性配伍效应是对抗性配伍效应与补充性配伍效应的前提和基础。符合传统认识"药者毒也、厚也、瀹也"，瀹，意即调节。"瀹"蕴涵中华民族哲学思想："氵"即三点水以上善若水；右半部分"龠"即人禀受"一"为道法自然一划开天万物更生，三个口表示群体人众为用；下为"册"以为和，和而不同，药与药调和配伍并以"册"记录之。方药配伍的多靶点与通路谱的关联，尤其是网络通路的定量与应力的研究；还有单个靶点的药理分析思路，从多个通路与网络的角度重新审视方剂配伍的复杂药理机制；网络边界的模糊性使通路之间的关系不清楚，多条通路之间如何重叠与区分目前悬而未决。

自从人类全基因组测序完成以后，出现了结构生物学与合成生物学并行发展的状况。合成生物学研究目前有两个热点：一是人造器官，二是天然产物，包括植物药和动物药，为中医药学复方配伍与多组学模块药理学的开拓带来新的发展机遇。生物化学与化学生物学的整合则有利于药物包括中成药代谢组学的研究。信息智能两化融合的时代，从复方药物的结构、功能、信息、能量、应力多元化多视角做药效毒理质控的研究。

科学技术是第一生产力。发表的论文往抽屉里一放不会形成生产力，要讲产学研结合，鼓励科研院所、大学的医院与研究室面向企业，重视药品研发，为企业办好博士后工作站。目前，中药资源的考察正在顺利推进。资源生态经济的调研报告每年度都有更新。经典名方的遴选与标准汤剂的研发已经开始步入正轨。证候类中成药研究的规范已通过专家评审。综合上述，蓄力提高中医药临床医学水平的方法技术在更新积淀的过程中，向前迈出坚实的步伐。

（王永炎）

第二节　"读经典、做临床"开篇语

中医药学是具有中国特色的生命科学，是科学与人文融合得比较好的学科。在人才培养方面，只要遵循中医药学自身发展的规律，只要把中医理论知识的深厚积淀与临床经验的活用有机地结合起来，就能培养出优秀的中医临床人才。

近百余年西学东渐，再加上当今市场经济价值取向的作用，使得一些中医师诊治疾病，常以西药打头阵，中药做陪衬，不论病情是否需要，一概是中药加西药。更有甚者不切脉、不辨证，凡遇炎症均以解毒消炎处理，如此失去了中医理论对诊疗实践的指导，则不可能培养出合格的中医临床人才。对此，中医学界许多有识之士颇感忧虑和痛心。中医中药人才的培养，从国家社会的需求出发，应该在多种模式、多个层面展开。当务之急是创造良好的育人环境。要倡导求真求异，学术民主的学风。国家中医药管理局设立了培育名医的研修项目，首先是参师襄诊，拜名师，制订好读书计划，因人因材施教，务求实效。论其共性则需要重视"悟性"的提高，医理与易理相通，重视易经相关理论的学习；还有文献学、逻辑学、生命科学原理与生物信息学等知识的学习运用。"悟性"主要体现在联系临床，提高思辨的能力，破解疑难病例，获取良好疗效。再者，是熟读一本临床案头书，研修项目精选的书目可以任选，作为读经典医籍研修晋阶保底的基本功。第二是诊疗环境。城市与乡村、医院与诊所、病房与门诊可兼顾，总以多临证、多研讨为主。若参师三至五位甚至以上，年诊千例以上，必有上乘学问。第三是求真务实，"读经典、做临床"关键要在"做"字上苦下功夫，敢于置疑而后验证、诠释进而创新，诠证创新自然寓于继承之中。

中医治学当溯本求源，古为今用。继承是基础，创新是归宿，认真继承中医经典理论线性临床诊疗经验，做到中医不能丢，进而才是中医现代化的实施。厚积薄发、厚今薄古为治学常理。所谓勤求古训、融汇新知，即是运用科学的临床思维方法，将理论与实践紧密联系，以显著的疗效诠释、求证前贤的理论。于继承之中求创新发展，从理论层面阐发古人前贤之未备，以推进中医学科的发展。

综观古往今来贤哲名医，均是熟谙经典、勤于临证、发皇古义、创立新说者。通常所言的"学术思想"应是高层次的成就，是锲而不舍长期坚持"读经典、做临床"，在取得若干鲜活的诊疗经验的基础上，提炼学术闪光点而凝聚的精华。王院士以弘扬中医学学科自身的学术思想为己任而绝不敢言自己个人有什么学术思想，因为学术思想一定要具备创新思维与创新成果，当然是在以继承为基础上的创新。学术思想必须有理论内涵，能够指导临床实践，以提高防治水平。再者，学术思想不应是一病、一证、一法、一方的诊治经验与心得体会。如金元大家刘完素著有《素问玄机原病式》，自述"法之与术，悉出《内经》之玄机"，于刻苦钻研运气学说之后，倡"六气皆从火化"，阐发火热病证治，创立脏腑六气病机、玄府气液理论。其学术思想至今仍能指导温热病、瘟疫的防治。SARS 流行时，运用玄府气液理论分析证候病机，确立治则治法，遣药组方获取疗效，应对突发公共卫生事件造福群众。毋庸置疑，刘完素是"读经典、做临床"的楷模。而学习历史，凡成中医大家名师者基本如此，即使当今名医具有卓越学术思想者，亦无例外。因为经典医籍所提供的科学原理至今仍是维护健康防治疾病的准则，至今仍葆其青春。因此，"读经典、做临床"具有重要的现实意义。

值得指出，培养临床中坚骨干人才，造就学科领军人物是当务之急。在需要强化"读经典、做临床"的同时，以唯物主义史观学习易经易道易图，与文、史、哲、逻辑学交叉渗透融合，提高"悟性"，指导诊疗工作。面对新世纪东学西渐是另一股潮流，国外学者研究老聃、孔丘、沈括、朱熹之学，以应对技术高速发展与理论相对滞后的矛盾日趋突出的现状。譬如老聃是中国宇宙论的开拓者，惠施则注重宇宙中一般事物的观察。他解释宇宙为总包一切之"大一"与极微无内之"小一"构成，大而无外，小而无内，大一寓有小一，小一中又含有大一，两者相兼容而为用。如此见解不仅对中医学术研究具有指导作用，对宏观生物学与分子生物学的链接，以及纳入系统复杂科学的领域至关重要。近日有学者撰文讨论自我感受的主观症状对医学的贡献和医师参照的意义；有学者从分子水平寻求直接调节整体功能的物质，而突破靶细胞的发病机制；有医生运用助阳化气、通利小便的方药能同时改善胃肠症状，治疗幽门螺旋杆菌引起的胃炎；还有医生使用中成药治疗老年良性前列腺增生，运用非线性方法，优化观察指标，不把增生前列腺的直径作为唯一的"金"指标，用综合量表评价疗效而获得认可。这就是中医的思维，要坚定地走中国人自己的路。

优秀中医临床人才研修项目，应重视端正学风，尊重参师，教学相长，倡导认真开展读书活动，治经典之学要落脚临床，实实在在去"做"。切忌坐而论道，真正把心思放在病患身上，为患者服务，以患者为师。同时，必须勤于思考，善于总结，努力感悟经典理论、参师经验与自己的临床实践之间的联系，随时记录整理点滴体会，集涓流而成大河，这是经验上升为理论的重要途径。《中医杂志》"读经典，做临床"栏目正是这样的一个分享经验、共同提高的园地。如果优秀中医临床人才研修项目既起到了培养临床中坚骨干人才，造就学科领军人物的作用，同时又带动了新一代中医师群体的成长，我们的目的就真正达到了，我们的中医事业就有了无限的希望。

（王永炎）

第三节　关于加强中医学派研究的建议

目前中医研究应该有两种方法：一种是使用现代科技手段，主要指实验科学方法；一种是运用传统的研究方法，如文献学、历史学及中医临床经验的总结与升华。在科研计划立项中，前者受到重视，后者则被淡化。事实上，传统方法的中医研究应该是源头与基础，不仅重要，而且更有利于临床诊疗水平的提高，促进转化医学行动。诸如中医概念的界定与诠释，主要依靠传统方法的研究。而如果不是建立在厘清概念基础上的现代实验研究，则难以获得对学科进步有现实意义的结果。

有鉴于此，应该加强中医传统方法的研究。当然，所谓传统方法的研究是一个大概念。由于历来没有受到应有的重视，现在研究缺口较大，只能从重点及焦点的工作做起。比较而言，当务之急应该是医史文献与中医学派的研究。其中，与中医临床医学发展联系更为紧密的是中医学派的研究。

一、中医学派的词义界定

"中医学派"简称医派，由"中医"（或中医学）与"学派"两个基本词组成，中心词是"学派"。多种中医学相关工具书对于"中医学"的解释大致相同："以中医传统医学理论与实践经验为主体，研究人类生命活动中健康与疾病转化规律及其预防、诊断、治疗、康复和保健的一门综合性学科。"而"学派"一词，多种中医学相关工具书均未收。据《现代汉语词典》："学派：同一学科中，由于学说、观点不同而形成的派别。"此书对"派别"的解释是："学术、宗教、政党等内部因主张不同而形成的分支或小团体"。据《辞海》："学派：一门学问中由于学说师承不同而形成的派别"。综合各书所云，那么，从词义上来说，中医学派应该是：中医学中由于师承不同而形成的具有不同学术观点的分支或团体。

二、划分中医学派的条件

以往划分中医学派的方法大致有四类。其一，注重师徒传承关系。比如以刘完素及其几代弟子为代表的河间学派；以张元素及其几代弟子为代表的易水学派。其二，以诊疗特色为划分的标准。如李杲为创始人，在治疗上重视调理脾胃功能的补土派；以朱震亨为创始人，在治疗上重视滋阴清火的滋阴派。其三，以一大类疾病为划分的范畴，将研究同类疾病者归入同一学派，如伤寒学派、温病学派。其四，以地区作为划分的界线，总结这一区域内医师群体不同于或突出于其他地区的特色，如新安学派、孟河学派、燕京学派。实际上，任何一种单一的划分方法，都有不足，很难较为全面地体现中医学派学术创新与理论传承的关系。鉴于中医学派涉及的关键词是中医学、学说观点、师承与分支或团体。所以，中医学派之所以可以被称为学派，应该有以下三个条件。

首先，必须有原创性的学术观点及临床特色，而同一学派的医者具有共同的学术观点。一个中医学派之所以成为"学派"，体现在独特的学术观点及与之相应的临床特色上，这种学说与特色要有创新，有说服力。不然，则与其他中医队伍没有区别。第二，这种学说观点必须有师承传授的发展，学生势必沿着老师的思路加以深化。值得提出的是，这种师承关系也可能是穿越时空的私淑。中医学派师承关系往往可以持续几代人，甚至延续跨越几个历史时期。第三，要有相应的影响与研究团队，学派的活动由信奉支持相同学说观点的医家群体通过发挥其临床特色，或著书立说而体现出来。一种学说，过于阳春白雪，缺乏理解者与支持者，只在一个家庭中父子相传，形不成一个团体或分支，那只能称为世医，也称不上是中医学派。如果以同时满足如上三个条件作为划分中医学派的标准，师承学派中创新与传承的脉络则可能比较清晰。

三、中医学派在学科发展中的作用

中医学派在中医学科发展中具有重要作用，因此要把启动中医学派研究作为当前中医研究的重点。虽然，中医学派形成的学术根基，延续了很长的时间，但真正意义上的中医学派出现较晚。《四库全书总目·子部·医家类》说："儒之门户分于宋，医之门户分于金元。"确实在一定程度上反映了中医学发展的实际情况。金元时期中医学派的争鸣，使这一时期成为中医理论发展最为繁荣与重要的时期，这是医史学界的共识。中医学派争鸣能够促进中医理论的发展，这正是中医学派在学科发展中所起的重要作用。之所以能起到这样的作用，关键在于学派的创建与发展，很好地解决了创新与传承的关系问题，提示了一种值得学习重塑的中医发展模式。因此，研究中医学派，不仅仅在于其学说、经验及临床特色的发掘与使用。更重要的是，研究学派创新、传承与发展的经验及条件，可以启示，甚至指导我们如何面对今天在坚持本学科特色的基础上进行理论创新的问题，培养新一代的中医理论家、临床家与教育家。同时，这种研究，对于今天名老中医经验的传承与发展也富有重要的意义。

四、如何进行中医学派的研究

（一）中医学派的鉴定

上述第 1 点与第 2 点，可以说是对中医学派理论上的鉴定，但回到研究实践中，可能会有许多具体的问题。其一，不能将学派概念放大。如此前曾有学者提出"内经学派"，这可能是一种学派概念的放大。《黄帝内经》是中医学的经典著作，是中医理论的基础，几乎未曾听说过自认为是中医而公然宣称要背离《黄帝内经》理论的。所以，这一学派也许可以涉及整个中医学科，很难称之为一个"分支"。而且，古代《黄帝内经》研究者们往往本着述而不著的精神，借注释《黄帝内经》原文来阐述本人的医学主张，相互之间也缺乏学术观点方面的必然关联。其二，不能将学派的概念缩小。对学派的鉴定也不能过于琐碎，某个地区，或某个小团体，遵循某种用药特色或治疗经验，但没有原创的理论，也不能称为中医学派。比如竹林寺女科，虽然声名在外，但可能还谈不上是一个中医学派。其三，不能将学派的概念转移。一个中医学派既然是指由于一定的师承关系而形成具有相同学说和观点的医学分支或医家团体，那么学术观点相左、各异、或观点上相互没有关联的医家，即使共同存在于某一地区，即使繁盛一时，也不能称之为中医学派。

（二）中医学派的选择

从金元时期的河间学派、易水学派开始，至清末民国时期的孟河学派，中医历史上出现过不少学派。首先选择什么学派作为研究对象，也是一个颇费思忖的问题。如果人力物力与时间不允许全面铺开，不妨首先进行医史学研究，选择学说理论相对完善，临床特色相对鲜明，传承关系相对清晰，医家团队相对强大的中医学派作为研究范本，同时进行中医学派研究的方法学探索。具体来说，借助相对完善的学说理论，可以与此前的医学理论进行比较而确认什么是该学派的原创性观点；借助相对鲜明的临床特色，可以进行此学派与彼学派的比较，确认其学术观点的长短优劣；借助于相对清晰的传承关系，可以进行学派内部的纵向比较，确认其发展扬弃的脉络；借助相对强大的医家团队，则可能获得更为大量的研究资料，使研究结论更为可靠。

（三）中医学派研究的重点问题

选定作为研究对象的一个或若干个中医学派之后，首先，要摸清属于该学派所属医家与可用的医学文献，将整理总结该学派的独特理论与诊疗方法作为研究的切入点；第二，对同一学派不同时代的医家进行比较研究，掌握学派在传承过程中，什么被继承，什么被舍弃，有了什么样的演变和发展；第三，从时间、空间两个方面进行学派之外的立体比较，确定什么才是真正属于该学派的原创性理论与特色；第四，将学派的创始与传承放到学科与社会的大背景下，研究该学派为什么出现，为什么发展，对当前的中医学有什么影响，对整个中医学科的建设有什么意义。

虽然中医学派研究属于中医传统研究的范畴，但仍然可以引进现代技术方法，如医案的发掘与构建医案学、循证医学调查、方药流行病学考察数据库的建立，以及数理统计学的使用等，将可以帮助我们更为快捷地取得更为可靠的研究结果。

（王永炎 张志斌 张志强 王燕平 朱建平）

参考文献

［1］李振吉.中医药常用名辞术语辞典［M］.北京：中国中医药出版社，2001.

［2］全国科学技术名词审定委员会.中医药学名词［M］.北京：科学出版社，2005.

［3］李经纬，邓铁涛，余瀛鳌，等.中医大辞典［M］.北京：人民卫生出版社，2005.

［4］中国社会科学语言研究所词典编辑室.现代汉语词典［M］.北京：商务印书馆，1983.

［5］辞海编辑委员会.辞海［M］.上海：上海辞书出版社，1979.

第四节　高等中医教育 60 年办学的启示

　　王院士是北京中医药大学首届毕业生，终生为中医药学科建设与事业发展服务，据悉该届学生无一人改行。2012 年由晁恩祥学长倡议并撰成《明医之路 道传薪火》二辑，敬献母校 60 周年庆典。1962 年毕业的 104 位同学多数在临床教学、科学研究第一线工作，十数位留校兼职系部馆所等管理工作，十数位在基层做中西医全科医生。学长们的年龄现均在八旬以上，约有半数已逝去。缘于王院士在年级里年纪较小，又先后在本校及附属医院工作了 36 个年头，曾经历过四度校庆，以及多次出差讲学，频繁受惠于学长们的帮助，还和历届国内外学友们倾心交谈，受同学们启迪与委托，当然还有前辈师长们的直言与教导，对于高等中医教育 60 年的成就和问题提出若干不成熟的见解和建议，于《中医教育》杂志发表，和中医药学人一起讨论，以"求异"的精神向异者学习，更新自我的积淀。

一、60 年来中医高等教育的成就

　　从 1956 年建立中医药高校 4 所，至今中医药高校已经增设至 29 所，完成了学士、硕士、博士学位授权，健全了博士后含科研、传承、企业联办研发三类工作站，培养了一大批中医、中药各级各类的工作骨干。其中有院士、长江学者、自然基金委杰出青年、学科领军人才、学术与学科带头人，还有一批国家三大基金、WHO 合作专项的首席专家、国家三大类科技奖获得者、全国劳模先进工作者、五一劳动奖章获得者等精英人才。总之，人才是学科的根基，学科是事业发展的基石。

　　临床医学是核心，早临床、多临床是培养合格中医师的重要经验，"文革"前四届学生求学的经历可以证实。临床实践要下基层，最重要的是要去农村、工矿、城里社区，因为基层与城市医疗机构的疾病谱差异很大。北中医早期拥有数十位来自江苏县乡的经验丰富的青壮年中医带教实习，这为医学生创造了良好的学习环境。大学五六年级两下怀柔、三下京西矿区，本科在读 6 年间在基层实践时间累计年余，由于常见病、多发病看得多，至毕业时约诊疗五千至一万例次。然而最近 10 余年，据用人单位反映，本科毕业生临床基本功和"动手"能力差了，其原因在于下基层少了，也与带教教师的阅历差了有直接的关系，以至王院士及其学长们担忧中医原创优势的继承会出问题。缘于此，江西中医药大学刘红宁教授创办了岐黄书院，邀聘路志正老师和王院士出任院长，招收大学本科五年制毕业生再读 3 年，本着坚持早临床、多临床的原则，下基层为农民服务，可做到普通感冒一剂汤药退热，暴发火眼两剂愈病。通过对农村常见病防治，不仅加强了中医基本功而且增强了对中医药的热爱，巩固了对中医药学的信念。最后，经考核写策论授予专业硕士学位。

中医需要传承教育，执行中医名医临床优秀人才培养计划与名科名院建设的继续教育；办好临床专业学位硕博连读与住院医师系统培训；加强名老中医药专家师承教育与传承博士后，培养后备学科学术带头人。21世纪初，王院士受聘于国家中医药管理局科教司，全程参与了临床优秀人才的培训计划，提出了"读经典，做临床，参明师"与写策论的方案。众学长高度重视，认定这是解决中医后继乏人乏术的大事，认真工作务求落实。从学员习作中，选出110篇优秀策论文，加上按语，出版了《中医临证思辨录》一书。此项目业已完成了三批正高职中医师培训任务。有鉴于中医人才晚熟的一般性特征，任应秋老师生前提出名医须做实学问根基，要读《十三经注疏》方可为儒医；刘渡舟老师主张儒道互补，两宋时代发挥老庄之学的竹林七贤玄学应该涉猎，这对医学原理的理解多有帮助。这两位老师语重心长地告诉我们，国医国药是以国学为指归的。恩师董建华先生临终前嘱王院士："不可轻言学术思想，读书临证中我们只做有思想的学术研究，要求异求真。"足知名医是民众和同行认可的，名医必是明医，做到明医必将涉及国学的基础，如果连《三字经》《千字文》都没有读过则难说是明医了。缘此王院士与曹洪欣教授共同倡议中医设传承博士后工作站，经批准后培育出一批忠诚于中医事业的后备学科带头人。

高等中医药院校的教学计划，依培养目标的区别，其基础与临床、中医与西医的课程课时比例也应有差别。北中医第一任教务长祝谌予教授反复强调要培养富有时代特征的民之所需、国之所用的中医师，办学60年来大学本科教育延续至今，经过实践检验中医院校的培养模式是正确的，当然不排斥自为家学和带徒师承教育，各种培养模式应该互容、借鉴，相得益彰。1985年，王院士在北京中医学院院长任上时，1980届中医系毕业生被分配到县市综合医院，报到后当医院院长问道："救护车一响敢上车跟上跑吗？"据考察大多数学生敢作为，但也有少数怯懦不敢为的做了"慢郎中"。其实急救处理不外乎感染休克、外伤出血、中风昏迷等情况，只要急救处理学会了也就过关了。回首1956级中医系学生通过60年的历练，大多数能做到师长们殷切希望的学科学术带头人，他们中医功底厚实，在做全科的基础上又通过西医专科或专病培训，成为忠诚中医事业，富有时代特征的中坚骨干。1972年，董建华老师派王院士和田德禄教授去北京协和医院，分别在神经内科、消化内科学习进修，回院后田教授筹建了胃镜室，王院士接受了中医药防治帕金森病的专项研究。

诚然，对于中西医课程比例的争议至今仍在。实践告诉我们，设立培养目标重在强化中医基本功的岐黄书院，中医学可以与西医学比例为9∶1；对中医学八年制的硕士、九年制的博士则需要增加理化生物与西医基础课程的比例。

二、中医药高等教育存在的问题

（一）全科培养与通才教育

近世学者普遍认为，宋代中国文化达到高峰期，医事制度已臻完善。自元代始临床分十三科，如：大方脉、疮疡、骨伤、风科等，对于分科也有不同的声音，以苏轼为代表的学人不主张分科，认为医生疗伤治病多几门功夫受民众欢迎，所以当时医生多以一专多能业医为多。早在宋代以前古代医生并不分科，为医者既学儒又儒道互补，通国学顺自然，仔细观察患者把握病证施以药物、针灸、推拿等治疗手段，帮助患者减轻病痛恢复到阴平阳秘的平衡状态。及至民国时期，中医师在农村乡镇业医者也没有分科。之后，受西学东渐影响办医院、办学校，逐渐分科甚而出现治专病的医生。所以讨论全科教育是适应医疗体制改革的问题。

全科医学是一个面向个体、家庭与社会整合了临床医学、预防医学、康复医学与叙事医学相关内容为一体的综合性的学科。目前，深化医改建立分级诊疗的过程，从全国着眼一级乡卫生院、社区或地段一级医院需要约 30 万的全科医生，而当下跑地段及经动员改行的医生拼凑在一起仅有 20 万，中医师不在其中。因此，建议中医教育本科五年制调整教学计划，增设预防与康复医学课程；课间集中实习安排下农村到社区选择全科医师带教；毕业实习安排做适度调整，加重多科轮转课时。实质上培养中医全科医师是回归师承教育的优势，于中国农耕文明向工业文明的转型期，回归顺自然不务农难以成"明医"，合目的性造福桑梓是一件难能可贵的事。

再谈通才教育。中国的学科目录没有文化学，而且分科越来越多且越来越细，通才教育在高等中医药院校主要是文史哲知识的学习。近闻鉴于训诂学渐成绝学的局面，北京中医药大学成立了国学院，王院士很赞成。《灵枢》《素问》《难经》是学科的理论渊源，是鲜活的历史记录，是作为中医师重传承且在传承基础上做创新的一定要学、必须要懂的知识、理念与技能。无疑典籍是文化的筋骨，训诂直指其根，训诂学是文化阐释之学也是文化传承的工具。学习训诂学不仅是诠释文本字句篇章的意义而且对养成逻辑思维也是一种基本训练。再有国医国药之学贯穿着中华民族国学的智慧，离不开哲学的指引，从医史学上要增加一些中国科技史的内容，尤其是回归原创象思维有利于对中医原创思维"象数意"融通的理解。

（二）强化基础与中学教育的连接

中国的改革开放是第二次革命，在农耕文明向工业文明转型的同时跨入了信息科学时代。2016 年，我国量子卫星墨子号的成功发射使我国从量子鼎新第二阶段的跟随者跃升为领路者之一。单光子的不可分割与量子态不可复制为生命科学与中医药学的研究拓宽了空间。任何学科均重视"始源"的理论并关注它的演化发展与指导实践。中医学阴阳五行学说源于史前期的河图洛书与太极图，是尚无文字时期古代科学、哲学的"始源"，也是中华民族文化优秀的、特质的、早熟早慧一脉相承的国学开端，对于传承与传承基础上的创新有重要的指导意义。信息科学时代中医基础理论研究的总体规律是符合公理系统复杂性与关联性的整合，既顺自然天道自然一体，又合目的性利民生；研究过程与结论能用数学表达；研究结论与假说证实必须通过时间与实践的检验。对河图洛书、太极图的诠释与数学表达结合，催生了一门新兴学科——哲理数学，它与阴阳概念结合创新了"象数结合的全息太极图"，它与五行学说结合创建了"天人相应的圆运动图"，是中医药学宏观深化研究的科学基础。哲理数学表达宇宙万物发展变化规律，消长对称与正反相抵规律统摄万物发展的全过程；顺逆转化与物极则反决定发展变化总趋势；差异永存与性状无穷是万物总体之象的概括，纵观万物变化的公理是"象数意"的融通。孟凯韬先生已撰著了《哲理数学概论》，诠释阴阳五行学说与辨证论治、理法方药等；培养出的博士后继续进行哲理数学研究与教材编写。如能增设大学本科哲理数学课程，即是强化基础教育的措施并与中学所学数学连接的中医专业前期普通课。据悉 2018 年 4 月 7 日，上海交通大学李政道研究所设立哲理数学研究方向，探索宇宙中极大与极小的关联，自然界最基本和最深刻的相互作用规律。

学习钱学森先生系统论学说和现代理化生物学研究的进展，物质粒子无限可分与求证可重复、可复制是唯一的科学证据被动摇了。大数据技术依据医学诊疗的临床价值、科技因子、经济效益归纳予以再评价而获取疗效，其数据包括非线性叙事医学常模给出的内容，而共识疗效是临床医学追求的目标，也是医生们的硬功夫。21 世纪，合成生物学兴起与结构生物学的整合研究，为中医中药的基础研究开辟了新领域，补前修所未逮。针对人体疾病与复方药物两个复杂巨系统，从形态、功能、信息、应力系统相关性，做多靶点、多元化研究求索的新方法学。近期对药物研究的化学生物学与对机体代谢的生物化学的整合，为多基因组学、蛋白质组、代谢组、表型组整合模块的整体设计分层次、分领域的还原分析研究而再度整合的系统性研究创造了条件，这就是整体观指导下的系统相关性的研究。缘此，王院士认为，教育教学改革要赋予时代精神，在高起点上选择前沿与交叉学科的教学内容，如果说本科教材讲基本的学科共识内容，那么八年制、九年制及博士的培养，应跟上时代前沿的理念、技术和方法学。

高概念时代的到来要重塑科技与人文的整合，医学教育要强化医学人文的学习，树立良好的医德医风。当下全球的主题是经济，经济冲击文化，经济学允许做的若干事，医学不允许。在人们价值观异化的情况下，理化生物学成果融入医学，诊疗水平提高了，同时也滋生了一些医生的傲慢与冷漠，造成医患疏离现象，是一种不该有的现象。针对人文医学的淡化、简化和异化，又迫切需要重视儒家的"仁德"、道家的"无、朴"、佛家的"识心见性"等国学教育，践履唐代孙思邈的"大医精诚"，学习推广 21 世纪美国哥伦比亚大学丽塔·卡伦提出的"叙事医学"，强化医学伦理学与医学心理学的教育。

（三）以人为本的循证医学与叙事医学教育

随着中华民族传统文化的复兴，将为中医药学学科与事业的发展带来良好的机遇。中医学人重要的奋斗目标之一是发挥治疗现代难治病的优势，取得世人认同的共识疗效，为人民所需，为民族做以人为本的健康服务。有鉴于共识疗效的评价，目前的方法学主要是循证证据和叙事常模检验，所以对医学生尤其是临床专业攻读学位的学生需要加强循证医学与叙事医学知识技能的学习与训练，将其看作是临床研究的基本功。

1. 掌握循证方法为中医药疗效评价所用

任何有关疾病防治的整体策略和具体措施的制订都应建立在现有严谨的关于临

床疗效的科学证据之上，这是循证医学的核心。随机对照临床试验是获取这种证据的严谨的科学方法。总体上说学习循证医学的方法学，对目前临床医学共识疗效的评价是必要的，其目的是寻找中医治病临床有效的药物、方法、技术等，促进更合理、更有效地分配和利用中医药资源。可以通过组建中医药临床研究评价中心，利用互联网络、协同开放、资源成果共享的体系，运用大数据技术科学系统地从临床价值、科技因子、社会效益评价中医药新产品、新技术和新疗法的疗效。

中医学以临床医学为核心，其原创优势在于治未病与辨证论治，疗效体现学科生命力，更加重视个体的经验。因此，循证医学群体化的临床试验方法对中医疗效评价有局限性。中医药学历来重视医案医著的搜集整理和考据，这可与循证医学相关联。就历代医案对某一病症的病因病机证候分析与复方治疗疗效的整合数据则可升级为循证证据。无疑循证医学方法应用到中医疗效评价尚需要解决中医证候疗效评价方法和标准；人们将更加关注功能活动、生存质量和影响健康重大事件的评价。虽然多中心随机对照临床试验具有毋庸置疑的价值，然而中医药临床试验必须结合中医药理论和临床特点，进行专业设计，尤其对重大疾病的辨证论治综合治疗方案的安全性有效性评价应是多学科、多元化、多层次的交叉渗透，有利于中医人才队伍的培养教育和提高中医临床研究的质量。当今我们也要意识到循证医学面临着方法学、逻辑学、社会学的挑战。随着生物医学模式的转变，单侧面、单因素的评价方法与标准不能全面、系统反映中医个体诊疗特色和复合干预策略的疗效，所以循证医学方法不是中医临床研究评价的唯一方法，过分依赖或忽视均不可取。

2. 重视叙事医学与人文关怀

21世纪初叙事医学的诞生是为了保证在任何语言环境和任何地点，医生、护士、治疗师在与患者相遇时使他们可以全面地认识患者并尊重他们的悲痛。如能掌握叙事技巧，医疗卫生行业就能迎来真正的尊重和公正。叙事能力和在复杂环境中的理解力的培养，重点在于训练医学生如何见证患者的疾苦，关键是如何体验患者的内心世界，表达对患者的关怀和抚慰。同理心归属感以他人之痛为己痛将会直接影响患者就医的体验，使患者亲历自身疾病过程被聆听，病苦被感受，继之而来的应答必然是对医生的尊敬，而疾病过程被理解的感受有利于医患共同疗疾治病，逐步形成医患是道德的共同体，也能展示生物—心理—社会医学模式的优越性。

目前，医疗技术引发的伦理、法律与社会问题日显突出，加之人文医学的淡化、简化和异化，叙事医学成为医学教育教师与学生认识和分析当代医学危机的犀利工具。叙事技巧可以使医学实践更开放，它不仅可以改变一些习惯和常规做法，还会改变我们与患者、同事、学生和自己互动的方式。叙事能力的内涵覆盖了医务工作者和患者间的关系，专业培训、伦理实践、支持医疗公平的方式，提高医疗卫生体制安全和效率的必要性等。关注、再现和归属是叙事技巧的要素，通过临床信息整合以叙事写作作为培养师生同理心和反思能力的路径，履行我们对患者的临床责任。这种实践活动都有一个共同的理论倾向，即重视叙事作为通向意识、参与、责任和伦理的路径。只有通过书写与通常病历不同的而平行的病历才能够深刻地了解与患者相处是怎么回事，我们与患者的关系是什么样的。如果能够清楚地体会到连接三个环节的通道，即受煎熬的人、再现这种体验以及事后思考的意义，我们就能建构通向叙事医学最终目标的道路，与患者感同身受，为患者提供有效的医疗服务，与同事建立好的协作关系。

中医学具有丰富的人文关怀内涵。"医乃仁术"是医学的基本原则，"医者仁心"是对医学人文价值生动的概括。古往今来始终强调医疗活动以"病人"而不是以"疾病"为中心，在诊疗过程中贯穿尊重病人，关怀病人，建立良好的医患关系的理念。《素问·疏五过论》与《素问·征四失论》均提示医生警戒自我的过失，重视磨炼意志、营造仁心道德的氛围。古希腊医学家希波克拉底提出："医术是一切技术中最美和最高尚的。"其最美体现在以美储善。在心理治疗领域，叙事医学已经成为主流的诊疗方式之一。

3. 对循证医学和叙事医学的展望

关于循证证据，建议以病名为"横"，以证候为"纵"，纵横交织依中医医案学的原则，做系统梳理用以提高循证证据的级别。完善循证医学课程内容，编写策划具有中医中药特色的量表和术语集，并编入若干代表的案例。扩增疾病病因学与病机学循证证据研究。建议将循证医学课程作为医学硕博连读专业学位的必修课，大学本科教育可以选修或专设讲座。

关于叙事医学首先是医科院校设置课程，整合与培养人文医学含伦理学、心理学的教师队伍；于附属医院设教研室；大学学报开设专门栏目；组织编写具有民族传统美德的以国学内容为基础的东学西学兼容的教材，并以此开设医学生的必修课也是德育课程。叙事医学平行病历训练体现了以人为本的健康理念。

（四）重传承完善学位教育

"博士不博，创新能力不足"的问题一直困扰着中医药学科学位授予质量。王院士在任国务院学位委员会学科评议组召集人共三届12个年头，对学位授予尤其是博士学位授予质量问题做了一些分析可供参考。①功底不深。中医理论"始源"于史前期尚无文字的河图洛书与负阴抱阳、冲气以为和的太极图，是中华民族优秀特质的一脉相传从未断裂的古代科学哲学的开端。试想《三字经》《千字文》国学知识都未读过的学生，不可能把《十三经注疏》作为治学的功底。必须明白的是，中医学离不开哲学，特别是中国哲学是民族的智慧，回归象思维具有原发创生性，是中医学原创思维的根基。②阅历不够。中医以临床医学为核心，要早临床、多临床。试问读本科期间的集中课间实习、毕业实习，硕博连读做学科住院总医师总计能看多少例次病人，尤其是下农村、工矿、牧区、城市社区次数更是很少，甚至没有经历过。中医功夫离不开经验，经验丰富是与学位论文创新密切相关的。③信息不足。王院士将中医研究的方法学概括为"确切疗效、规范标准、发现机理"。需要申明。王院士从来不反对研究中医，即以理化、生物、数学及西医生理、心理、病理、药理等多学科知识技能理论方法研究治未病及中医理法方药，但争取在信息搜集处理后，在高起点上做整体设计而后还原分析，切望能回归整体来做结论，能顺自然符合公理，数学表述还要追踪时间实践的检验。关于中医临床疗效研究，在导师临床经验积淀的基础上，首先是梳理并能访查后整理，力求符合中医临床思维范式，参照已有的相关行业标准，认真完成具有中医特色的循证医学小样本的临床试验，提高疗效的置信度，提出辨证量表的补充修订建议，朝向共识疗效，更新临床经验的积淀。整体设计必须重视病机的时空演变，为基础理论的论证能够提出新见解。

高等中医药院校的硕士博士授权单位应是教育科研型学校，承担有国家重大科学研究项目、自然科学基金、社会科学基金、出版基金和国际科研合作项目课题。从本科到各类学位教育建议补好通才教育课程如国学基础与训诂学，它不仅为读懂古代经典，还重在思维模式的基本训练；再者是着眼于普通基础课的新兴交叉学科的课程如合成生物学、哲理数学、生命科学原理，以及化学生物学与生物化学的整合，让学生跟上信息科学时代的脚步，拓宽学科时空的基础。

关于医学科学博士学位的教育，学位论文的选题至关重要：一是来源于临床；二是追逐前沿；三是导师的学养和实验室的条件，如能为开辟新的研究方向做探索应予支持。课题设计必须具备整体观，"观"是范畴；既要有逻辑概念的具象思维做二元还原分析，又能回归到原象思维的原发创生性；还能整合相关研究的数据资料，会用大数据技术以扎实的工作朝向新见解的发现而努力。譬如针对病症与复方两个复杂系统，运用多基因组学的方法整合模块进行方剂药理学研究，多元化、多靶点、多层次还原分析之后回归到整体阐释复方药效机制。

关于临床专业硕博连读的博士培养，鉴于王院士作为临床医生于20世纪90年代主要带教的是这一类的博士生，他们在读期间最吃苦受累，需多诊疗病人，直接参与循证医学项目的设计与实施，并做好硕转博之后专科门诊、急诊、会诊的住院总医师的工作。在授予博士学位之后多数学生，通过10～15年晋升为正高职称，构建了自己的研究方向，出版了专著，成长为学科学术的后备带头人。现总结实践经验提出以下改进的意见。①欠缺做全科的训练也可称"接地气"的能力不足，尤其是在学科间会诊时他们自我也能感受到知识技能不足，这是在读博士过程中就应注意到的事。为培养全科的基础需要下社区一级医院与暑假参加巡回医疗、卫生防疫队伍到农村、牧区、工矿去锻炼。还有对相关学科信息的学习，如视野缺损是脑病与眼科的交叉，颈椎病所引起的真性眩晕是需要运用骨伤科知识诊疗的。②临床实践需要团队，当明确了研究方向之后必须关注组建与培养学术团队，王院士常讲"眼睛向下看"，意思是刚步入壮年的学科主任或主管医疗科教的医院副职要学会处理人际关系，重在包容而协同创新的团队，才有可能早些出成果。③重视学习传承师长的临证灼见，时常是无意脱口而说的关于理法方药的要言、真言、扼言，多是老师一生经验的积淀。北京中医药大学第一任教务长祝谌予先生将其喻为"零金碎玉"，并告诫要听懂学会。仅举一例"启动一点真阳改善全身气化"，每遇杂病脉尺沉者必用辛甘大热的肉桂少量，所言真阳乃命门之火，与预后吉凶相关联。本于业，勤而专，自当代代相传。

谈谈博士后科研工作站，它显然是一种"工作"。我国于20世纪90年代由美籍华人科学家李政道先生倡议，划归人事部成立博士后管委会统筹全国科研院所高等院校的管理。缘于中医学以临床医学为核心，名医业精于诊务多留有医案传世，未及梳理总结、寻其规律擢升为理论。晚近虽有中医医案学问世，然诊疗实践中尚缺少大宗医案的系统研究。中医学重视学术流派的传承。《素问·异法方宜论》讲人所处的地域生态环境不同，生活习惯有所差异，疾病治疗自然也不相同。中国幅员辽阔，学派宏富体现医学的广深。其学派传承教育有自承家学者、有师徒亲炙者、有参师多位继承多派名家的学人。但学养之深均在临床积淀之广且不断更新，增广学理指导临床诊疗，以其疗效为群众拥戴、学人崇敬。有鉴于名医学养深厚在于多年临床经验的积累，亟须梳理、总结、升华，是一个再创造的过程。中国中医科学院于 2010 年曹洪欣院长任上与王院士一起提出设立传承博士后工作站的建议，经国家人事部管委会批准实施，至今已培养出一批传承名老中医学术思想的后备学科带头人。在站工作是一个多元化的小组，学用哲学回归象思维，符合顺自然合规律性、合目的性、利民生的公理；为数学表达临床有效的置信度创造了条件；在老一代名医名师指导下以大学科、高概念视角验证临床诊疗经验，两个年头完成了一份具有学术影响力的出站报告，并且组建了以名老中医为核心的有协同创新能力的学术团组。

（五）回归象思维，完善证候体系

中医原创优势的一项核心内容是辨证论治，把握好辨治理法方药，针对现代难治病的诊疗获取显著疗效，是各级各类中医师（士）的硬功夫。医学生（含学士、硕士、临床专业博士）须认真学习综合性辨证论治，这是最重要的主干课程。当今正处于生命科学与人文哲学融合互动的高概念时代，中医学学科知识和技能的进步，以辨证论治的疗效，带动了学科框架的更新，包含着以中国人的哲学智慧进一步完善辨证论治的证候体系。

中华民族传统文化的精髓包括象思维，以象开端，象以筑境，境以扬神，象数意融通。从史前期尚无文字的以河图洛书与负阴抱阳的太极图作为古代科学哲学的始源，以农耕为主体的民族文化一脉相传从未断裂，是国医国药的理论基础，也是辨证论治学理的渊薮。20 世纪主客二元还原论被捧上神坛的时候，我国学术界对象思维似乎忘却了或者是寂而无声。恰恰相反，欧洲的一些科学家、哲学家，如海德格尔、胡塞尔等对象思维和相关学问做了些研究工作。当今随着传统文化的复兴，回归象思维已成必然的趋势，顺势而为重新审视中医药学原创思维与原创优势，完善辨证论治的证候体系，首先着眼于中医教育则非常重要。

1. 具象思维证候要素的整合

象思维的层次主要分原象与具象。具象背景下证候要素的整合，以观象为先，以象为素、以素为候、以候为证、据证言病，联系治疗则需病证结合、方证相应、理法方药一致。具象，是通过医生视听嗅味触等感官来看舌象、候脉象及发现人体在生理、心理、病理方面所反映的一切异常表现。具象包括情绪心理异变的表象，以及需要开悟心领神会感受的隐喻的异象。"素"从象中提取与病机相关的信息，应具单一性的"候"尽可能是时空维阶最简要的单元，由一组有内在联系的象素信息整合观察是整体变化流转的直观。象、素、候联结而"以象筑境"。"境"主要是望闻问切采集的四诊信息，并以语言、文字表达的主症、体征动态变化的境域。以候为证，证即证据。通常以数个象素组合的有内在联系的复合证候，其外在之候是证候要素症状体征的集合。无论在病机层面还是病位层面均重在辨识、思辨"境以尽意"的意象思维，对证候机理蕴有本质属性的认识。在这里，概念与逻辑思维从四诊信息的归纳分析也可以抽象出证候的本质性，在人体小宇宙层面具象思维与概念思维是可以互动的。然而据证言病、病证结合对待"病的人"则必须"观天地以察象"，将人的健康与疾病置于天地之间大自然中去认识，对一元正气的升降出入，对病机病势的整体流转，对预后的顺逆吉凶，都需要人对天对小宇宙与大宇宙的整体观，应变而适变的合规律性顺自然。从体悟证候的高概念是"境以扬神"，一阴一阳之谓道，道生一，一生二而二数神，四诊境域识神很重要，证候的体察当"扬神"。"得神者昌，失神者亡"，应以唯物史观与唯心史观两种取向去认识证候，研讨辨证论治的证候体系。

2. 超越主客二元认识证候特征

证候特征概括为内实外虚、动态时空、多维界面。其中内实外虚最重要，司外揣内以候为证是通过外在症状表现规律来把握机体内部整体功能状态的本质。对证候做内实、外虚的层次性区分，内实决定干预的原则和方法，外虚对干预起影响作用。通常证候"内实"包裹于"外虚"之内，即主症为内实，次症、兼病与季节、气候、物候等的影响是外虚，层次应该是泾渭分明的，然病程进展变化中病位浅深、病情轻重、邪正交争变化等多因素、多变量的影响，证候的自适应性亦会相应变化，呈现非线性的特点。证候动态时空的演化性，重视证候的诊断，观察病的"人"的一切表现，以象－素－候有内在联系的症状体征为主体，可以参照理化影像指标做出疾病诊断。应该说把握证候诊断为核心，随着时间的推移，空间因素的变化，干预的影响作用及病变本身的变化趋势，证候结构也发生了相应的演化，这种变化从其"内核"开始，直到最外一层最虚之处，都经历了动态发展的过程，从而使干预的靶向和范围都随之而重新调整，以保持辨证与论治的一致性。

证候是由多种因素于高维度通过多种多样的联结形式和高阶度的联结构成的一个复杂的立体结构网络，该网络随着时间的演进而变化。这就是证候内实外虚、动态时空、多维界面的3个特征。仅从证候要素看至少包括病因、病机、病位、病性、病势、症状（含体征）、邪正关系、机体状态8个界面。证候维度越高，证候临床诊断带来的干扰就越多。全国高等中医药院校规划教材《中医内科学》曾对证候做降维处理，使证候界面最低可减少为病位、病因、病症三大类。证候多维界面具有变换性，可以降维降阶、降维升阶与升维降阶。升阶深刻揭示了证候的复杂性，对不同界面中各元素间的联结方式和强度做升阶处理，由此确定对证候诊断具有"特异性"的因素。升阶全面把握证候的灵活性，因证候是主体的人受内外环境的刺激而形成的群体反应状态，具有很强的个性特征，如体质、禀赋、六淫、疫毒等的影响，因此，发生在个体身上的证候是群体共性证候特征与个体个性化特征的融合。因为证候初始化条件以主体性观"象"为前提，是依赖一元和合的混沌系统，其多种辨证方法的证候要素的界定，具象思维所能表达的证候概念，也可以运用概念思维分析综合论证，确认其是符合逻辑的。但未必能对以象为始源的境界有体悟，所以言不尽意。证候特征具有多因素多变量的特点，主体的自适应、自组织反映证候与疾病的真实。辨证过程中证候多维界面的维度阶度变化是非线性、不确定性、不规则的。如同一维度由禀赋体质差异而表现为不同证候，复合证候内实外虚在多种要素影响下，虚实夹杂多因素联结或升阶或降阶。证候特征的转换与灵活性都是整体动态流转的直观。"观"非视听感受的常事而"非常曰观"，需要心悟、开悟的心灵感应。"象"的高层面是原象，原象即太虚，太虚非真空，是混沌一体之气，是整体之象。庄子曰："天地与我并生，万物与我合一。"这里的"我"体现本真本然的我，天地人贯通一体回归本真本然的我，诉诸象思维，克服概念思维的片面性，是超越主客二元论，以"我"即"体道而入于道内"的本真之我为主体的健康或疾病状态，对证候特征反映主体生理—病理、心理—病理复杂整体动态重要的本质认识有积极的作用。

3. 原象思维证候内涵的哲学思考

原象是整体流转之象，是大象无形、大音无声、无音声形色之象，是天道自然一体之象。原象即道通为一。老子曰："天大、地大、道大、人亦大。"四大以"一"贯之。德国海德格尔讲天、地、人、神四位一体。道通为一有大小远近之分，大一可为大自然；小一当指物质基本粒子如多基因网络。混沌一体之气聚而成形生万物，一元和合即是阴平阳秘，和于术数。道通为一具有原发的创生性。自19世纪至20世纪，从叔本华、尼采始，到帕格森、胡塞尔、海德格尔等哲学家对西方形而上学的概念思维陷入了不能自拔的反思和批判。唯概念思维、唯理性主义束缚了人类的创造性，西方中心论动摇了，这是他们向东方传统思维方式接近并从中寻求启迪的重要原因。还有20世纪物理学家，德国的海森堡、丹麦的玻尔等都自觉和不自觉地从不同的研究领域，走入道通为一的境界。所谓物理学"测不准定理"的发现，象征着实体论形而上学的缺憾，而承认非实体性"道"的存在。"道"即无、朴，无中生有，气聚成形，形立扬神；道曰朴，朴即纯素，不杂为纯、不污为素，纯素体现宇宙人生的真谛开启"崇无""尚同"自由深思的智慧。

证候体系内涵的研究。证候概念最核心的内容就是象思维背景下具象整合的象—素—候—证的病机；缘于证候是多元素、多变量、多元的，机体有自适应、自调节、自组织的功能，则需要纳入原象思维去思考。有鉴于"证候"是中医学对疾病现象特有的认知形式，从象思维出发，以复杂巨系统的观点，结合整体观系统论，探索证候的哲学基础和人文属性，象思维演绎出的本体论特征在哲学上超越了二元论认识的局限性，也体现了人文医学的自觉和回归，作为中医学的灵魂与核心内涵具有传承和创新的深远意义。

（六）整合医学的提出、奠基与发展

当今国家的中医政策是中西医并重，传承发展中医药学。2017年《中华人民共和国中医药法》颁布，以立法的形式使中医存废的争议不复存在了。至于"中医现代化与中西医结合"在医学界由于知识背景和阅历的差异还是各说各话尚有分歧。王院士是高等中医院校的首届毕业生，大学本科六年制。建院初始的培养目标是中医功底坚实、衷中参西富有时代特点的高级中医师。课程设置按中医与西医课时 6∶4 排课，安排以中医基础与临床各学科为主体，教学实习主要由来自县乡的"明医"带教，他们多年工作在基层具有全科知识技能，又进修过解剖、生理、病理、药理等课程，能读懂西医的检查单。教学计划先中后西，于中医教学阶段进入临床各科前安排了 3 个月集中教学实习，下农村、工矿早临床，进行诊疗多病种的培养。约在三年级第一学期开始安排西医各门基础课学习，还有生理、生化、病理、统计等普通基础课的学习，由北京协和医学院的讲师、教授授课。毕业实习安排有西医内外科临床实习。据年级调干生反映，当时学生们西医知识技能水平高于中专卫校毕业生。总体说，当时学校领导办学的理念是培养以中医为主、我主人随、兼通中西的人才，贯彻团结中西医的指导思想，向着毛泽东主席提出的构建统一的新医学的论断而努力。

首届毕业生临毕业前恰逢五老（秦伯未、任应秋、李重人、陈慎吾、于道济）评估教学成果，提出学生理论功底不深，留下补课 3 个月的建议。由任应秋教授主讲《灵枢》《素问》若干篇章，并由秦伯未教授讲治学门径。事后体会这次补课对王院士及其学长们一生业医非常有益，尤其是国学功底的筑就。而早临床、多临床、下基层、做全科，则使学生们更忠诚于中医事业而勤勉工作。中医院校培养的学生，一是要有参与卫生防疫、抗震抗洪救灾与治疗急症的阅历；再一是在东学西渐与西学东渐并行的信息科学时代，既能坚守优秀特质的传统文化，又善于吸纳他国异族的文化养分，尤其是和西医沟通交流或进行较系统的专业培训。实践证明，多数院校的毕业生持学术开放兼收并蓄的理念。尤其 21 世纪进入高概念大数据技术的时期，中医药科学研究机构与高校展示出多学科、多元化的中西医的整合、中医中药与理化生物学的整合、象思维与概念思维的整合、系统性研究与描述性研究的整合。中医学科的生命力在疗效，尤其是病人确信、西医认同、学术界首肯，具有学术影响力，为国际学术团体肯定的共识疗效。缘于此，中医治疗技术的疗效评价还需要整体论与还原论的整合、循证医学与叙事医学的整合。循证证据在大数据推广的背景下要进一步完善，叙事医学平行病历要积极推向临床，使患者获得心理的平衡。整合医学理念的提出，有关中西医的整合，再次听到三种不同的意见：一是始源不同；二是基础理论不同；三是中医临床优势近百年的萎缩如何应对。中医学源于史前期的河图洛书与负阴抱阳的太极图所构建的阴阳五行学说，是象思维背景下"象数意"融通的理论基础；西医学从希腊希波克拉底开创演化至今，由主客二元朝向科学与人文互补互通发展。高概念时代的整体观、多元化动态时空流转变化，体现了象思维与理性概念思维的同约性。医学是人学，以人为本无分中西，无疑基础理论的研究者应本着天、道、自然一体的理念，以唯物史观与唯心史观结合，将结构生物学与合成生物学结合，全面地研究完整的生理、社会和心理健康状态，而不仅仅是没有疾病或虚弱。人们清楚地看到医学对传染病与感染性疾病的防治是 20 世纪重大的成就，然而病毒性传染病靠疫苗，但疫苗往往跟不上病毒的变异。中医药防治"非典"与甲型流感对国人获效并且产生了重要的国际影响力。中医药原创优势体现在治疗现代难治性疾病的疗效方面。曾有些人认为，癌症靶向药物的开发应用，让中医药退出了"阵地"，其实不然。靶向药物针对的是个体所患肿瘤的基因，然则基因的分类十分复杂，药物难以精准地作用于筛选的目标基因上是常见且尚未解决的问题。就目前看，中医扶正培本的治则治法对肿瘤患者生存期的延长与生存质量的提升仍有优势。

综上所述，从东学与西学差异与交融的大背景看，中医与西医的整合是历史的必然，目前呈现的是一种趋势，尚处于起步的状态。

（王永炎）

参考文献

［1］许嘉璐.中华文化的前途和使命［M］.北京：中华书局，2017.

［2］孟凯韬.哲学数学概论（修订版）［M］.北京：科学出版社，2008.

［3］Rita Charon.叙事医学——尊重疾病的故事［M］.郭丽萍，译.北京：北京大学医学出版社，2015.

［4］张华敏，王燕平，于智敏.薪火传承：永炎篇2［M］.北京：人民卫生出版社，2017.

［5］王树人.回归原创之思［M］.南京：江苏人民出版社，2012.

第五节　读中医策论文有感

国家中医药管理局的优秀临床人才培养计划第二期结束后，作为结业应试的形式之一，第一期和第二期学员共上交了437篇中医策论文。阅读这些文章，王院士在欣喜之余，也感慨良多。

一、关于中医策论文的一般情况

"策论"是一个颇为久远的文体概念，消沉多时，近年来又重新回到人们的视野中。

（一）什么是策论

"策论"是以对策内容为主的议论文。所谓"策"，是指针对某一问题的对应策略；"论"则是针对所提出的对策进行论述。关于"策论"，人们常将其与科举考试联系在一起。例如1980年版《辞海》曾说："策论：策是策问，论是议论文。宋金科举制度，曾用以取士。"

一般认为，科举制度滥觞于隋炀帝大业年间。而策论文作为一种文体，至少在西汉初年已经盛行。当时的贾谊、晁错等人，都因其策论佳作而成为著名的政论家。如贾谊的《治安策》《论积贮疏》，晁错的《守边劝农疏》《言兵事疏》《论贵粟疏》《削藩策》等策论均享有盛名。汉文帝前元15年（公元前165年）曾诏令朝廷大臣推举贤良、文学士，并亲自以诏书策问。董仲舒的《举贤良对策》提出了选拔人才应任人唯贤，制令行政要本于人情等政治主张，得以留名青史。汉武帝即位以后，亦曾多次要各地推举贤良和文学人才到朝廷参加对策。董仲舒作为贤良也被推举，汉武帝策问3次，董仲舒对策3次。这3次对策文字，就是董仲舒的《举贤良对策》。

可见，策论这一文体的起源远远早于科举，后来才被科举利用。但是随着科举制度被废除，策论文也受到了冷落。直至2000年，中央、国家机关公务员录用考试，再次纳入策论文这一考试形式。而中医策论文则是2007年引入国家中医药管理局临床优秀人才培养项目的"新"文体。

（二）中医策论文的由来

为了贯彻落实吴仪副总理"要大力加强中医药人才培养""要培养造就一批名医""要以中医药特色优势为根本，把名院、名科、名医文章做大"的指示精神，国家中医药管理局于2004年3月启动了"优秀中医临床人才研修项目"，目的是要培养出真正的中医传承者。

当时，国家中医药管理局邀请邓铁涛、王绵之、路志正、任继学等中医学家、临床家、教育家组成项目专家指导委员会，期待培养未来一代名医，传承学术，服务民众，令学科进步，事业兴旺。这一研修项目的计划目标与实施程序由局领导和专家指导委员会确定，而具体的运作过程，包括命题考试、策划讲座、选择推荐阅读书目、中期考评、结业考核验收，等等，则由秘书组负责。秘书组由早期全国各中医药院校毕业生组成，当时的"秘书"们年龄均已超过60岁。学员们在研修期间，精读四部经典古籍，泛读6部本专业相关著作。每个学员拜3位老师，撰写临床医案报告。结业考核有医案分析，有四部经典闭卷考试，等等。但老师们认为还是不够，为了给学员一个展示地道中医的机会，让他们能够尽情发挥来自临床实践的体会与见解，于是就想到了策论。专家们拟就策问试题30则，应试者结合自身学科与临床阅历任选一题作答。

（三）撰写中医策论文的学术传承意义

诚如上述，策论是一种讨论解决问题之对策的文体，先于科举，是一项优质的教育资源，不应该被看作是皇权的专利。以策问提供试题，以策论应答作为试卷，开卷撰写，从容不迫，形成研修项目高层次中医临床人才的考核新模式，测试其中医理论水平与临床应对能力。在中医教育史上，这是一项探索性工作。

这种探索是应时应势的需要。当今中医形势总体看好，有党和政府的大力扶持，人民群众迫切需要，科学家们积极鼓励。但事业的发展，关键在于自己的队伍建设，尤以中坚骨干临床人才的素质水平提高至关重要。因此，展开这个研修项目，目的很明确，即培养热爱中医药事业，全心全意为人民服务，医德高尚，理论深厚，医术精良的新一代"明医"，使中医药更好地服务于人民群众的健康和我国的社会保障事业。简言之，也就是为中医药事业求生存、谋发展，培养高水平、可信任的中医人才。为了反映这样一个目的，中医策论文要求以临证为主体，论"理法"为内涵，围绕主题复习文献，领悟"明师"经验，结合本人实践，经提炼升华而提出个人的新见解。策论不尚空谈，要求落实到提高解决临床问题的能力，提高疗效。

第一批研修项目结业之时，学员们的中医策论文中不乏佳作。后从众多佳作中精选 111 篇，汇编成册，经由局领导批准，由中国中医药出版社出版。这些中医策论文，不仅反映出学员们扎实的中医理论功底与较高的临床思维悟性，还显示出年轻一代中医的强烈使命感与责任心，使学界老先生感到欣慰，部分缓解了他们对中医乏人乏术的忧虑。可以说，中医临床优秀人才研修项目的成果，验证了在现代环境条件下，完全可以培养出真正的中医传承者，造就一代"明医"。

在实践中探索的"读经典、做临床、参明师、写策论"这种人才培养模式，有可能成为复兴中医的战略模式，成为中医求生存、谋发展的拐点。

二、两批中医策论文的整体水平与优势

第一期和第二期中医临床优秀人才研修项目，共收到中医策论文 437 篇，反映了研修学员研读经典著作、弘扬原创优势、虚心参师、潜心悟道、勇于实践、勤于思考、多源发散、回归本位的学习过程，这是刻苦研读的成果。这些文章都是地道的中医学术文章，总体水平相对较高，反映了学员们的临证思辨思路，可圈可点。临证思辨是中医悟性培育的载体，医师的悟性缘于临床而又回归临床。通过"读经典、做临床、参明师、写策论"，面对临床常见病、多发病与重大疑难危急重症，不断总结出鲜活的临床经验，并提升其理论内涵，以策论的方式进行表达，足见学员临床技能与思维能力的提高。

（一）传承经典理论，有所创新

如策问"张仲景小柴胡汤运用发微"，着眼点在于《伤寒论》有关小柴胡汤适应证的病机、证候特点及古今医家灵活运用此方的思路和方法，要求论策者结合临床实际，展示"读经典、做临床"的功力。

高社光主任医师的策对，在分析了《伤寒论》小柴胡汤的全部相关条文之后，论述了小柴胡汤疏肝利胆，调和脾胃，治疗肝胆胃肠诸疾；开郁达表，通调腠理，治疗汗证；舒肝解郁，利胆退黄，治疗各类黄疸；疏畅三焦，开郁通便，治疗非寒热虚实可辨之便秘；和解少阳，开郁醒神，治疗发作性嗜睡。谈理论依据经典，举临证确切可信。创新性地拓展了小柴胡汤的运用范畴，反映了多源发散的临床思维，最后又全部落实到提高疗效。

（二）弘扬原创优势，思考思辨

如策问"论《伤寒论》'观其脉证，知犯何逆，随证治之'的临床应用"，着眼于对这一临床诊疗总则的理解与发挥，要求策论者慎思明辨，展示临证思辨的能力。

贾春华主任医师将哲学、逻辑学、认知科学知识结合起来，进行思考与论述。他认为"脉证"指病人的状态，业医者观察描述当有"在场的"与"不在场的"分野，提出后者是前者的背景，前者通过后者而显现。这种缘于哲学层面的分析，延伸到整体反映的病理生理状态过程的证候研究，运用数理统计学科方法切入辨证、治疗，为疗效评价奠定了基础，并创造了条件。同时，也为中医临床医师拓展了思路。作者提出"援物比类""司外揣内"是中医认识疾病的方法，"知犯何逆"当属辨证。辨证的依据当是四诊获取的信息，自然以症状体征为主，而纳入比类取象，则象寓有科学、人文双重属性。认识的顺序当是以象为素、以素为候、以候为证、据证言病，而后方证相应，进行治疗。如以象解象当是"意"，将象与意融入辨证之中，汇科学与人文为一体，当是中医药学科之真谛。作者在阐释"随证治之"时引入逻辑学知识对治疗思路进行分析，重视证候病机及其演变，强调中医治疗疾病的动态性，对"方随证转"及"病证"与"方证"的对应关系，做了较为深入的论证，反映了很强的中医思维能力。

（三）诠释科学内涵，求真求实

如策问"论王清任调气活血的组方思想"，着眼点在于王清任对于调气与活血关系问题的处理，要求论策者结合不同的临床情况，展示灵活掌握相关理法方药的能力。

徐远主任医师的策对，提出调气意在活血，重视补气，重用黄芪；调气意在疏达，升降有序，行气活血；血瘀有因寒因热之不同，活血有养血消瘀之变化；通、散、逐、化、消、破、温、溶，为使气行血畅。并结合印会河老师的经验，论证临床实际用药的不同。认为调气活血的掌握，要注重辨别病因，寒热虚实，"有者求之"，"无者求之"；把握病机，"盛者责之""虚者责之"；明确病位，知犯内外上下；明了脏腑经络，"审气血之荣枯，辨经络之通滞"，勿犯"盲子夜行"之错。在总结时，还提出"气与血乃身之大宝，观今人，割肝摘肺、换心弃脾，皆可活，但气散血亡，故死之速"，反映出作者独特的思考。

三、两批中医策论文的不足与问题

从两期学员的中医策论来看，也存在一些不足与需要注意的问题。

（一）破题不力，射策不准

即审题欠准确。下笔之前，笔者不明题目要求，则失之毫厘，差之千里。例如策问"从《金匮要略方论》肾气丸的应用论异病同治"，题之要点在于"异病同治"，《金匮要略方论》肾气丸的应用"则是列举论据的范围。但是，不止一位作者只谈肾气丸的应用，而没有落实到解决异病同治的问题。

（二）重于文献，弱于临床

中医策论文的写作，要求反映"读经典、做临床、参明师"的真切体会。有部分作者，对于"较为系统地复习文献"努力去做了，但是注意力的分配不够适当，对于跟师经验与临床实践较少论及，从文献到文献的写法，既不符合策论的要求，也背离了采用中医策论文这一考核形式，以及让作者"发挥来自临床实践的体会与见解"之初衷。

（三）引述较多，创见较少

传承与创新是相辅相成的两方面，在传承的基础上创新，而学术的生命力寓于不断创新之中。从两批策论文看来，关于提炼创新，与老一辈的期望值还有距离。有的文章甚至罗列了甲说、乙说、丙说……唯独"我"什么也没说。所谓策论，本来就是针对策问，提出本人关于解决问题的对策。"我"不说，如何体现"我"的对策？无"我"之策，非策论文所能允许。

（四）文化功底不深，起承转合不够

文化功底不深的问题首先表现在文字不顺，文章没有起承转合，缺乏逻辑性，前面的理论阐述与后面医案举例缺乏必要的转承衔接。有的文章缺乏条理，五六千字的文章，竟然不设任何标题。

其次，表现在对历史时期的先后没有概念，有不少作者没有注意到这个问题。有一篇文章在谈到"历代医家论述"时，同一节各医家排列的顺序：明代马玄台、清代沈尧封、唐代王冰、明代万密斋、张介宾，隋代杨上善，明代张志聪，近代张山雷，宋代陈良甫（自明）。"历代论述"，是为了展现同一理论由远而近的发展源流。而这样混乱的排列顺序，就完全搅乱所谓的发展源流，失去了讨论"历代"的意义。

再次，表现在对文献的标注规范掌握得不好。如有一篇文章，提到清代沈尧封《沈氏女科辑要》如何说，紧接着"王冰注"如何说；提到宋代陈自明《妇人大全良方》如何说，紧接着"杨上善注"如何说。作者的意思应该是王冰《素问》注"，杨上善"《太素》注"。但不规范的文献标注，很容易引起歧义：王冰是唐代人，杨上善是隋代人，如何去注释清代人或宋代人的书呢。

四、中医策论文的撰写要求

鉴于以上情况，最后想再谈一谈关于中医策论文的撰写要求。

（一）四步分明，重点突出

中医策论文是针对题目之策问作答，一般要求有四方面的内容（简称"四步"）：射策——破题；对策——立论；论策——议论；结论——见解。对策者阐发对策问（所选题目）的准确领悟，精炼破解相关概念的经典出处与理论源流，叫作

"射策";针对策问中提出的问题，提出自己明确的观点和应对策略，即临床实践中解决这一问题的具体措施，叫作"对策"；围绕自己提出的观点和策略展开论证和表述，列出明确、具体的理法方药细化措施，赋以充足适用的论据、严密的论证逻辑、使人信服的论证过程加以表述，叫作"论策"；最后，作者用最为简洁准确的总结性语言提出本人的见解，这就是"结论"。

结合"临床优秀人才"这一培养目标与"读经典、做临床、参明师"这一培养模式，中医策论文内容重点是以临证为主体，也就是要以老师的思想与经验、自己的实践与心得为主体，文献复习只是一个提高理论水平的方法，而提高解决临床问题的能力、提高疗效，才是策论要解决的关键所在。就策论结构而言，上述四步须分明，但并非平均用力，要重点突出，即四步主次比例必须掌握好。策论文的主体，应该是"对策"与"论策"，论策者要把主要的笔墨投放在这两个部分。准确"射策"是为了"对策"更有针对性，简要"结论"是为了突出全文的重点，这两个部分可被看作是策论文的开头与结尾，在篇幅上不能占太大的比例。

（二）"策"重实用，"论"求通达

中医策论文本身是为提高解决中医临床问题能力而设的一种文体，不是科举八股。因此，写好中医策论文的前提，就是确有源于临床实践、经提炼升华又回到临床实践中去的对策。有策能用，用之见效，是策论的重中之重。具体来说，策论提出的对应策略要得当，有针对性与可行性，要落实到提高临床疗效。对策要以老师的思想、经验及本人的心得或实践为宜。没有临床实际意义的以经解经，泛泛空谈，属于有论无策。无策之论，不算策论。

但有策而论述不清，也不是好策论。如何论策，关键是要通达明了。所谓"通达"，首先是通晓题意，即审题要清，"射策"要准，要领悟策问的着眼点，然后围绕这个着眼点展开"对策"与"论策"。如果论策者只想着重针对策问中某一个方面提出对策议论，不妨加一个副标题。论策要深刻，不求广征博引，但需要具体的理法方药等细化措施，以及这些措施的理论依据或实施效果。论据要充足贴切，效果要求真求实。有了这些内秀功夫，再进而琢磨文章结构，力求严谨完整、逻辑性强、条理清晰。下笔之前，要先布局谋篇。建议作者根据材料内容与逻辑关联，设置若干标题，体现文章的起承转合。文词不求华美深奥，但须通达流畅，能够将中心思想表达清楚。

最后，还需检查策论的某些细节。例如参考文献的标注一定要规范，引文的表达，一般应该包括时代、人名、书名、卷次（或篇章名）等几项内容。从网上或《中华医典》光盘中复制的文献资料，需要核实纸质原文。文章中所引用的每一条文献，都应该按照杂志发表的要求在文后注明文献出处。中华文化的功底不是一时一事便可以提高的，需要在平时多学习、多积累。而必要的文化常识，必须加强补课。有了深厚的文化功底，将有助于中医策论的撰写，不仅可以避免出现常识性的错误，更可使文章富有文化底蕴。

（王永炎　张志斌）

参考文献

[1] 辞海编辑委员会. 辞海 [M]. 上海：上海辞书出版社，1980.

[2] 张希清. 科举制度的定义与起源申论 [J]. 河南大学学报. 社会科学版，2007（5）：99-106.

[3] 国家中医药管理局. 中医临证思辨录 [M]. 北京：中国中医药出版社，2008.

第六节 中医学人需要宽松的学术环境

人活着，记录着，路就在脚下还继续向前走。王院士是主动来学中医的，一生为振兴中医而奋斗，承担过国家与世卫组织的科研项目，曾为百余名博士与博士后带教，体悟着人生的欢乐幸福与苦涩惆怅。追求的人生意义自然是有益于民族和国家，感恩于母校师长的培育与学长友人的助力。王院士这一代中医学人走过来的路很艰难，虽有领袖们的鼓励，亦有时代布置的泥泞、坎坷带来的内心的压抑和伤痛，知识、才能、韧劲都让他步履艰辛。大病一场身心更加孱弱，由"寿则多辱"转化为"死而不亡者寿"，只要不亡的生命之火还在燃烧着就要向前走。恰逢中华民族的伟大复兴，赋予了国学国医重振的百年不遇的机缘，让已年迈的学人期盼的中医药真正的春天到来了。我们必须热爱华夏民族五千年一脉相承的文明，为中医事业操碎了的心要重新振作起来，老骥伏枥，唯一要做的事情，就是为年轻的后学营造宽松的学术环境，冀望后薪续前薪，面向未来迎接中医药学由弱向强的转轨。

道法自然，道即自然，自然即道，道的运行是自由的、必然的，完全由自身的规律所决定。人与社会都有自然的本性，"守道"就能按这种本性化育自己。又秉承儒学"和而不同"，让团队的每个人都能得到才能发挥的空间，营造自由和谐的氛围。民主团结进取的环境是发挥创造力不可缺的力量。1981年落实干部"四化"政策，王院士被提拔到领导岗位上，自身阅历告诉他独立之精神、自由之思想是何等的重要，笃力前行营造宽松学术环境，收获的是友善和尊重，关爱与支持。

多年业务领导岗位的工作，有另一种深切的感受，总是背负着中医是弱势群体，中医学是弱势学科的包袱，20世纪，中医是否"科学"的5次纷争，仍难摆脱"不科学"的地位，还处于非主流医学待遇，中西并重的政策尚有缺位现象。作为中医学人首先要有文化自觉，检讨自身存在的问题，主动适应高概念大数据技术时代大卫生、大科学、大健康的需求。在东西方文化差异的前提下，国学与国医的命运备受压抑、诋毁，若加上人为的利益则冲撞、矛盾的情况会愈演愈烈，1919年的"五四运动"、1966年开始的为期十年的"文革"都严重地冲击了中华民族优秀的传统文化，再加上主客二元还原论被捧上了神坛，所谓的"只有可重复、可复制才是科学"，这个"只有"自然与建立在农耕文明基础上的中医气阴阳五行学说与治未病辨证论治不能相容。中医从不排斥多学科的介入，在坚守民族传统文化的基础上善于吸纳异族他国的文化养分及科技成果，我主人随地不断更新学科的内涵，朝向多元化、多学科、多层次创造性继承和创新性发展。国医国药的实践是以国学哲理为指导，"尚一""尚同"的哲学思想是中医药学的根基。崇尚"仁德""无、朴"纯素的精神，有文化自觉才有自信，有自信才能创新。当今中医学人传统文化"断代"现象明显，别说读过《十三经注疏》的人不多，阅读过国学基本读物《三字经》《千字文》的年轻中医师也很少。还有临床诊疗手段的西化现象，用西药打头阵，无论治病需要与否，一概中药加西药。对于先中后西、能中不西、据需要中西合医，缺乏认知与自信。王院士在中央文史研究馆、中央的许多部委、中国工程院、中国科学技术学会多次反映中医作为非主流医学不被重视的现状，争取对中医药学科建设、事业发展、人才培养能独立自主、自裁的事项单列，于 21 世纪历经"非典"肆虐、甲流防控等事件，中医临床优势的突显，才赢得学位授权、评奖、药典会、名词委、基金委、新药审批、社保中药目录审修订等由中医专家主持。还有许多领域尚需争取作为执法的主体。另则，"中焦阻塞"，政策落实不到位尚需克服与改进。在政策执行过程中领导者的意图十分重要。譬如中国科协主席，第八、九届全国人大常委会副委员长周光召先生肯定中医理论，象思维是重要领域。周老主持"973"项目期间顾问组审批了证候与方剂配伍研究的两个中医项目。他倡议香港求是基金会于 2001 年中国科协年会上授予 11 位院士中医药科技贡献奖。可见中医药事业的稳定发展，需要有稳定的政策和执行政策的领导人。

近几十年，时代发生了历史性的演变，时代巨变以往需要几个世纪几代人的奋斗，如今是几十年，这点大家都是可以感受到的。中国特色社会主义在改革开放 40 年伟大成就的基础上进入了新时代新征程，中医药也进入了新的历史发展阶段。国家领导人指出，中医药是中国古代科学的瑰宝，也是打开中华文明宝库的钥匙，凝聚着深邃的哲学智慧和几千年健康养生的理念和实践经验。提出中医西医并重，传承发展中医药事业是新时代党和国家的历史使命，是增强文化自信，实现中华民族伟大复兴的大事。学习了中央政策导向，王院士欢欣鼓舞，预感到中医药学光明璀璨的未来有望实现。毫无疑问，青年一代中医学人所处的新时代比中医前辈们好得多。王院士患病后参加的几次学术论坛，都嘱咐年轻一代要为迎接中医药事业发展春天的到来而努力奋斗！学长们的共识是新征程要补好传统文化课业——象思维体现国人的智慧，以"敬、恕、和"建设好和谐开放、团结进取的学术团队。团队成员秉承中医药学自身的规律治学、执教、科研，顺自然合规律性、合目的性为人民造福祉。项目首席课题组组长应以"仁德"为怀，善于包容，平等待人，谦诚自律，为团队修身，为事业出力，营造宽松的学术环境。新时代新征程，中医药事业发展的春天即将到来，学长们、同学们、全国中医界的同道及关怀支持中医事业的各界友人，让我们共同学习、发掘华夏文明深邃的哲理，创新临床研究，发挥中医学原创思维与原创优势，为创造中华民族统一的医药学，并使之挺立于世界之林继续努力奋斗。

（王永炎）

第七节　全科医学技能与杂学知识

中医临床分科始于北宋，彼时医事、药事制度渐臻完善。著有《苏沈良方》的苏轼、沈括先生就不主张分科过细，认为乡间医生多几种本领更受百姓欢迎。一直到民国时期乡县医生多是一专多能并无严格的分科。北京中医药大学早期请来数十位江苏县乡名医带教实习，成就了前3届毕业生的临床功底。王玉川老师曾任医疗系主任，他说很遗憾这批中年中医后因所谓文化水平不宜在高校任教，有返乡的有调离的，因而淡化了学生运用中医疗伤治病临床技能的培养。尤其是襄诊过程中他们潜移默化地把中医师仁爱谦逊的做派传授给学生。回首这个时期培养出来的学生都是一专多能的中医师，均可掌握中医治疗急症的措施。至今中医医疗专业大学本科五年制教学还保留了学生毕业前多科轮转实习的制度，然而下基层、农牧区、工矿的实习少了，因此处理常见病、多发病的技能差了。

1962年王院士毕业后被分配到北京中医药大学温病教研室，随戈敬恒、孔光一老师赴北京第一传染病医院（今北京地坛医院），带学生实习。每次重点查一个病，先复习病史，从症状学角度，重点了解主症、季节证候、发病特点是什么；病程如何进展；刻下症状怎么样。然后组织同学们讨论，分析病因病机，明确辨证诊断，拟定治则治法及处方用药。在此期间看过的病人有各型肝炎、猩红热、麻疹（及合并肺炎）、白喉、百日咳、流脑和乙脑等。王院士有三方面的收获。第一，见了多种传染病，认识到了中医的疗效。如治阳黄无论肝胆脾胃湿热孰轻孰重，只要辨证清楚，方药确当，均有显效。辨治乙脑的方法为1974年参加内蒙古锡林郭勒盟医疗队防治乙脑打下了一定的基础。第二，学习了组织学生开展病历讨论的教学方法。第三，戈、孔两位老师出身县乡名医，基层第一线工作多年，有治疗副霍乱等各种传染病的经验。他们的医德、治学门径与方法对王院士也多有启迪和教育。

1963年京西矿区带学生集中课间实习，是王院士独立出门诊给学生带教的开始，患者是矿工和家属，从而体会到基层所看到的首发首治的常见病与城市医院住院的难治病的病种类型差异很大。当地医生治感冒发热1剂药服后可以退热，暴发火眼服2剂可愈，增加了对从事中医药临床工作的信心。然而矿工们常见的"三痛一迷糊"，即头痛（血管神经性）、胃痛（慢性胃炎）、腰腿痛（风湿性关节炎）以及眩晕（壮年、老年高血压病居多）却是治疗起来较困难，值得进一步研究的课题。带教老师和学生每周1次下矿井劳动，对干活现场的紧张节奏和井下多水潮湿的环境深有体会。矿区党政工团重视安全生产，注重伙食供应，但组织文化活动较少。20世纪60年代，矿工的职业病是硅肺病，一旦确诊则无法治愈，应重视预防，改善工作条件。中医药对咳喘、咯血等症状的缓解，尚有一定的效果。例如白及、三七、百草霜的散剂内服，可止咳血、咯血等。这期间带教形式为结合病例小班讲课，尤其是在书写脉案上下功夫，模仿《丁甘仁医案》《柳选四家医案》等。

1964 年春，王院士被下放到安徽，先在安庆地区枞阳县安凤公社会宫大队瓦屋生产队与农民同吃同住同劳动。从水稻育种、插秧、中耕锄草、割稻打穗，直至碾米收仓，全过程都学会了，还干过起猪圈、积肥等农活。立秋前把早稻收仓、把晚稻插秧，所谓半个月的"双抢"是农事最忙的时间，农民丑时造饭，酉时收工，不违天时顺其自然。古训有不务农难成名医之说。传统文化产生于农耕文明，人是自然化的，享用自然、维护自然，亦将消融于大自然中去。

王院士备有药箱，与大队的半农半医（后称赤脚医生）一起为农民看病，还与公社卫生院合作。这期间，学会了许多全科技能，包括预防医学、康复医学，深入了解治未病与辨证论治的理念，做内外妇儿各科疾病的诊治，做推拿治疗，从事 X 线片拍片及化验室的常规检查工作，也会做公共卫生和流行病学的观察描样及双改的操作。这在以后下乡复课中是用得上、受欢迎的技能。更重要的是，基层工作的医护和半农半医，他们竞业为民、质朴纯素、不污不杂的作风令人敬重，潜移默化地影响着王院士，从内心深处以他们为楷模，终生坚守无名无功淡泊名利的品行。幸运的是，毕业后最开始 3 年的经历，构筑了王院士全科医生的基础。医学是人学，妇女、儿童、老人，不同年龄的人，他们生活的自然环境、社会环境，他们的情感心理都具有同质同构的特征，也有异质同构的特征。要对病的人进行观察诊断治疗，全科不仅需要适应性强，更为重要的是贴近内心，给予抚慰与帮助。此后在抗震救灾、防疫医疗队、支边巡诊过程中，以及在乡镇卫生院与社区卫生室工作中，王院士都深刻地体会到，全科知识与技能不仅仅具有多面手的优势，更重要的是，医生的素质得到了提高。"医者仁心"，自觉地克服纵钱、纵权、哗众取宠的医风，要坚守谦卑敬业，实实在在做事。全科医师的培育是造就专科医生的良好基础，而且一生受用。

王院士从事的专科是中医老年脑病学的研究，缘起恩师董建华先生于 20 世纪 90 年代在北京协和医院办西医学习中医班。董老师亲历神经内科，定性定位诊断清楚，届时已有 CT 影像检查，往往是诊断明确而治疗药物很少。董老师派王院士去协和医院进修并协助研究脑病的中医治疗。他谆谆嘱咐王院士接受协和严格正规的训练，成为顺应时代需要的"明医"，积极探索辨治重大脑病的有效方药。现代神经病学是以神经解剖为定位诊断基础的。为此，王院士特地返回当时的北京中医学院，请邱树华教授带其复习解剖知识，尤其是反复观看与记录颅脑和中枢神经系统的标本，建立起立体的概念，弄明白神经纤维传导的路径，巩固了必须具备的知识，在病历讨论会上勇于发言。因神经内科治疗方法不多，常被问及中医怎么治，王院士简明介绍了辨证论治的证候与方药。后应黄惠芬主任邀请，在科内开展了 8 个小时的中医讲座。联系中风病及神经系统的退变、变性、炎症等病理状态，讲解中医辨证治疗的思路，得到了很好的评价，听者们认为讲得平直明了。

王院士的专业决定了其可以接触到各种异质同构的老年人，有老农、老工人、老干部、老战士、老知识分子，等等。他们均反映过"看病难，看病贵"的问题，对社会价值观的变异与家庭意识的淡化十分敏感，看不惯甚而反感与无奈。自然诊疗中接触的文学家、哲学家、科学家们会传授给他许多知识，帮他分析许多社会医学与人文道德的学问，渐渐充实了他的杂学知识，但他自认称不上杂家。因此，在承担科研课题、项目过程中，邀聘过农学、工学、理学、哲学、社会学、经济学、教育学的教授学者，培养以中医药学体系为主体的博士后工作者。

因为博士后培养是在一个综合学科的小组开展研究工作，以多学科知识技能相互交织、渗透、融通，学科交叉培养进站的博士，同时采取几位不同门类学科的师生共同学习一起工作，能拓宽视野，有利于解决博士不博的弊端，是一种可行的方法。王院士曾身体力行这种方法，就老年脑健康体检，应用量表与 TMR（或用 FMR）筛选，筛查老年期认知功能早期障碍以善忘为主症的人群，并以中医养生治未病的措施干预，深入社区做预防 AD（阿尔兹海默病）、VD（血管性痴呆）的现场控制恶化的研究。集中医学、心理学、社会学的专家学者，展开自然科学与社会科学两大门类，交互融通地带领博士后做数据库建设，宏观深入与微观细粒化结合，对防控方案进行探索。于概念上变革，对人生的历程进行系统性反思，尊重疾病的故事，以感同身受的同理心抚慰患者，让其优雅地老去。进入到实践美学的领域，将大自然天地人神一体化的规律叫作"真"，把人类实践主体的根本性叫作"善"。当人们的主观目的按照客观规律去实践得到预期效果的时刻，主体"善"之目的性与客观事物"真"的规律性就交汇融合。真与善、规律性与目的性的这种统一就是美的根源，也是自由的力量。自然事物的形成、性能、规律都是特殊的、具体的、有限的。人类社会在长期的实践活动中与多种多样的自然事物、规律、形式打交道，逐渐把它们抽取、概括、组织起来，成为能普遍适用的性能、规律和形式，这时主体的活动就有了自由。显然，什么是自由？自由是一种力量，是真与善结合形成的力量，遵循人类学本体论的方向，通向美的直接领悟，即人道的、短暂的、淡薄的、来来往往的、不定的直觉，获得多方面的概念，移入思想背景时引导我们去发现科学真理，去寻求解决问题的钥匙，去阐释已有的经验。如此即可"以美立命""以美启真""以美储善"。回首几位博士后在站的工作：从社会学切入老年经济收入与晚年医疗费用支付困难的现状；从经济学视角探讨新药研发的效应及合理用药的问题；从管理学分析我国养老机制存在的种种现象，寻求可行的办法；从心理学对老年脑健康及人文关怀落实到叙事医学的推广和基础研究的方法学；从哲学形而上学层面以负性逻辑引导老年人重生安死、清虚静泰的生命观。王院士自认不是杂家，但他深知杂学知识与技能对重塑医生的伦理道德和诊疗技术的提高多有裨益。

（王永炎）

第八节　回归学术本位，培育中医创新人才

进入 21 世纪，全球关注的高等教育改革已朝向高等教育大众化与精英培养并重的方向迈进。鉴于我国目前正处在从人力大国向人才强国转变的历史进程中，随着社会的发展，高等教育存在的问题也日益凸现。回首 2005 年钱学森先生辞世前，感慨地提出："为什么我们的学校总是培养不出杰出的人才？"这是钱老对我国高等教育和人才培养提出的深刻命题。适应创新型国家的战略需求，各行业各学科都要思考并做出回答。中医药学科晚近迎来了良好的发展机遇期，中医从求生存向谋发展过渡，急切期待着领军的学科创新人才培养能够落到实处。为此，从人才培养的理念到措施都需要进行认真的研讨。

一、坚持理性思考，明晰历史隐忧

（一）培养与运用理性思考

科学研究应坚持理性思考。理性思考主要是逻辑思维模式，是一种有充分的理论依据，能对事物进行观察、比较、分析、综合、抽象与概括的一种思维。也就是说理性思考是建立在证据和逻辑推理基础上的思维方式。一个优秀的科学家不仅要在学术研究、理论创新上能够坚持理性思考，对待学术环境、学术背景同样需要能够坚持理性思考，能够正确分析和对待政治变革、经济发展、文化冲突等对科学研究的影响。当今，很多中青年科学家及学科带头人是双肩挑干部，如此尤其要坚持理性思维，能正确对待文化冲突，对政治、经济、社会形势，从哲学、史学、文化多视角进行诠释，坚持自己对当前形势和周边事物的独立见解，朝向讲政治、学经济、做学问的复合型人才迈进。

回顾历史，我们需要理性分析距今 3000 年以降，300 年以上作为大国强国在科技与教育方面具备强势的支撑，及至 300 年内衰败与复兴的经验与教训。作为世界四大文明古国之一的中国，曾经创造过辉煌灿烂的中华文明，为什么近现代出现了衰落？为什么近代科学不在中国文明或印度文明中间产生，而只在欧洲发展起来？显然，近 300 年来农耕文明与工业文明的冲突，尤其是清代闭关锁国抑制了中国早期工商业的发展，使近代科技的形成与发展失去了基本的土壤与条件。如儒学思想虽然强调"忠""孝"伦理、三纲五常的法统，但其本质还是为维护君主封建统治的，使中国大一统的封建统治延续了两千多年而没有根本改变。这些都需要认真思考。认识中国自然科学发展的社会背景及其特有的文化形态，正确把握工业文明与农耕文明的历史背景，正确把握中国学术发展的现实与未来的愿景是十分重要的。

（二）理性分析中医药发展趋势

作为中医学人，要能够从哲学、史学、医学角度理性分析中医药学的发展和趋势。工业文明追求的是精准的对象，将灵与肉做二元分析，至今已开始认真的反思；国学国医主张农耕文明弘扬的自然混沌，是天、地、人一体，形与神俱的一元论，现在已经成为一股复兴的思潮。系统论指导下的还原分析渐为医学界同道接受。现在是西学东渐、东学西渐并行的一个时期，既要注重东学和西学的分歧所在，又要探寻两者整合的切入点。从生物医药领域来看，健康医学、转化医学、个体化医学都是整体观的体现。人们开始重视中医学的原创思维，但仅仅从理念层面去认识是不够的，原创思维的主旨就是形象思维，称为唯象学说，主张象与体的结合。研究形象思维就必须把握唯物史观和唯心史观的辩证关系。对唯心史观的学习要补课，既要克服玄学的悖论，又要坚持批判地继承。中医有文化，而中医非文化。将中医学定位在生物医药领域，是因其以健康与防治疾病为核心，然而中医也是与人文科学融汇得最好的生命科学，要把握好这种辩证关系。

纵观历史，可以发现社会的动荡形成了一个怪圈，极左的或极右的思想常常易于占上风，中间的往往沉寂。极左或极右的思潮大多都是非理性的，恰恰"中和"的形态代表了社会发展，是文明进步的常态。所以，应提倡淡定修身，提倡中和、中庸、中道。中庸、中道不是很多人理解的老好人、平庸，不是折中的意思，而是修为符合现实、顺应社会发展的客观规律。因此，要约束自己克服极左、极右思潮的影响。科学家要坚持理性，要善于运用逻辑思维，才能够发现真理，为学术繁荣与学科建设多做有益的工作。

二、克服体制弊病，选才彰显任贤

（一）创新教育与科研体制机制

全球问责当今大学社会适应性差、培养不出创新人才，而中国教育存在的问题远比全球一般情况严重得多。中国教育近30年发展得相当快，但在最重要的任务即培养杰出的领军人才方面却少有建树。现行的教育体制不利于学生发展自我的特色。追求高分的应试教育限制了学生创造力的发展。著名教育家陶行知说："生活即教育。"然而，在中小学教育中，更多的孩子感受的是"教育即应试"。梦想是创造力的源泉，而在疲于应试的奔跑与喘息中，我们的孩子还会有梦想吗？教育过于追求公平，实际上，公平是相对的，公平的相对性有其可操作性的一面也有越其常规不公平操作的一面。对于高校招生自主权，很多学校的领导不要也不敢要，呼唤教育改革多年，仍然举步维艰。显然，首先要克服教育体制、机制的弊病。

科学研究过分追求热门，以需求引领下的招投标必导致急功近利。不是所有的科学研究都要以满足需求为目标，科学研究更应该鼓励自由探索。急功近利使得科学家难以静心思考，很难在自己感兴趣的领域持续深入研究。当前多数学者都是按照招标指南设计课题，课题组长忙着寻找经费维护团队的生存。晚近，科研院所有了自主选题，由于青年人缺乏独立思考和实践的锻炼，多数按照领导和老师的思路去做，而没有发挥好自主选题培育创新人才的作用。所以，功利科研与应试教育一样都是体制的弊病。

苹果公司 CEO 乔布斯去世了，他留给世界最为宝贵的就是持久不衰的创新精神。如果乔布斯不来到美国，而是一直在叙利亚还会有今天的苹果传奇吗？应该说是美国曾有过的快速发展的经济和自由公平竞争的环境成就了乔布斯。创造力固然有天赋的因素，但它的启动与爆发更多地需要依托将创新精神转化为全新理念、实践行动、管理方式、运行规则、制度环境与科学机制。因此，如何营造多元、开放、独立、自由的环境，积极倡导和培育大胆怀疑、勇于创新、宽容失败、崇尚竞争的创新文化，这将是个无法回避的问题。

（二）发现与培养特色人才

鼓励教师和科研管理者们成为能够发现特色、识别人才的伯乐，并持之以恒地给予支持，不计回报。华罗庚，初中毕业，自学成才，由于其在数学上的突出表现被清华大学特别录取，成为一代数学大师。陈寅恪，留学多国，不求学位只为治学，虽然没有任何学位，但他是清华国学院的教授，是国学大师，对史学、文学、哲学乃至于天文地理无不通晓。再有非常突出的例子是生物遗传学之父——孟德尔。他也是有独立精神，有特色、执着的人才。他考不上维也纳大学，因考取不到职业教师执照只能做代课老师，在修道院工作却不会传教，但他在修道院建立的实验室里凭着自己的兴趣与毅力，用了 10 年的时间，在遗传学理论方面取得了重大成就。在他死后 30 年，他的理论才被认可。他做的就是这种有贡献、有特色、超前的工作。孟德尔能够取得重大发现，不得不提的就是他所在的修道院的院长对他的支持。这位名叫耐普的院长独具慧眼地发现了孟德尔的特色，并给予了超常的支持，应该说正是由于他一如既往、尽心竭力的支持成就了孟德尔，造就了这位超越时代的天才，催生了现代遗传学。耐普院长也许是世界上最有成效的伯乐之一。作为科研管理者也应该提高发现人才和科学评价的能力，科学研究的主体是人，管理者在创新机制、合理配置资源的同时，也要为国家发现人才、培养人才，大力支持科学工作者，使他们在科学研究中发挥最大的才智。

（三）保护争议，求真求实

科学研究中要保护争议，务必求真求实，提倡敢于怀疑的科学精神。科学上超前的工作，由于数据不完备或者不符合当时学术主流，早期会有争议。其实，产生争议是好事，必须要回归到学术本位，应鼓励争议和争鸣。中医学术史上涌现出的众多流派正是百家争鸣、百花齐放的结果。各学派不断吸收兼容，互相渗透交叉汇流成干，形成中医学继往开来的一条长河。当代的中医药学更要敢于创新，要坚持理性，有批判地继承。如中医标准化建设工作，早年提出的时候，有些中医老先生表示反对，认为中医圆机活法、不求精准，中医搞标准会淡化辨证论治。然而，我们坚持一个学科成熟的标志就在于有没有标准，标准是科学研究成果的最高层次，现在中医药标准化工作推进得很快，逐步形成了共识。所以，提倡年轻一代要有批判的思想。当然对于老先生为中医求生存的感情应予以尊重。目前，还缺少评价真实世界的标准体系，RCT（随机对照试验）不仅对评价中医疗效有问题，对西医复杂性多因素慢病的干预评价也解决不了。但是在没有创新方法学方案之前，用RCT评价更容易得到国内外医学界的认可。总体看，当今的学人不怕争议还尚待时日。一旦某项研究创新的趋势明显，有成功的希望，就应该得到支持，而且要允许失败、宽容失败。青蒿素给我们造就了一个国际大奖，但也显示出规避风险、规避争议和举国体制带来的问题。争议与和谐并不矛盾，保护争议需要有相关政策。科研体制也要回归学术本位，学术本位就是顺应自然、求真、求实、求异。要真正落实就必须创造一种开放、友好的学术环境，如身体力行倡导的"独立之精神，自由之思想"。相信现在的中国能够发现和培养出杰出的创新人才。

三、培养青年学人，营造成才环境

（一）青年学者是创新的主力

在科学研究中年轻人是主力军，很多重要的原创性工作都是由年轻人做出的。支持青年学者，符合创新规律。作为青年学者，首先应该树立敢为人先，破旧立新的精神。要淡定淡雅，克服急功近利，以博雅教育为核心价值观。科学面前人人平等，青年学人要敢于提出异议，勇于挑战权威。

青年学人的成长离不开高年资学者的支持。作为老一辈科学家应该多与青年学者交流，激励他们勇于突破、追求卓越，在思路和方法上给予他们启迪，为他们提供条件，帮助他们组建团队。科研管理者的素质亟须提高，要积极为年轻人营造创新环境，在评审中公正客观地对待青年学人。年轻人能够以学术实力获得支持，既会激发他们创新的激情，又使他们不会为了寻找经费奔波，让他们安心科研。积极探索加强自主选题在培养青年人创新能力中的作用，将课题运作与学科梯队建设有机融合，项目运作着眼于成果，学科建设着眼于人才，探索两者有机结合的机制，在项目运作中促进人才成长。

（二）为青年学者创造条件

大科学时代多学科的协作是科技创新的核心推动力，因此要跳出中医药学科领域，欢迎一切热爱和愿意参与中医药科学研究的学者加入。因此，需要培养复合型人才。基础研究最为薄弱，也最为艰难。基础研究尤其需要科研人员的淡定、淡雅、中道、中和，从而避免震荡时期的极左极右。中医药学科发展首先要肯定疗效、规范标准、发现机理。从事机理层面的基础研究如何融汇社会科学领域的成果，如何把结果加以校正核实需要时间和实践的检验。所以，基础研究最重要的是把握理念，而基础研究突破的重任更需要年轻人来完成。积极呼吁改善投招标，国家重点基础研究发展计划（973计划）项目、国家自然科学基金委员会重大计划等基础研究项目首先应该选择的是年轻的团队负责人，先选堪以重任的年轻科学家，信任他们，让他们去组建团队、完成设计，这样才能把基础研究做好。

四、笃定中医信仰，发扬原创优势

中医药行业与其他行业一样求贤若渴，迫切呼唤创新人才。中医药创新人才首先应该热爱中医、忠诚中医。热爱中医，是要对中医事业有深厚的感情，认可中医的学术原创性，对中医的发展充满信心，克服曾有过的对学科弱势的不自信。试想一个整天质疑中医是否科学的人如何能创新中医药呢？忠诚中医，就是要明白中医是怎么回事，了解中医与哲学、史学等人文学科的相关性，能理性地分析中医，有批判地继承。也就是说你首先是一个明白的中医。这里不是排斥多学科参与。中医药是一个开放的巨系统，需要借鉴多学科的思路与方法，但要坚持我主人随，要做中医研究，而不是研究中医。

其次，要发掘中医办教育的优质资源。应该倡导博雅教育作为中医药大学的核心价值观。重新思考、考察与调研书院式的教育，发掘其中的优质资源，充实目前的高等教育。宋代书院强调基本功的训练，强调案头书，提倡主动地制订读书计划，而后师长们根据学生的问题做辅导。如果在韩愈的传道、授业、解惑的基础上再加强创意，将会走出来一条中国人自己的路。中医中药教学可以重新考察、探讨太医院的教习模式。太医院的教习强调案例教学，相当于现代的教学查房。还要进一步弘扬与推广策论的撰写，由老师问策，学生射策，而后撰写策论，这才是原汁原味的中医。可以向全国推广传承博士后的培养模式，在本专业里选拔优秀人才传承老专家、老中医的经验，在继承导师学术思想的基础上进行深入研究。还可以尝试非医、多学科专业的博士后班，吸引多学科人才参与中医研究。

第三，弘扬中医的原创思维与原创优势。要补读一些尼采、康德的书，中国的学问要读陈寅恪、熊十力、马一浮的著作。科学与人文融合是中医药学的双重属性，也正是后科学时代要研究的主要对象。中医药学重视临床，重视临床思维的方法，中医诊疗能否取得疗效，关键在于悟性，在于思维、思想，以及思考、思辨的能力，还要靠实践中鲜活的临床经验积累。这是现象理论指导下的实践。中医学理论的原创优势体现在理论框架上，即是天人相应、形神一体、辨证论治。把中医的优势与现代科学技术整合起来，在系统论指导下还原分析，走出自主创新的可行之路。

五、结语

中医药事业正处在一个良好的发展期，中医药人才是决定中医药事业成败的关键。我们需要领军人才、需要临床优秀人才、需要科技创新人才，但这些人才的形成首先需要的是一个宽松的环境。建设一支德才兼备，甘于为事业奉献的人才队伍，任重而道远，让我们共勉迈向光明的未来。

（王永炎 张华敏 王燕平）

参考文献

［1］饶毅．一意孤行的伯乐［J］．科学文化评论，2010，7（5）：107-114.

［2］饶毅，施一公．支持年轻人构建中国科学的未来［N］．人民日报，2011-02-14.

［3］王永炎，张志强，王燕平．大科学背景下的中医药学形势及整合［J］．环球中医药，2011，4（5）：321-325.

［4］王永炎，于智敏．培养传承博士后与创新中医药学术［J］．中医杂志，2011，52（5）：361-362.

［5］王永炎．为培养优秀中医临床人才开展读经典做临床的读书活动［J］．中医杂志，2007，1（48）：18-19.

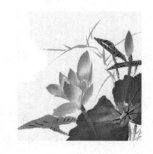

第四章
整合医学

第一节　概念时代应重视中医学原创思维的传承与发展

在人们对中医药的科学性及发展前景的争论中，人类的生存环境也在动荡中不断发展变化。20世纪，我们的社会经历了由工业时代（industrial age）向信息时代（information age）的转变。而现在，随着经济全球化、软件向亚洲外包、物质丰富和自动化盛行，新的时代——概念时代（conceptual age），即将到来。发达国家的知识工作者正在挖掘、掌握那些不能外包的技术与能力，以适应社会的快速发展，立于不败之地。与之相应的是人们对创新意识的要求更加强烈，原创思维得到高度重视。发展右脑，进入全新思维的呼声也日益高涨。因此，在新的概念时代，重视中医原创思维，大力传承发展中医原创思维对中医学的整体发展将具有重要意义。

一、概念时代的到来

概念，是人类认识世界过程中所形成的一种基本模式。是反映思维对象本质属性或特有属性的思维形式，是人类知识组成的最小单元。概念被认为是思维的基础，与判断和推理并列为思维三要素。概念定义了所反映事物的本质属性，其外延则描述了概念所对应的一切事物。

近几年来，世界上许多发达国家都在发生变化，从逻辑、线性、以计算能力为基础的信息时代向概念时代转变。概念时代的经济和社会是建立在创造性思维、共情能力和全局能力基础上的。在信息时代标榜的"左脑"逻辑思维能力在今天仍然必要，但是却不再能满足人们的全部需要。曾经被低估和忽视的具有形象思维能力的"右脑"——与创造性、执着、快乐感和探寻意义等相关，将越来越能决定世界的未来。实际上，无论怎样分开谈论左右半脑，它们都是协作的关系。大脑作为一个运行平稳、一致的联合体，是完整统一的——左半脑知道怎样处理逻辑，而右半脑负责了解感知世界。只有两者完美地结合，人类才有了强有力的思考能力。随着对右半脑形象思维能力的不断重视，作为一个时代标志的概念，其内涵与外延也被赋予了更宽广的含义——高概念（high concept），它的出现使概念具有了更为鲜明的时代特征。

高概念是形象思维与逻辑思维的结合，是概念间的复杂联系。高概念的能力包括具有美感，富有创造力和丰富的情感，能写出优美的文章以及将表面上毫无关系的事物结合起来创造出新的东西……与之并列的则是高感性（high touch）。高感性的能力包括理解别人，懂得人与人相互交往的细微之处，找到乐趣并感染别人、超越平凡、寻求生活的真谛和意义。美国最具影响力的新闻记者之一托马斯·弗里德曼的著作《世界是平的：21世纪简史》描绘了与美国当代作家丹尼尔·平克的畅销书《全新思维》中相似的场景：崇尚高概念、高感性。正如丹尼尔·平克告诉我们的：未来属于另一类人，他们拥有全然不同的思维——创造性思维，包括了共情型思维、模式识别型思维和追寻意义型思维。以上几种不同的思维方式都要求人们具有丰富的想象力、勇于创新。这些全新思维方式的运用更能体现学术之魅力、独立之精神、自由之思想。

21世纪，追求的是一个全新的，以创意、共情、模式识别、娱乐感和意义追寻等"右脑"能力为主导的"概念时代"。具有创造性的原创思维将会受到不同领域、不同学科的广泛重视，也必将发挥出更大的作用。

二、中医学的原创思维

所谓原创思维，是指特有的、与众不同的、创造性的思维方式。概念时代的到来，要求任何学科的发展必须具有原创思维。只有具备了原创思维的学科，才能拥有原创性的成果与原创性的优势，才会不断地发展与完善。中医学是历代医家数千年来通过不断深入的观察与反复临床实践所总结的对健康与疾病的认识。是通过与西医学完全不同的视角与思维方式所形成的具有特定概念与理论的医学体系。它是中国医生群体智慧的结晶，是真正意义上的原创思维。中医学素以形象思维和整体观念为核心，重视临床医学，其原创思维既体现科学与人文融合，也强调天人相应、调身与调心并重。这一思维模式的形成既来源于众多医家的临床实践，又以临床疗效作为检验的依据。

首先，中医原创思维体现了科学与人文的融合。中医学不仅属于医学的范畴，还寓有人文科学的内涵。科学是反映自然、社会、思维等客观规律的知识体系。人文是指人类社会的各种文化现象。前者更强调客观性，后者常带有主观性。但两者又密不可分，互补互动。科学为人文奠基，人文为科学导向。以维护健康、防治疾病为主要研究内容的中医学反映了人体的客观规律，属于自然科学的范畴。同时中医学植根于以人为本的中国传统文化的沃土中，含有大量的人文内容。人文因素是中医理论的特色，也是中医学原创思维的重要体现。可以说，中医学的自然科学内容与人文哲学内容是水乳交融、难以分割的。因此，要进行中医理论的现代研究，不能忽视人文哲学对中医学原创思维的影响。中国传统文化和中医学的原创思维多是基于形象思维，因而思维科学和形象思维的研究会为中医药现代化提供理论基础。

思维科学的研究，其突破点在于形象思维学的建立，形象思维解开了，才能去认真研究综合性的创造思维。形象思维是宏观性的、整体性的。在中国传统文化中，形象思维被大量运用，中国古代哲学有不少宏观性、整体性的思想成果，中医学就是这一成果的典型代表。中医学中许多重要的基本概念都是形象思维的产物。譬如五脏中的"肺"，其功能主气，司呼吸，在体合皮毛，为华盖，居至高之位，主治节，为相傅之官。根据其形态和功能，以金曰从革，中医学将其形象地称为肺如"橐龠"，肺体清虚。橐龠，一种有鼓风袋，似通气管的风箱。汉代典籍中论及橐龠者甚众。山东滕州出土的汉代冶铁画像石中有橐龠的画面。它由3个木环、两块圆板，外敷皮革而成。拉开皮囊，空气通过进气阀而入橐；压缩皮囊，囊内空气通过排气阀而进入输风管，再入冶炼炉中。这种将"肺"比为"橐龠"的形象思维，生动、贴切地展现了肺的形态和功能。又如五脏中的"肝"，在五行属木，木曰曲直。中医学将肝比喻成一棵参天茂盛的大树，如果无拘束、无羁绊地成长，则可正常发挥其主疏泄、主藏血的功能；如果受到阻碍和抑制则会功能失常，引发疾病。因此说，肝性刚喜柔，性喜条达，郁则生病。同样，如此将肝比做"木"的形象思维也生动地体现了肝的性质和功能。在中医学中，这种恰到好处的形象思维比比皆是。正是这些形象思维的集合，使得中医学具有了鲜明的自身特点，形成了其独具的原创思维。

其次，中医学强调天人相应、调心与调身并重。中医学重视自然环境与社会环境对人体的综合影响。这种影响既包括生理上的，也包括心理上的。因此，中医学在认识与治疗疾病时强调要综合、整体地考虑多因素对人体的影响，从而形成了学科独有的诊疗模式。中医学重视整体观念、天人相应、形神一体与辨证论治，要求理法方药一致。论治讲承制调平，圆融和合，防治求本。其诊疗过程是医生通过与患者接触，进行望闻问切等自身感知与体验，对患者的病证所对应的模式进行识别的复杂的认知过程。同时，也是医生通过实践，积累经验，不断验证并修正的学习过程。这一过程是多维的、自上而下的综合集成的过程，体现了生理与心理、感性与理性、科学与人文的高度融合。

三、概念时代中医学原创思维的传承与发展

虽然中医学与西医学诊治疾病的方法与手段不同，但其基点是完全相同的——所关注的基本对象都是人体；其发展的最终目的也是完全一致的——防治疾病、维护人类健康。因此，两种医学体系只是以不同的视角和不同的思维方式对人类健康与疾病的共同反映。正是因为不同医学体系的并存，为人类认识与防治疾病提供了不同的方法与手段。不同医学体系间的交流与借鉴，更加有利于人类认识疾病的本质，追求健康的真谛。因此，在概念时代，更要重视对中医学原创思维的传承与发展。"只有民族的，才是世界的"，只有在保持中医学自身特色、发挥其特有优势的基础上才能促进其整体的不断发展与完善。

中医学原有的概念与形象思维是中医学原创思维的基础与源泉。重视中医原创思维的传承，也是重视中医药学的传承，是发展中医学、创新中医的主要途径。重视原创思维的传承与创新是中医学发展的动力。中医药学是中国传统文化中最灿烂

的园地之一。对其原创思维的传承、创新应以形象思维来阐述中医学的天人相应、形神兼备等有关学说，并联系综合集成的思想，诠释辨证论治，然后从我国首创的复杂巨系统的观点阐述中医理论。从思维科学出发，与现代系统论相结合会为我国中医药的现代化发展奠定坚实的基础。因此，当前的迫切任务是基于经验，结合现代科学前沿方法学，并运用其方法系统阐释与发展中医学的原创思维。这种发展更应该继承中华文明的传统，融汇百川，倡导多学科交叉渗透，欢迎相关学科与前沿学科科技工作者参与中医药的学术研究。中医学人要认真学习现代自然科学与社会人文科学，特别是要认真学习系统复杂性科学。通过对中医学原创思维的传承与发展，推进中医学发展，为人类科学事业的发展做努力。

随着东方文化的崛起，欧美文化中心论的动摇，世界正以更加客观、成熟的视角来审视与学习东方文化与中医学。在信息革命第三次浪潮中，更加侧重于综合的思维方式。中国传统的整体思维长于综合，中医也以综合为自身特点。尽管中国传统综合与今天所提倡的综合有相当距离，但是，只要通过努力是可以进入高级综合时代的，这也是东方思维的巨大潜力之所在。新时期，"概念"叩响了时代的门扉，高概念和高感性正在世界经济和社会中产生着作用。发展中医学的形象思维和综合集成的四诊八纲，会为医学科学吹来习习清新的空气。中医学原创思维的传承和发展适应概念时代的需求。重视概念并将其拓展到高概念，将形象思维与逻辑思维相结合，将中医原创思维向全新思维过渡，以保持其在新时代的不断发展。

抚今追昔，在全新思维的"概念时代"，正是企盼现代化的中医药工作者创新发展的良好机遇期。只要珍惜并抓住这一机会，奋发图强，一定会创造出现代中医学的美好未来。

（王永炎）

参考文献

［1］托马斯·弗里德曼.世界是平的——21世纪简史［M］.何帆，肖莹莹，郝正非，译.长沙：湖南科学技术出版社，2006.

［2］丹尼尔·平克全新思维［M］.林娜，译.北京：北京师范大学出版社，2006.

第二节　高概念时代中药学研究的传承与创新

何谓"高概念"？首先是作为时代标志的概念，其内涵与外延被赋予了更为宽广的含义，使之具有鲜明的时代特征；它是形象思维与逻辑思维的结合，是概念间复杂关系的沟通、联系与交流，使之落实到科学问题的凝聚、解释与深化研究上；它包括了具有美感、富有创造力和丰富的情感等。当代思想家法兰克福学派的哈贝马斯诠释了"关键概念",可谓对现实世界的诸多"概念"做了理解、解释与逻辑分析,提炼升华为"高概念"。联系到中医中药学科领域,譬如说中药材的道地性与复方中药的临床使用,"道地"与"临床"两个概念的多元性关联:道地性包括药性、地域、物候、品质与临床试验过程的配伍、调剂、疗效与安全性的考察验证和评价等,相互联系、相互印证,将实证研究与关系研究联系起来,在传承的基础上发展,则需要思维科学的指引与方法学的创新。毋庸置疑,高概念在理念层面赋予了明确而清晰的方向。于是中药道地性研究通过技术、手段的提升与器物装备的支持,为临床科学合理用药、提供给民众优质药品的医疗服务和推动中药健康产业进步目标的实现奠定了坚实的基础。还有高概念与高感性是密不可分的,高感性的能力包括懂得人与人相互交往的细微之处,重视团队精神,克服急功近利,于平凡中超越平凡,寻求生活的真谛和意义。当今脑科学研究成果表明:大脑左半球知道怎样处理逻辑,右半球则体现了共情能力,负责感知世界,然而无论怎样分开谈论左右半脑,它们实际上都是协作的关系,大脑作为一个运行平稳、一致的联合体,是完整统一的。中医药学侧重于应用科学门类,重视临床诊疗与运用中药的技能,而"悟性"是技能的升华,鉴于中医中药寓有人文科学的内涵,正是研讨高概念时代思维科学的现实需求。

20世纪末,中医学与中药学分列为两个一级学科,然而古往今来中医与中药都是紧密结合的。中医学与中药学具有基本相同的原创思维。先说何谓原创思维,指学科特有的、与众不同的、创造性的思维方式。高概念时代要求任何学科的发展必须具有原创思维。只有具备了原创思维的学科,才能拥有原创性成果与原创性优势,才会不断地发展与完善。中医药学是历代医家数千年来通过不断深入地观察与反复临床实践所总结的对健康与疾病的认识。它是真正意义上的原创思维。中医学素以形象思维和整体观念为核心,重视临床医学,其原创思维既体现了科学与人文融合,也强调天人相应、调身与调心并重。这一思维模式的形成来源于众多医家的临床实践,又以临床疗效为检验的证据。

中医药原创思维体现了科学与人文的融合。以维护健康、防治疾病为主要研究内容的中医药学反映了人体的客观规律,属于自然科学的范畴;同时中医药学植根于以人为本的中国传统文化的沃土中,含有大量的人文内容。人文因素是中医药理论的特色,也是中医药学原创思维的重要体现。要进行中医药理论的现代研究,不能忽视人文哲学对中医药学原创思维的影响。中国传统文化和中医药学的原创思维多是基于形象思维,因而对思维科学和形象思维的研究会为中医药现代化提供理论基础。思维科学的研究,其突破点在于形象思维学的建立,形象思维解开了,才能去认真研究综合性的创造性思维。形象思维是宏观的、整体性的。在中国传统文化中,形象思维被大量运用,中国古代哲学有不少宏观性、整体性的思想成果,中医药学就是这一成果的典型代表。正是这些形象思维的聚合,使得中医药学具有了鲜明的特色,形成了独特的原创思维。

进入21世纪,中医药学领域的学人都在思考学科自身规律是什么?现将不尽成熟的认识提出,供大家参考:中医药学是自然哲学引领下的整体医学,其学科自身规律是自适应、自组织、自调节、自隐态的生命科学体系,其核心是天地人相参、精气神一体，是人体生长发育顺应自然的健康医学。创新方法学的理念是圆融和合，主张宏观与微观、综合与分析、实体本体与关系本体、中医与西医的联系；主张系统生物学引领下的还原分析，从整体出发的拆分，拆分后的组学研究微观分析，通过研究数据再整合，回归到整体上做结论；认为研究对象的属性难以确定，非可测量的混沌状态是值得重视的未来科学的新领域。毫无疑问，中医药学将拓宽17世纪牛顿所定义的科学范畴。

中药学在高概念时代的传承与发展，对我国医疗卫生保健具有重要的现实意义。国家正在建立基本药物制度，制度的设计与实施，既要符合国情又必须依据国际规范。按照1985年内罗毕会议精神，药品要在不断提高科技含量的同时降低治疗成本，目的是最大限度地提高社会可及性。在我国迫切的任务是逐步解决好9亿农村人口常见疾病的治疗用药问题。显而易见，中药是提高医疗服务公平性的重要保障之一，与化学药物、生物制剂具有等同的作用，其优势无可替代。具体到中药材饮片与中成药的保护利用和开发研究，应重视"品质性效用"一体化系统工程的设计与实施。从效用研究着眼，迫在眉睫的是，对已上市的中成药大品种做上市后安全性、有效性的再评价；与此同时，运用化学生物学的方法提高药品质量标准，从总体上提高国家用药水平。论及品质研究，中药材的生态环境、道地性与优质相关性、栽培技术等已成为世人瞩目的重大课题。至于药性研究贯穿基础与临床，体现中医药学自身规律的时代特征，要在传承的基础上创新。

中医药学由于与西方医药学采用了不同的认识论和方法论来认识生命和疾病的现象，是我国最具有原始创新潜力和可能的学科领域，实现其自主创新，既是中医药自身发展的关键，也关系到中国科技能否实现重点跨越的问题。政府和民众期望在医学和生命科学方面有所突破。"只有民族的，才是世界的"，中医药学原有的概念与形象思维是中医药学原创思维的基础与源泉，重视中医药原创思维传承是发展中医药、创新中医药的主要途径，也是中医药学发展创新的动力。譬如前贤提示：药者毒也、厚也、瀹也，以毒攻毒是对抗，以厚味调养是补益，瀹者寓疏导调节之意，体现药性的"七情合和"，使方剂的潜能蕴于配伍之中。人们企盼中成药改变粗大黑的形象，同时又能增效减毒，通过提取纯化强活性组分群的总皂苷、总黄酮、总生物碱之类，筛出标准组分，探求组分配伍与组效关系，逐步形成研发现代中药的一条途径，当然其研究成果的贡献要经受实践和历史的检验与评价，应该是一个不断完善的过程。当前必须重视现代科学前沿的方法学，并运用其方法系统阐释与发展中医药学原创思维。关注中医药研究模式的创新，建立具有普世价值、稳定结构与永续动力的一种模式，需要多学科的交叉渗透与融合。为此我们应该继承中华文明传统，汇纳百川，欢迎相关学科与前沿学科的科技工作者参与中医药的学术研究。中医药学界既要崇尚国故而追思前贤做好学术传承，又要认真学习现代科技与人文科学，尤其是系统复杂性科学。通过对中医药学原创思维的传承与创新，促进学科进步，为人类健康事业做一份有力度有意义的工作。

（王永炎）

参考文献

　　[1]安德鲁．埃德加．哈贝马斯：关键概念［M］．杨礼银，朱松峰，译．南京：江苏人民出版社，2009．

　　[2]万德光．中药品质研究——理论、方法与实践［M］．上海：上海科学技术出版社，2008．

　　[3]科技部基础研究管理中心．国家重点基础研究发展计划（"973"计划）发展报告（1998—2005）［Z］．1999立项：076．

第三节　高概念大数据时代中医理论研究的机遇

　　历经了百余年关于中医科学性及其何去何从的争论，现时我们已经进入到东学西学兼收并蓄、科学人文融通共进的高概念数据时代。概念时代，原创思维将受到重视，人们更加重视形象思维。大数据时代，人们不再追求精准、不再关注因果关系，而是更为关注相关关系。中医药学应该直面复杂系统科学问题，促进多学科综合集成，在弘扬原创思维的基础上，去迎接悄然兴起的为中医理论研究拓宽了的空间，积极寻求中医学与西医学的契合点，做好顶层设计，明确研究内容与程序，优势互补，为创立统一的新医学、新药学创造条件。

一、中医理论研究的难点

　　中医学的优势体现在其具有的独特的理论体系和可靠的临床疗效上。然而中医理论发展相对滞后已经成为中医界普遍关注的问题，主要表现在中医理论研究缺乏突破性进展，不能很好地指导临床实践及科学研究。这也是造成整个行业发展缓慢的根结所在。中医理论研究是难中之难，主要表现在以下几个方面。

（一）古今整体论对中医学、生物学诠释难度大

　　受到西医学还原分析的影响，中医药理论内涵的生物学基础研究得到广泛开展。与此同时，反对的声音也越来越大。许多学者在比较了中医、西医两种医学异同后，认为中医学受中国古代哲学的影响，善于从整体上把握生命的恒动性和功能性，因此以分析还原为主导的西医学研究方法和技术不适合应用于中医学的研究，而主张在遵循整体论思维，开展继承的基础上进行的创新研究。无论是运用哲学、史学、文献学等传统整体论方法对中医学的理论体系进行完善学的和阐释，还是运用现代整体论方法，如计算机技术、人工智能、数据挖掘、循证医学或者复杂科学、组学等开展证候规范化研究、临床疗效评价、方剂配伍规律研究等，这些研究的共同特点是在中医学的理论框架内，以整体论思维为指导，不破坏传统中医的黑箱结构，对人体进行整体层次的研究。然而我们发现，虽然从整

体出发可以获取最大的系统值，但仍然无法解决传统中医药学大多数定性内容没有足够定量分析的支持、宏观层次缺乏微观层次的基础、概括的理论缺少精确阐述等缺点。因此，单纯采用古今整体论对中医学、生物学诠释难度大，难以实现中医学理论的真正突破。

（二）还原论主要起验证作用，争议颇多，尚难有新发现

20世纪初西学东渐，起源于实验医学的西医学逐渐成为主流医学，中医学受其影响，开展了大量用实验方法验证中医理论科学性及有效性的研究，其中比较典型的如证候实质的研究、药物拆方及复方作用靶点研究等。这些验证性工作是对中医药基础理论生物科学属性的确认，具有重要的时代意义。但是，也自然而然地发展成了对中医药基础理论用西医学阐释的现状。在很多方面，中医药的特色与优势被掩盖，诸如"方与证"的关联性，运用生物物理指标所能表达的领域与西医实验医学"化药与疾病"关联性研究比较，具有阐释不清、机制不明的特点，与对抗性治疗比较处于劣势，尚无创新之说，缺乏应用价值。因此，近年来受到广泛争议，研究成果也难以推广应用。

（三）受外语水平与中医术语规范不够的影响，使得中医学对外交流困难

在中医药学本科与研究生教育中，学生对中医药和外语两门学科都需要大量的时间和精力的投入，但两者的融会贯通缺少适宜的环境。因此，中医药行业人员外语水平一般较低，难以与国外学人交流。尽管中医学界注意培养具有一定外语水平的复合型中医药人才，但是目前人才的数量仍然较少，而且一些较成熟的人才也出现流往海外的现象。中医翻译是一个多学科的综合难题，即使外语水平很好，也会由于中医语言本身深奥难懂，将其翻译成现代汉语都比较困难，更何况译成外语与国外学人交流；另外，中医用语自身的规范化程度不高，存在着一词多义、多词同义、概念交叉等现象，造成了理解上的困难和偏差。因此，中医在与全球学人交流及走向国际化的过程中举步维艰。缘于此，我们派高水准中医与著名汉学家合译《本草纲目》，派出研究人员到国外做博士后研究和开展循证医学、临床药理学合作研究，同时强化外语水平与技能。

二、高概念、大数据时代的特点

（一）高概念思维模式

美国当代知名作家丹尼尔·平克在他的著作《全新思维》中指出，发达国家正从信息时代走向概念时代，我们将面临一个全新的思维模式。概念时代究竟意味着什么？概念是人类对世界认识也就是认知过程所形成的一种基本模式，是人类知识组成的最小单元，是思维的基础。概念间存在着各种复杂的联系，所以说，作为一个时代标志的概念，无疑与思维，特别是高概念、高感性的思维，也就是形象思维

和创造性思维息息相关。在信息时代，经济和社会的基础是线性思维、逻辑能力以及类似计算机运用的能力；而在概念时代，经济和社会的基础是创造性思维、共情力和把握全局的能力。过去几十年属于某些具有特定思维的人，即编写代码的电脑程序员、起草协议的律师和处理各种数据的 MBA。然事情正在发生改变，未来将属于那些具有独特思维、与众不同的人，即有创造性思维（包含共情型思维、模式辨别型思维或探寻意义型思维）的人。

高概念时代的另一特征是科学与人文的融合。科学求真、求实、求异，人文求善、求敬、求和。当今医学发展，医生的职责不仅是防治疾病，更要实施人文关怀。这与历来重视"形神统一""注重医患沟通"的中医学相一致。

（二）大数据技术

1980 年，著名未来学家阿尔文·托夫勒便在《第 3 次浪潮》一书中，将大数据热情地赞颂为"第 3 次浪潮的华彩乐章"。大约从 2009 年开始，"大数据"成为互联网信息技术行业的流行词汇。百度对大数据的定义：所涉及的资料量规模巨大到无法通过目前主流软件工具，在合理时间内达到撷取、管理、处理，并整理成为帮助企业经营决策更积极目的的资讯。比较公认的大数据具有的 4V 特点：Volume（大量）、Velocity（高速）、Variety（多样）、Value（价值）。在维克托·迈尔·舍恩伯格及肯尼斯·库克耶编写的《大数据时代》中指出："这是当今社会所独有的一种新型能力，以一种前所未有的方式，通过对海量数据进行分析，获得有巨大价值的产品和服务，或深刻的洞见。""大数据的精髓在于我们分析信息时的三个转变，这些转变将改变我们理解和组建社会的方法。第一个转变就是在大数据时代我们可以分析更多的数据，有时候甚至可以处理和某个特别现象相关的所有数据，而不再依赖随机采样；第二个改变就是研究数据如此之多，以至于我们不再热衷于追求精确度；第三个转变因前两个转变而促成，即我们不再热衷于寻找因果关系"。作者还提出："大数据时代我们需要改变我们的操作方式，使用我们能收集到的所有数据，而不仅仅是适应样本。我们不能再把精确性当成重心，我们需要接受混乱和错误的存在。另外，我们应该侧重于分析相关关系，而不再寻求每个预测背后的原因"。这对于不以精准擅长和不追求明确病因的中医学来说无疑是个利好的消息。

三、中医理论研究的机遇及朝向

（一）高概念、大数据时代为中医理论研究拓宽了空间

概念时代的到来，与之相应的是人们对创新意识的要求更加迫切，原创思维得到高度重视。中医药学是东方哲学观影响下历代医家通过数千年的临床实践和观察所总结出的对生命、健康和疾病的认识所形成的具有特定概念、理论、方法与技术的医学体系，与西医学的视角和思维方式完全不同。中医药学素以形象思维和整体观念为核心，重视临床医学，强调天人相应、形神一体。这一思维模式也体现了科学与人文的融合。晚近倡导的叙事医学更重视观察病人情绪、感情、心理、认知的

变化，将医生既往心理访察的日志升级为平行病历，与现实记载症状、体征、各项理化指标摆在同等重要的地位。以医生能够作为癌症与临床流行病病人的精神支柱为最高期望。因此，中医学原创思维的传承和发展适应概念时代的需求，重视概念并将其拓展到高概念，将形象思维、具象思维与逻辑思维相结合，将中医原创思维向全新思维过渡，以保持其在新时代的不断发展。

中医药数据目前并不是以数据量大为特点，而是以其多样性和价值性为特点的大数据。大数据技术的迅猛发展使得中医药意象思维和体验感受的表达越来越成为可能。大数据关注整体数据，不求精确，这与中医药学注重人体整体的健康状态和疾病反应以及与社会、环境、心理因素等综合影响相一致。

中医学所重视的相关关系在大数据时代得到认可。阴阳五行学说框架下的人体与自然、人体各脏腑的生理与病理关系认识，是中医药基础理论的显著特征。这种从现象理论出发的脏腑关系，以及临床从脏腑关系、气血相关、天人相应等角度认识疾病、治疗疾病的实践活动都体现了中医药理论重视关系本体性的特点。大数据对相关关系的认识，使得不再必须发现精确的因果关系，这种相关关系帮助中医发现机体及其相关环境改变导致的平衡与和谐破坏的原因（病因），以及这种状态改善的方法（疗效）。

因此，高概念思维、大数据技术将会促进实体本体论与关系本体论的结合。中医理论研究正在悄然兴起，有待复兴。高概念、大数据时代为中医临床与基础转化研究创造了前所未有的良机。关键在于整合，针对现象理论、意象结合，可容纳非线性数据，将中医研究（自身理论与临床）与研究中医（西医学、生物学、化学、信息学等多学科的成果与问题）兼容和合；将"循证医学叙事化"与"叙事医学循证化"结合反映古今中外对一个专题的大数据集成，做整体顶层设计，注重中医学原创优势，其中最紧急且重要的是提高临床疗效。

（二）整体论指导下的还原分析，最终要回归到整体发挥效力

已故国医大师陆广莘先生认为："疾病医学、疾病对抗医学是用物质世界的知识解决生命现象，是对象性思维认识论的知识论层次，它的机械构成论观念的认知方向是向后、向下、向外的。向后专注溯因分析认识论，向下坚持微观实体本质论，向外信奉线性因果决定论。"而中医学的本质"是创生性实践的生生之道，其人本主义意向性思维的致思方向是向前、向上、向内的。中医学是以人的生生之气作为主体性开放流通自组演化调节的目标动力系统"。这样的目标动力系统，单纯地依靠整体论或者还原论的方法和技术都难以阐释。

正如上文分析中医理论研究难点中所述，20世纪还原论的盛行，技术的进步，为人类物质文明与信息传媒技术水平带来极大的提高。然而对系统不确定性的诸多复杂现象的认知却无能为力，复杂系统绝非还原成几个简单的因素就可以合理解释的；还原分析的研究成果还是一柄双刃剑。缘于此，整体论再次进入人类认知的视野，然则是融入系统论的现代意义的整体论。古代哲人倡导"道法自然"，人生存于天地之间的整体论；西方哲人柏拉图讲"理念"与"实体"，从整体把握实体本体与关系本体的结合。惠子（惠施）论宇宙是由大而无外的大一与小而

无内的小一构成的，古代的整体论对于阐释复杂变化的事物具有其独到之处，但失之对规律表述的清晰性，也缺乏实践的可操作性。我们学术界经常争辩的"脑主神明"还是"心主神明""脑与心谁为主"，专家学者们为了证实自己的观点，从理论溯源到临床应用再到基础研究验证，开展了大量研究。结果仍然是各执一词。其实，"心""脑"无论从生理基础还是疾病特点都有其相同之处，尤其在临床实践中"脑心同治"往往起到很好的疗效，这就需要从多学科、多领域、多层面开展多元的中医理论研究。

因此，我们主张从整体出发做还原分析，希望能回归到整体上来发挥效力，融通整体论与还原论内在的合理性。无疑针对复杂系统科学的研究方法的探索还任重道远。高概念思维、大数据技术的引入相信可以缩短这个过程。

（三）中医理论的诠释也是创新，扩大中医药学术影响力

运用诠释学的方法对中医的理论、方法进行现代语言的阐释及传播，厘清中医药学概念作辐射推广，充实西医学，同样也是创新。诠释学作为一门关于传达、翻译、解释和阐明的学科，在西方已有漫长的历史。诠释的基本要求就是在所要诠释客体（文本）的框架上，注入时代的血肉，增添时代的灵魂，创新发展的翅膀。这些新生的血肉和灵魂，便成为中医学发展的内容和标志。中医学理论的发展，都是经验丰富的著名医家，在熟读经典的基础上通过不断开阔的临床思维和丰富的临床实践经验，进一步对经典的概念、学说或理论等进行解析、勾勒与诠释。因此，历代著名医家，可以说大多都是经典理论诠释的医学大家，正是依靠他们精通的理论基础和丰富的临床实践，赋予了睿智的诠释思维，推动着中医学理论的传承与创新。我们以往运用诠释学方法对中医的基本概念如天癸、冲任、禀赋、病络、玄府等进行研究，基本技术路径：文献阅读→脉络梳理→框架勾勒→理论诠析→临床实践→提炼升华。这些研究运用时代语言，对中医的经典理论进行解读和充实，并结合疾病病历、心理学等资料中的疾病特征，阐释经典理论的指导作用，这样或许可以使经典的文本产生新意，或许可以促进经典理论在当今疾病防治中发挥更大的作用，扩大应用范围，从而推动中医理论体系的不断充实与完善。

总之，高概念思维及大数据时代的到来，无疑会促进现代生命科学的理论和技术与中医药学交叉渗透，从而有助于中医药基础理论研究的突破。中西医应整合集成、优势互补，力争在理论层面有新见解、新发现、新学说，为创建统一的新医学、新药学奠定基础。

（张华敏 王永炎）

参考文献

［1］白云静，申洪波，孟庆刚，等. 基于复杂性科学的中医学发展取向与方略［J］. 中国中医药信息杂志，2005，12（1）：2-5.

［2］李澎涛，苏钢强，王永炎，等. 中医药基础理论研究现状分析与发展对策

思考 [J]. 北京中医药大学学报，2006，29（8）：509-013，516.

　　[3] 戴汝为. 我国中医药创新发展的机遇——从发达国家迈向"概念时代"谈起 [J]. 世界科学技术：中医药现代化，2007，9（3）：1-6.

　　[4] 王永炎. 概念时代应重视中医学原创思维的传承与发展 [J]. 中国科学基金，2008，156.

　　[5] 杨硕，崔蒙，李海燕. 大数据时代的中医意象世界与中医虚拟世界 [J]. 中医杂志，2014，55（14）：1176-1179.

　　[6] 常富业，王永炎. 浅谈诠释学方法在中医学中的应用 [J]. 天津中医药，2010，27（4）：267-269.

第四节　高概念特征与中医学

　　医学是人学，是一门科学定律与人文准则整合的学问。进入后现代，中医与西医、传统与现代的界限已不再重要。医学的本质是研究人的生命，医疗的功能是帮助患病的人解除痛苦和延缓死亡。医学不仅要服从科学定律，还必须遵循人文准则。发达国家正在从信息时代迈向概念时代，这将带来思维模式的全新改变。高概念思维及大数据时代的到来，无疑会促进现代生命科学的理论和技术与中医药学交叉渗透，从而有助于中医药研究的突破。

一、科学与人文融合是高概念时代的核心特征

　　伴随着科技的快速发展，医学领域中产生了大量医疗、科研、管理等数据，大数据技术的更新使数学、物理、化学、生物学等多学科数据得以整合。人工智能的快速发展，使 IT 专家们期望通过人工智能把全球所有医生的智慧集中成为超级医生，就像 AlphaGo 一样的"超级大脑"正在形成。同时，可以看到，科学家们顶礼膜拜的科技进步却滋生了医者的傲慢、无情与冷漠，医生们逐渐淡忘了去聆听患者因苦痛而导致的焦虑、烦虑等难以量化的感受与情绪。仅凭借生化指标及影像报告诊病、治疗，从而造成了对患者心理抚慰和人文关怀的缺失。就科学技术本身而言，求真、储善、立美推动人类社会的发展，这是不可忘却的科学精神。人类需要思考思想，尤其是反思的思想，前者之思想讲方法学，即想什么？如何想？主客二元的还原论、试错的方法留下了充分宝贵的证伪机会。随着后现代的到来，中医学要回归原创之思。气与神均为中国哲学的智慧，就中医而言，气、神有后天物质性的谷气和先天真元之气。血气者，人之神，形立而神，亦有精神性。气立、气势、气魄、合力风骨是生命的力量，"得神者昌、失神者亡"是人一切思维活动的内驱力。气与神是先秦早熟早慧的哲学，可用于政治、军事、文艺、工学、农学等学科。论证某一事物需要运用逻辑概念思维，它与中国哲学象思维的具象思维是可以相向互动通

用的。但原象思维的创新、创生则不是主客二元还原论所能及的。就中医学的《素问》《灵枢》之学理，如没有儒、道互补，象思维的诠解，自然谈不上原创优势了。

中国改革开放四十余年来，经济建设取得了巨大成就，人们的生活水平明显改善，但同时也要看到发展所带来的自然环境的污染、资源的损耗。这给人类的警示就是在现实生活中应敬畏、保护自然而绝不能破坏、摧毁自然。人类需要自然，让现实生活消融在自然中，而自然的自主协调并非一定需要人类，人类应该从自然的人化向人的自然化改变。自然化的人顺自然合规律性，利民生合目的性，这样才能真正构建和谐宽容的自然环境。至于社会环境，越来越多的人体会到人们价值观的异化、学风文风作风追逐利益而渐至低俗、青年人家庭观念的淡化等。总之，"仁德孝悌"的缺失已成为伦理道德的社会问题。当今医疗卫生体制的改革进入深水区，其意图转变20世纪80年代中期将80%以上的公立医院推向市场的弊端，重新回归公益性质，从根本上改变买方、卖方的利益冲突所带来的医患关系紧张的现状。医患关系理应是道德的共同体，病患将生命相托，医生以仁德为怀，应尽力减轻患者的痛苦。显然，过去20年政策取向的失误有责任，而软实力的匮乏也亟须通过教育来提高。为落实《"健康中国2030"规划纲要》，抓住科学与人文两大支柱，发挥中医学的特色优势，为国民健康服务。

二、高概念时代注重实体本体论与关系本体论的整合

重视关联性的研究医学离不开经验，而经验来源于实践。经验是可贵的，但不一定都切合公理，也难以用数学表达。医学在自然哲学引领下，一切以人为对象的研究成果都可以支撑医学的发展。近百年数学、物理、化学、生物学的成果，尤其是多基因网络、基因剪断、大数据技术融入医学中推动了医疗技术的进步。然而，这些学科成果相加并不等于医学。西医学的分科越来越多、越来越细，依靠生化指标、影像报告等诊断进行治疗，淡化、简化了生命医学本质的研究。人体是可以分解的，但生命是不可还原的，疾病是可以定义的，但痛苦是不能量化的。因此，注重整体观、实体本体与关系本体的结合，重视关联性的研究是高概念的第二个特征。

中医学的精髓在临床实践，以疗效体现学科的生命力及影响力。其理论一是由临床治验的收集、梳理与总结擢升为辨证论治理法方药的诊疗体系，诸如八纲、六经、脏腑、卫气营血等辨证方法；另一则是缘起于中国哲学的阴阳五行学说。阴阳家邹衍主张对自然事物只用自然力做出积极的实事求是的解释。《易传》提出的"阴阳之道"，喻指阴阳相互作用产生宇宙的一切现象。人类世界和自然世界是相互关联的，人是天的一部分，从人与天之间的联系出发是阴阳家形而上学的根据。阴阳者，天地之道，两仪、四象、八卦、六十四卦，卦辞、爻辞所记之象和于天地术数。《尚书·洪范》述五行为五种动态互相作用之力，言其属性曰："水曰润下，火曰炎上，木曰曲直，金曰从革，土爰稼穑。"汉代董仲舒将五行顺序定为"木—火—土—金—水"，而五行之间的关系为"比相生而间相胜"。中医学运用阴阳盛衰消长、互生互动、对立统一与五行生克制侮等抽象概念阐释人体脏腑、经络、感官等功能及相关联的完整系统，同时解释人处天地之间，与自然、社会相关联的生

理、心理、病理状态以及养生、方药、诊疗的理论依据。譬如木郁克土导致肝胃不和；金水相生是肾阴滋养燥肺；肝属木，喜条达疏泄，人处事郁闷易怒，情绪不稳定的心理失衡当以疏理肝气，又金克木，大直若曲，曲则全，枉则直，若听委婉悲情的音乐，以悲为善音，有利于疏解肝气，可使愤郁得到抚慰。从中可以体会到中医理论既有物质性又有精神性，应以唯物史观与唯心史观相结合去体会、去认识、去运用，而不是唯唯物。因此，中医理论基础与临床实践的本质是整体的、关联的、辩证的，也是变化的、更新的、发展的，具有一种宏观的独特的体系，展示给人们的是体现医学人学的整体观与辨证论治两大特征。

生命是一个复杂系统，依天人同构原理，需要运用复杂巨系统观点与创新的方法论，结合现代语境诠释人体系统的伦理支柱，以实践求真，以真储善，以美立命，回归到医学是科学与人文整合的学科。

三、高概念时代注重原创思维

高概念的另一特征是坚守本民族优秀文化传统，兼取不同地域、不同民族文化养分而善于消化吸收。针对"原创之思"被遮蔽而缺失的现状，当前国家倡导创新创业，原创需要求知、求理而关键是求悟，对培训和提高悟性，则呼吁人们重视原创性象思维。象思维是一种能显示整体鲜活生命力和激发力的原象及精神之象，因为人类本性所表现的就是活生生的有机整体性和由此生发的层出不穷的创造性，也体现为真善美自我意识的创生性。象思维的兴起也与外部世界的变异相关联。

19世纪中叶，从叔本华、尼采到柏格森、胡塞尔、海德格尔等对西方形上学的概念思维陷入了不能自拔的异化，把科学标准作为衡量一切的标准。而传统科学观念，在理论上能否达到概念化、公式化？科学标准绝对化的运用就等于把凡是不能概念化、公式化的事物排除在真善美的范畴之外了。概念公式化是一种还原分析不可缺少的抽象力量。遵循公理、数学、实验破解与把握科学问题是必须的，但其抽象化本身就包括简化和僵化。所以单纯靠这种思维方式，不可能把握事物活生生的有机变化的整体。就中医学而论，天人合德、一元正气、形神一体的原创思维，即"道通为一"又"万物负阴抱阳，冲气以为和""无极而太极"之道象，就是动态流变整体之象。

20世纪西学传入，西医占主流位置，不少中医执业者未能坚守自身规律。尤其在医疗行为中，不论病情需要与否一概中药加西药，凡遇感染一律用清热解毒药加抗生素。对于整体动态流转的证候，识证立法遣方用药的观念淡化了。回归原创的象思维对国医国药理论的促进是一项重要的内容。象思维有原象、意象、具象、表象等不同的层次。具象与表象可与理性概念思维相通互动，诠释以象为素、以素为候、以候为证、据证言病、病证结合、方证相应的辨证论治方法体系。它包括医者视、听、嗅、味感官接受的患者的疾苦之象，也包括情绪心理失衡的表象。关于意象通于易，是医者思辨识证求理的重要环节。原象的体认，则是通过"体""观""悟"认知原象的运数取象。

医疗是以科学为中心，还是以病人为中心？21世纪美国内科医生丽塔·卡伦提出的叙事医学，主张尊重疾病的故事，首先是聆听病人的痛苦，在场关注，以同理心体验病人的痛苦并与其归属为一体，重视心理抚慰，书写平行病历，通过交流提高团队的医学人文素质。叙事医学开始对中国医务界发生影响，亟待学习与推广，落脚到诊疗活动中去。叙事医学回答了医学从哪里来，是如何走到今天的。医学的对象是人，不能忘却救死扶伤的目标。

医学是人学亦是仁学，儒家上溯至孔、孟、荀子，降至王守仁新儒家均倡导明明德。医家有孙思邈提出的大医精诚，永远是医德的规范。人的生命具有自组织、自适应、自稳态、自康复的功能，是向内、向上、向前的目标动力系统，重视扶正祛邪、调节自我免疫力，论治疾病虽有祛邪、补益之法，最重视的是调节。所谓"礼归于仁"，"礼"不仅是礼节，而且蕴含对事物的调节之意。对于健康和疾病，一切医疗活动都要维护人体的稳态，有损于稳态的过度的诊疗都要反对。朝向真实世界的循证医学在大数据技术的到来时刻既有机遇也有挑战。有学者提出"循证医学叙事化，叙事医学循证化"，其理念很好，但要解决如何"化"的方法技术。人体是复杂巨系统，健康与疾病在本质上是个体化的，个人是否健康，辨识整体自稳态的状况，若阴阳盛衰失衡则治当承制调平，若稳态能自我调节，长期维系则无须干预。当今医疗行为利益驱动导致的过度干预现象亟待彻底矫正。求医者以性命相托，前提是假设医生能如对待自己一样看待他的生命，医疗服务不具有这种假设，是依赖医者崇高的伦理道德，这是以人为本颠扑不破的准则。

四、高概念时代为创建统一的新医药学提供了可能性

中医学又称国学，为何理论体系与临床诊疗历三千年，完整延续而葆其青春，是当今唯一保留下来具有国际学术影响力的古代传统医药学。原因何在？其一，国医国药的学理是以国学为指导的，是国学内涵的一个重要组成部分。既有晚周儒道互补的哲学，又吸纳异族佛学的养分经历千余年的中国化，构成了儒释道为主体的一源三流的国学。论本源，重视学术的始源是早于文字的河图洛书与太极图。国学是中华民族优秀的具有特质的、早熟早慧的、未曾断裂的文化。中医药学作为传统文化的组成部分，必当完整地传承至今，经久不衰。其二，中医药学的特点是"中"，属于"一元和合""尚一""尚同"的哲学，是中国人的智慧，应该回归象思维、太虚原象、天人合德、取象运数、形神共俱、"天、道、自然一体"的时空动态流转的整体观、治未病、辨证论治的原创思维和原创优势，其为中华民族繁衍生存的贡献至哉伟哉。查遍史书，华夏大地两千年来屡遭疫病灾害、战争等磨难，人口总量一直保持在五千万以上，都是中医学做出的巨大贡献。其三，中医学人兼收国学本质的同时，善于学习、容纳异族他国的文化养分与医学成果为我所用。近百余年西学东渐，西医进入中国，早期张锡纯、恽铁樵等前辈主张衷中参西、我主人随地学习西医的解剖学。当前，中国面对农耕文明向工业文明转型，并进入信息科学第二次量子革新的后现代时期，墨子号量子科学实验卫星的发射成功，使中国科技界从信息时代的追随者被擢升为领跑者之一。

目前，合成生物学等新兴交叉学科的形成将为整合医学开辟新的途径。回首20世纪50年代，毛泽东主席提出的创建统一的新医药学的论断，从学理到未来实

践的发展都具有了实现的可能性。国学中儒家讲"致中和",道家曰"守中",佛家经典有《中论》。"中"是天下人最大的根本,"和"是天下人共行的普遍规则。道法自然、顺其自然为中,中即保持自然本性。中国哲学主张"尚一""尚同"的整体观与动态关联阴阳消长、相生相克的平衡。正如来源于太极图与河图的中医理论基础体系,在象思维的背景下重视形而上学的"道"的体悟、心悟、开悟。也重视形而下之"艺""器",即治未病、辨证论治临床诊疗系统的技能与技术。"道"可统"艺",而"艺"可臻"道",体现传统文化的实践意义。并且能使感性与理性,原象与具象融合互动。

北京大学哲学系教授楼宇烈先生做客中国中医药报社"北沙滩讲坛"时谈道:"一个民族要真正走向现代化,必须根植于自己的传统、自己的文化。"楼先生认为:"中医的根本精神跟中国的文化是完全一致的,而且最充分、最全面地实践了中国文化的理念,中医能唤醒中国人的文化认同,重塑国人文化自信,中国文化复兴有赖于中医的复兴。"

参考文献

[1]张华敏,王永炎.高概念大数据时代中医理论研究的机遇[J].中国中医基础医学杂志,2015,21(1):4-6.

[2]贾春华,王永炎,黄启福,等.从逻辑的观点看——"以象为素,以素为候,以候为证"[J].北京中医药大学学报,2006,(1):5-7.

[3]黄蓓.中国文化复兴有赖于中医复兴[EB/OL].http://www.cntcm.com.cn/2017-04-28/content_29403.htm.(收稿日期:2018-01-16)

(张华敏　王永炎)

第五节　新形势下的中医药传承与创新

国际合作研究已经成为重大疾病科技攻关的主要方式之一,在此背景下,如何做好中医药事业的传承和创新成为一个突出、关键的问题。2018年世界中医药学会联合会举办的首届中医药传承与现代化国际高峰论坛对此进行了有益的探讨。《中华人民共和国中医药法》的颁布带来了中医药发展的新机遇,中医药事业发展要处理好传承与创新之间对立与统一的问题。以下将重点从理念层面,回归中国原创思维,直面高概念、大数据、后现代的创新思路,提出一些建议,供中医学人参考。

一、中医学具有科学与人文的双重属性

医学是人学,无分中西,以人为本,在自然哲学引领下一切以"人"为对象

的学问皆与医学相关。人有生必有死，医学是研究生命的，医生为由死向生的延续预期，求和缓顺自然，使其尽享天年。医生、护士、社会工作者亲历现场，聆听患者的痛苦烦畏，有同理心，为患者减轻痛苦，使其恢复健康，这是医务工作者神圣的职责。《黄帝内经》云："上古之人，春秋皆度百岁乃去，而尽终其天年。"回首 1948 年 WHO 宪章对健康的定义："完全的身体、社会和心理健康状态，而不仅仅是没有疾病或虚弱。"这些都从不同角度将医学视为"人学"。WHO 对传统医学定义："基于不同文化所固有的理论、信念和经验的知识、技能和实践的总和。无论可以解释还是不可解释，用以维护健康、预防、诊断、改善和治疗身体与精神疾病。"中医药学具有科学与人文的双重属性，是科技成果与人文准则相融合的医学，是当今世界所拥有的中华文化浸润滋养最完整的从未断裂的传统医学。在中华民族繁衍史上，虽经历过无数次瘟疫肆虐，但从未导致民族灭亡，中医药居功至伟。

二、中医学蕴含高概念、大数据时代的特征

我国正经历着由农耕文明向工业文明的转型期，而墨子号量子科学实验卫星的成功发射将我们带入了量子革新第二阶段，使我国从信息科学的跟随者跃升为领路者之一。尤其是单光子不可分割与量子态不可复制，为从中医学与生命科学基础原理深化宏观研究拓宽了思路。进入到高概念时代，主要特征是科学与人文的整合、系统复杂性与关联性的整合、坚守民族优秀特质的文化与兼收容纳异族他国文化养分的整合。中医学正是蕴含这些特征的传统医学，尤其拥有的医学伦理学等人文内涵，在当今医疗服务现状下尤为重要。

今天全球的主题是经济。应重视经济冲击着文化，使人类价值观异化。然而，经济学允许的若干事，医学不允许。要重塑医德，杜绝医患成为买方与卖方的关系，再造医患道德共同体。20 世纪的科技进步促进了诊断水平的提高，同时也带来某些医生的傲慢、冷漠，造成了医患疏离现象。技术进步了而医生离病人越来越远了，是一种不该有的现实。目前的主要问题是人文医学的淡化、简化和异化，因此，有必要重提儒家"仁德"、道家"无、朴"、佛家"识心见性"的国学文化，践履唐代孙思邈的"大医精诚"，学习推广 21 世纪初美国哥伦比亚大学丽塔·卡伦提出的叙事医学，强化医学伦理学学习，重视认知、情绪心理障碍对疾病的影响，均是防治脑重大疾病的必要措施。

运用大数据技术，依据医学诊疗的临床价值、科技因子、经济效益对诊断、技术、药物做循证医学与叙事医学等方面的数据搜集、归纳，并予以再评价获取共识疗效。共识疗效是医患确认、中医西医认同、国际医界首肯的具有学术影响力的疗效，这就是中医临床的目标，亦即硬实力。

三、河图洛书、太极图与中医学理论始源

中医理论（阴阳/五行）始源于尚无文字时期的河图洛书（如图 4-1 所示）。

河图洛书与太极图是中国古代科学、哲学的始源，也是中华民族文化优秀的早熟早慧、一脉相传的国学的开端。犹如三江源头，始源清澈，则分支才能常流常清。任何学科均需要重视始源的传承与创新。后现代的医学研究总体规律是符合公理顺自然的，合规律性的；利民生，合目的性；能以数学表达；无论科研结论，抑或假说证实要通过实践的检验。

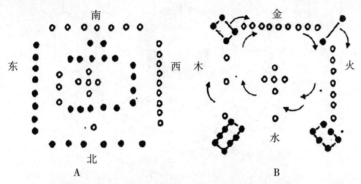

图 4-1　河图洛书示意图（A：河图；B：洛书.）

　　河图示○点为阳，●点为阴。人居中，面南背北，左东右西。天一生水，地六成之，北方壬癸水；地二生火，天七成之，南方丙丁火；天三生水，地八成之，东方甲乙木；地四生金，天九成之，西方庚辛金；中央天五，向南向北，各阴五戊己土。洛书示阳一、三、七、九左旋；阴二、六、八、四右旋，中央为阳五；左旋生木生火，右旋生金生水，以阳五中和之气升降浮沉，成圆运动。中央属土，与脾胃相应，主中央枢轴；东方属木，与肝胆相应，南方属火，与心小肠相应；西方属金，与肺大肠相应。所谓主中央输四旁的圆运动。

　　河图洛书是阴阳五行学说的源头，图中白圈"○"示阳象，为太阳照射地面的光和热；黑圈"●"示阴象，无可见光，静态当属寒，呈玄色。它反映了大自然与人机体的宇宙时空认知的范畴（如表4-1所示）。

表 4-1　五行与人体、自然元素的对应表

自然界							五行	人体								
五音	五味	五化	五色	五气	五方	五季		五脏	五腑	五官	形体	情志	五声	变动	五神	五液
角	酸	生	青	风	东	春	木	肝	胆	目	筋	怒	呼	握	魂	泪
徵	苦	长	赤	暑	南	夏	火	心	小肠	舌	脉	喜	笑	忧	神	汗
宫	甘	化	黄	湿	中	长夏	土	脾	胃	口	肉	思	歌	哕	意	涎
商	辛	收	白	燥	西	秋	金	肺	大肠	鼻	皮	悲	哭	咳	魄	涕
羽	咸	藏	黑	寒	北	冬	水	肾	膀胱	耳	骨	恐	呻	栗	志	唾

　　阴阳五行学说将自然时空与人体器官生理心理以数学表达，上极限为1，其中间1/2为0.5，下极限亦然；从外向内第1圈为从东方起，子丑寅卯辰巳午未申酉戌亥，天干示时间；第2圈示24节气；内圈木火土金水；上半与左半为阳，下半与右半为阴；表达了阴阳时空（见图4-2）。

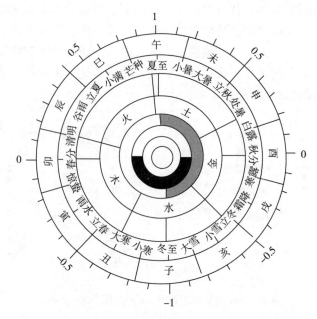

图 4-2　五行与时间的对应

　　图 4-3 为负阴抱阳冲气以为和的太极图。冲气是中和之气，理解为动力如谷气、天阳之气、气立、气势、风骨等。太极图分阴阳二气，阴中有阳，即白点，称鱼眼；阳中有阴，即黑点，称鱼眼；阴阳二气化合而生万物。阴阳是一个整体既相互对立，又相互依存、相互包容、相互转化，永远不可分割地联系在一起的两个方面。阴鱼阳鱼互抱，阴眼阳眼为内动力，冲气为外驱力，太极至无极是运动的球体，混沌一气一元和合，无中生有。以红色与黑色的鱼代表万物，内部是边际不清的灰黑玄色。它表达了流转变化的整体观，象思维背景下系统复杂性与关联性，是中华民族古代贤哲的智慧。将对太极图和河图洛书的诠释与数学表达结合，产生了一门新兴学科——哲理数学。首先，它与阴阳的概念结合创造了"象数结合的全息太极图"；再者，与五行学说结合创建了"天人相应的圆运动图"，为中医药学提供了科学基础。哲理数学表达了宇宙万物发展变化规律、消长对称与正反相抵规律统摄万物发展的全过程；顺逆转化与物极则反决定发展变化的总趋势，差异永存与性状无穷是万物的整体之象，综观万物变化的公理是"象数意"的融通。

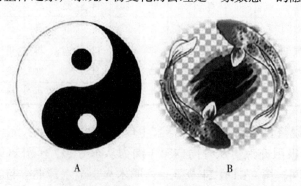

A　　　　　　　　　　B

图 4-3　太极图（A：静态；B：动态）

四、重视传承，在传承基础上的创新

回归象思维，"集道为虚"而"道通为一"。"一元和合""尚一""尚同"的哲学，始于混沌，依上极限和下极限的圆运动复归于混沌，大象无形，无中生有。如《素问·上古天真论》所言："恬惔虚无，真气从之。"老庄之学以"常事曰视，非常曰观"，常事即视听嗅味触感知的具象，诸如舌象、脉象、证象等。辨证论治从象开端，以象为素、以素为候、以候为证、据证言病、病证结合、方证相应。"非常"系指情绪、认知、理解、联想等心理范畴，而心灵哲学属太虚原象，"观"属心悟的范畴。因此，对人体的生理心理要有唯心史观的认知。道是总规律，道生一、一生二，阴阳为天地之道，形立而神生。既往称中医理论基础构建在朴素的唯物主义理论之上的说法并不全面，应该是非"唯唯物"史观，尤其在脑重大疾病防治过程中，重视心理障碍对疾病的影响，调养心身，怡情养性，将叙事医学聆听患者的痛苦、亲临现场、归属抚慰要落在实处。

惊悉英国物理学家史蒂芬·霍金于2018年3月14日病逝，悲痛之余对霍金先生提出的宇宙黑洞假说再度思考。黑洞无可见光，其中暗物质粒子体积小而质量高，呈非线性、不规则运动，其动态非欧几里得几何学与狄拉克方程等数学方法所能解。霍金曾讲过，黑洞假说的提出，受到中国老子学说的启示。但思索多年不得其解，反复读《道德经》后突然觉知"玄之又玄，众妙之门"似有关联，玄为黑色，玄之又玄有太虚原象，让人们懂得不可知是不可知的不知之知，众妙之门的门是老子示意为黑红字，这是在有可见光的视域中，如无可见光时门内之物是众妙之玄。回首20世纪，我国科技界普遍推崇逻辑概念思维二元对立的还原论，科研多以试错的方法，忽略了原象思维的创生性。当时欧洲的科学家、哲学家从尼采、叔本华到海德格尔、胡塞尔等崇尚与研究老庄之学，提出天、地、人、神四位一体化，以象筑境、境以扬神、重视易学，象数融合，象以尽意，为整体观与多元相关的复杂系统研究创建了哲学基础。

当今，量子革命第二阶段的深化鼎新，物质基本粒子无限可分与求证可重复可复制是唯一科学证据的观点被动摇了！由此启迪了结构生物学与合成生物学的整合研究。合成生物学的兴起给生命科学与药学天然产物研究开辟了新路径，同时也为重大脑病的基础与临床研究拓宽了空间。针对人体疾病与复方药物两个复杂巨系统，从形态、功能、信息、应力系统相关性，做多靶点多元化研究，求索新的方法学。近期，对药物研究的化学生物学与对机体代谢研究的生物化学进行了整合，这为多基因组学、蛋白质组、代谢组、表型组整合模块整体设计分层次、分学科的还原性研究再度整合的系统性研究创造了条件。这种中医复方多基因组模块药理学研究，符合传承基础上的创新。形而上曰道，形而下曰器，此即整体观指导下的系统相关性的描述研究。

21世纪是脑科学的时代，人工智能和大数据分析技术都离不开对人类思维的深刻理解和洞见。对人脑新的理解会带来脑重大疾病防治思路的变化和革命。阿尔茨海默病（alzheimer's disease，AD）、帕金森病（parkinson's disease，PD）、卒中后痴呆（post-stroke dementia，PSD）、癫痫（epilepsy）、精神分裂症

（schizophrenia）等重大脑病的研究也会出现不同以往的新局面，分子生物学技术的进步在微观分析上的更加深入反而加深了对宏观功能状态的理解，也带来了全新治疗方式的应用，比如神经变性疾病的外科治疗或物理疗法。科学理论的突破为人们更好地理解中医药的防治方法带来了新机遇。当然，不同科学体系之间的矛盾和碰撞也不可避免。

以上从理念层面发表了一些不成熟的学术观点，期待各位学者赐教。文中简述的中医学所拥有的科学与人文属性、所蕴含的高概念时代的特征、所始源的中国古代科学和哲学及象思维等，有助于我们从唯物史观中进行非纯唯物的思考；使我们在应对重大慢性疾病时，既要追求"术"的创新，以治疗身体和精神疾病，又不忽视"道"的传承，以整合人文、象数、多元、整体和系统等要素，使医学回归本源，在维护健康和防治疾病中发挥更大作用。

（王永炎　田金洲）

参考文献

［1］孟凯韬. 哲理数学概论（修订版）［M］. 北京：科学出版社，2008.
［2］王树人. 回归原创之思："象思维"视野下的中国智慧［M］. 南京：江苏人民出版社，2012.

第六节　后现代中医药学科学性的研讨

后现代的中国正由农耕文明向工业文明转型，由传统秩序向现代社会转型，势必将呈现以下现象：思维模式回归原创的象思维与逻辑概念思维的互动，传统儒释道国学与人工智能、互联网络的并存。缘于此，必须保持开放式的结构，以实现学术传播与理论创新结合，尤其需注重表达中华民族特有的原创思维优势，围绕生命科学与人文医学领域的新趋势、新问题，以我为主，我主人随，坚守国学特质，兼取异质文化的养分，力主东学西学、中医西医的融通整合，顺自然，利民生，为人类可以健康地尽享天年做有意义的工作。

如今，国家倡导继承传统文化作为发展建设的基石。中华民族文化是"天、道、自然一体""尚同""尚一"，认同多、包容多与代表"一"的多，认同整体性与共同性，使"一"与"多"和谐统一。当今中国是走向全面小康的中国，面对民族的伟大复兴，一定要有文化自信，不能盲目地复古，也不能是一味照搬他国文化的自信，而是面对各种异质文化能给我们自己定力与清醒的自信。

如何看待中医药学的科学性？中国哲学"天、道、自然"的整体性与象思维的原象、具象观念，贯穿在对天地之间人的"治未病"与辨证论治中，重视临床医学实践，总结擢升理论再指导临床诊疗。其理念的本质是整体的、具体的、辩证的，也是变化的、更新的、发展的。国医国药有自身历史发展的轨迹，其历史进程是曲折的，其间充满了矛盾、对立和斗争，也充满了融合、互动和协调，充满了非实体化非对象化的原象、具象思维与实体化、主客二化逻辑概念思维之间的冲突与相向通用，亦即这两种对立面思维的转化和整一。

中国传统文化自先秦以来，儒道互补，阴阳互动，刚柔相济。就近百年还原论统领科学主义的时期，形而上学的负性逻辑"韬光养晦"对改革开放争取到发展的机遇也不失为英明的策略。就学而成学，即学科门类成立而言，国人有科技四大发明，英国人李约瑟曾撰写了《中国科学技术史》，抗议说中国没有科学的说法是不对的。中国有天文、乐律、历法、算数这类属于理论性的科学传统，也有另一类医、卜、星相等实用性的经验科学传统。近300年西学东渐，后来甚至走向全盘西化，套搬西方科学主义的标准，认为中国有"学"而未成科学，否定国医国药的科学性。更有甚者，20世纪20年代国民政府视从业不足万人的西医为主流，中国卫生管理部门竟然提出要废止拥有数十万中医药人才队伍的所谓"旧医"的提案。幸有全国民众贤达及我中医前辈强烈反对而终止，为纪念1929年3月17日反对废除中医抗争的胜利，故定3月17日为"国医节"。

时至今日，科技部与国务院学位委员会的学科目录已将"中医学"与"中药学"列为医学门类中的一级学科。2016年12月25日，全国人民代表大会通过《中华人民共和国中医药法》，并于2017年7月1日正式实施。依通常的学科标准，即高等教育设有教席，医、教、研、产有团队和机构，拥有各分支学科的学术刊物，加上国家政策支持，科学家首肯，广大民众拥戴的中医药学的学科体系建设业已完成。

如此，还有人提出中医有用但不科学，因不具备科学主义的诸因素；也有人提出西医同样不科学，因为医生离不开经验。21世纪初人工智能快速发展，其正负面影响都呈现给了人们，社会价值观变异逐渐突显，因此，有必要研讨人类生理心理与健康的需求、于变化的环境中如何认知中医药学的科学性，这是本文的目的。

一、科学与人文的融合

医学是人学，无分中西。中医药学具有科学与人文双重属性，其原因是国医国药的理论体系缘起于国学中的阴阳五行、天人合德"尚一"之道，又离不开临床经验的积淀，体现为整体观与辨证论治，根植于中华民族的沃土上，具有深厚的人文内涵。当今的问题是医学科技进步了，而人文伦理淡化异化了，中医亦然。人们欲望的膨胀，价值观的扭曲，追求享受、践踏破坏自然，甚而礼崩乐坏，医患矛盾的根源是由利益冲突演变成的买方卖方关系。科技成果如人工智能、互联网络的发展对社会有利有弊，其负效应是会带来人们体能智能的退化，如手机碎片化的知识替代了阅读的危害已显现出来。我们从来不否认数理化的研究成果推动了医学技术的进步，也会赞许20世纪人类防治传染病和感染性疾病所取得的重大成就，肯定器官移植拯救人生命的业绩等。诚然，在深化医疗改革的今天，不得不承认诊疗技术进步了，而医生离病人越来越疏远了。日益突显的伦理、法律与社会问题激发了医学界与社会各界对医学人文、社会科学的广泛关注。当今医学人文学的概念已为学界所接受，实质上医学人文学就是一种人文的医学，其基础包括哲学、文学、历史、艺术、政治、经济、人类学和神学等，这些人文学科在医学中具有正当合理的价值，是医务工作者服务患者、谨慎和正确决策中必备的基本素质，也体现了医护的品德与教养。21 世纪叙事医学的诞生是为了保证在任何语言环境、任何地点医务工作者与患者相遇时可以全面地认识、理解和尊重他们的苦痛，具有关注、聆听、归属的叙事技巧，为医疗卫生带来了真正的公平公正。目前在深化医疗体制改革中，医者与患者本应是"尚一"的道德共同体，但事实非但如此且矛盾一度尖锐，甚至频频发生医患纠纷。其根源是 1986 年将 80% 以上的公立医院推向市场后商业化政策的错误取向，责任不在医生与患者，当然也与文化教育软实力的不足与缺失相关。

中医药学，以前称"国医国药"，具有敦实深厚的国学积淀，尤其是融入了儒家"仁学"思想内涵，"仁者爱人""克己复礼""礼归于仁""人之受命于天也，取仁于天而仁也"。这里的"仁"蕴意公正、自由与力量；"礼"除礼节、祭礼之外释为调节、和合与协调；"天"的定位当是整体的大自然。孔、孟、荀子将"仁"与"天"并举，仁具有本体本真的意义，宋明以后的新儒家朱熹用"心之德，爱之理"释"仁"，将《易传》中"生生之谓易""天地之大德曰生"与"仁学"结合，肯定了自然本体，将伦理提升到宇宙观的高境界。王阳明所著《传习录·卷中》云："夫人者，天地之心，天地万物本吾一体者也，生民之困苦荼毒，孰非疾痛之切于吾身者乎？不知吾身之疾痛，无是非之心者也。"乃言天地人皆为"一"气化生，体现整体流变，相融相关，应秉持大医精诚、明明德、致良知的崇高医德。

将《素问·疏五过论》与《素问·征四失论》所明示的医者过失作为戒律，警觉慎行为生民疗疾愈病。学习其理念，敬顺自然之德气，德气为道之用，生之主，必当敬顺之。《素问·上古天真论》："所以能年皆度百岁而动作不衰者，以其德全不危也。"又《素问·生气通天论》："夫自古通天者，生之本，本于阴阳。"这里的"德"为生命的内驱力，"德"行善为真；"生"为生生之谓易，易数之变化流转；"本"系本体，是本真之我，以纯素为朴；"道"即一阴一阳，道生一，一与多和谐一致往返流变，又道即无名、无己、无功，有生于无而生万物，天地人整体动态流转，展示科学求真，人文求善，以美立命的真谛。

当西学传入、西医占主流位置时，中医学人有失对自身规律坚守者，不论病情需要与否，一概中药加西药，凡遇感染一律清热解毒加抗生素，对整体动态流转的证候及据证立法遣方用药的观念淡化了，多用中成药而少了依据辨证论治处方的汤剂。至于坚持科学、人文双重属性，尤其是读过《十三经注疏》者已是凤毛麟角，可知人文哲学对中医学人已是渐行渐远而有断代的危局之感。为此，21 世纪应设置临床与基础优秀中医人才培养，倡导"读经典，做临床，参明师，悟妙道"，求知、求理、求悟，写策论，强化国学知识，传承国医理念，培养一代后备的学科领军人才。

二、象思维与概念思维的互动

象思维是在传承研究中国传统文化的内涵和特征过程中提出来的。它具有非实体性的特质，即决定了其非对象性、非现成性、非构成性，具有原发创生性和动态流转整体直观性。它是中华民族文化思想最高理念"道""太极""无""一""自性"的表达。它将象分属原象、具象、表象、意象等不同的层次，承认原象存在"体""观""悟"深化诠释的进程，是几千年来中国人的主流思维模式。近300年来西学东渐，随科技的进步，概念思维、逻辑思维推动了人类的现代化发展，功不可没，而对象化、线性化亦出现了主客二元论与还原论的简化、僵化，从而压抑了象思维，由于疏于研究，变得生疏乃至被忘却了。从学理上讲，象思维是非概念思维，而两者非相互排斥，绝不是水火不容的关系。只有原象的象思维需中止概念思维，但当解决事物的过程包括工程科技问题时，象思维尤其是具象与概念思维是互动的。中医药学的藏象学说、证候体系、方剂潜能等方面都有象思维与概念联系的研究；关于气、精、神，如经络学说的按图索骥，生时为气的通路，死后则无处可寻；还有许多心理、禀赋的研究等，都离不开太虚原象的思维。

（一）象思维文化复兴的内驱力

近代教育基本西化，在思维方式上有崇尚概念思维而贬低非概念思维的倾向。因西方中心论的影响，几乎完全忽视或回避了作为非概念思维的象思维之研究。进入后现代，尤其提倡创新，象思维被提出来不是偶然的，在中国经历传统文化断裂之后又重新反思和试图复兴是必然发生的事。它确是来自改革内部的动因，内因是决定性的，提示事物发展的内在矛盾，这种眼光可称得上纯粹的、哲学的，也是超越的，深入到事物的内部，采取辩证的态度，把握事物的内在发展，抓住事物内在关系，也就抓住了事物的本质。本质是通过现象显现出来的，透过现象看本质，现象是本质的，本质也是现象的，本质在现象中，现象也在本质中。

原象是象思维的高理念、高境界，是老子所说大象无形之象，是精神之象，是回归心性开悟之象，是"无"道通为"一"之象。象思维之原象不是西方形而上学之实体，而是太虚之象。其原象并非真空，而蕴有中和之气，乃是"有生于无"的"有"，从而是原发创生之象，生生不已动态整体之象，犹如当今天体观测的黑洞拥有巨大的质量和能量，洞内无可见光，类似非线性运动，其爆炸能创生出新星系。象思维是一种能显示整体鲜活生命力和激发力的原象和精神之象。因为人类本性所表现的就是活生生的有机整体性和由此生发的层出不穷的创造性。犹如核裂变的太阳一样，每时每刻都是新的，象思维在把握整体时，总是在整体之中而与整体一体相通。对于真善美的自我意识，也体现在这种整体性和创造性之中。

象思维的兴起也与外部世界的变异相关联。19世纪中叶从叔本华、尼采始，到柏格森、胡塞尔、海德格尔等对西方形而上学的概念思维陷入了不能自拔的异化，把科学标准当成衡量一切的标准，而传统科学的观念，在理论上能否达到概念化、公式化？将其绝对化就等于把凡是不能概念化、公式化的事物排除在真善美之外了。应当承认，概念化、公式化是一种还原分析不可少的抽象力量，它是人类破

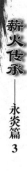
解、把握科学问题所必需的，但其抽象化本身就包括简化和僵化，因此单纯靠这种思维方式，不可能把握事物活生生的有机变化的整体。联系"国是"，民族文化的世界大同，和平共处，合作共赢，见贤思齐，改革开放，到共商共建共享的"一带一路"的倡议都蕴涵整体性、包容性、"尚一""尚同"的象思维。就中医药学而论，天人合德、一元正气、形神一体的原创思维中"道生一""万物负阴抱阳，冲气以为和""无极而太极"的道象就是动态整体之象。

（二）回归本真之我，守护生命之根

"我"的真义一直是哲学史上的难题。"我是谁"已把"我"作主客二元的对象化了。只有象思维超越主客二元的对象化，才能使人回归"本真之我"。把我和我的生命置于"天地与我并生，万物与我为一"的大视野中去看待，乃是非对象的、非现成的而且处于生生不已的创生状态。这种状态就与大象无形之"原象"和"道"一体相通，且充满了象的流转变化，这是任何对象化的概念思维无法把握的动态整体的本然本真。从根本上说，"道"只可体而不可言，"体"才能入于道内，与道相通。整体直观地"观"，"观其妙，观其复"，不是道外之观而是入于道内的领悟。

笛卡尔"我思故我在"的命题，可以说"本真之我"的存在，也在于"我象思我存在"，它不仅具有生命活力，而且最具原创性。原象与具象有层次的区别。中医学的临床诊疗程序首先是"观象"，通过医者的视、听、嗅、味、触等感官，视舌象、候脉象、问症象等，从"象"开端，以"象"为主，识证治病。因此，应以象为素、以素为候、以候为证、据证言病、病证结合、方证相应。这里的象是形象、表象和具象，然而医者的境界能复"观"其象，具有"我象思我存在"理念，则能判断吉凶顺逆的预后，守护生命之根。

象思维的非对象化，关心的是人性。人生在世，从人自身求得自由快乐和幸福，勿忘我而不能为物所累，作物的牺牲品。身外之物的一切都是对象化所创造的，应丰富自我的生活，但要适度，度即中庸。先秦孔子、西方亚里士多德对人类社会状态皆提倡中庸。然而，当今现实社会中，大多数人都是在过犹不及中仓促度过有限的一生。人居于天地之间，人能居中而生生将是一种"天长地久"的状态，只有懂得中庸之道，人的生活消融在大自然中，才能中和庸常地过日子，且天天都是好日子，淡雅清静地过好每一天。

（三）天人合德的宇宙观

"天人合德"为人们熟知而并非真知，在思维方式上要有正确的立场。"天"与"人"必须合德，"蚑行喙息，莫贵于人，孔窍肢体，皆通于天"（《淮南子·天文训》）；"为生不能为人，为人者天也""人生于天而取化于天""以类合之，天人一也"（董仲舒《春秋繁露》）。"人取化于天"，此"天"定位于宇宙自然，人生需要仰仗大自然，维护大自然即是敬畏人生，人秉持谦卑态度生存于大自然中，在生活上是隔离还是亲近，在行为上是人类中心主义还是人对自然的伦理道德，这就是

天人合德的立场。德，即仁、即朴。仁德是一种生生不息的力量，顺自然的规律性与泛爱众的目的性的合和。朴，为纯素，不杂而纯，不污而素。"天"与"人"合一的"一"即道通为一显示象思维的"整体直观"。"观"是范畴，直观不仅是眼睛看，更重要的是心悟。《易传》曰："常事曰视，非常曰观。"老子所用之观"道可道，非常道"，虽然不可言说，却可以"观"。寻找象思维的机制，根本前提是人与自然和谐，实际上"自然权"是更根本更重要的"人权"。

西方社会长期强调人类如何征服自然的业绩，如视理性至上和科学万能的科学主义和技术主义，现实的"互联网络"与"虚拟世界"正负效应均已出现，正在深刻地改变世界，不加以合理地引导控制则必是人与自然界的疏远与隔离。不能忘记人类需要大自然，而大自然的自身协调并不一定需要人类。既往的唯物主义可以说是站在客观决定论的立场，唯心主义则是站在主观决定论的立场上。两种哲学都有朴素与复杂的不同表现形式，会有从朴素到复杂辩证的演变，已经表明都有各自的真理，又有各自的局限性。要克服局限性靠主客二元的思维自身解决不了，需要有哲学的新视角。

主客二元的思维模式下，最前沿的自然科学实验结果，也具有主客一体的意义。胡塞尔回到"意向性"，回到"先验的自我"，正是对意识活动本源即"本真之我"所做的深入研究。象思维虽然不分主客，但作为整体思维分大小，即小宇宙小整体与大宇宙大整体。老子所讲的"道大、天大、地大、人亦大"中四"大"指整体。又"人法地，地法天，天法道，道法自然"是四大连贯相通，进入象思维，在动态整体平衡中去创造创生，去克服概念思维的简化、僵化。"天地与我并生，而万物与我为一"，"并生""为一"的"尚同"哲学，是对象思维平衡和谐的"体认"与"体悟"。这种整体思维具有全息性，有一道百通的特点。如中国现今进入老龄化社会，政府应怎么办？人老了在衣食无虞的境界中，寂寞和孤独引发的烦畏和恐惧是最大的痛苦，需要的不仅是疗疾治病，重要的是心理的抚慰，亲情的关怀。由于人生观、价值观的变异，家族观念的淡化，亟待弘扬传统文化，支持与发展国学与国医。

三、学科方向的变革与创新

随着"以人为本"的健康理念的形成，中医药的学科方向必须变革，以适应大环境的变迁，服务大卫生的需求，这是当代中医药学人的历史责任。学科方向在中国哲学引领下实施医学健康行动。将人放在天地之间来看人的健康和疾病，科学与人文互补互动，象、意、形融通，精、气、神一体。弘扬原创思维与原创优势，重在临床优势病种的诊疗，以整体观、辨证论治为主体的诊疗体系框架的完善，获得循证医学与叙事医学具有共识性的疗效，基础理论概念的诠释与深化研究，治未病理念与方法的普及推广，研究思路由"还原分析"朝向"系统化研究"转变的探索，强化建立规范的中医药行业国内外通行的标准，不断提升中医药学的国际学术影响力。

对于学科的属性必须要有清晰明了的认识，一方面以大科学为指导，充分开放多学科参与中医学术研究；另一方面重视基础理论研究，回归原创之思，整理哲学原理对中医的指导作用。中医学理论不是唯唯物的而是以唯象为主体的，是非线性与不确定性的，应强调人类本体学实体本体与关系本体的整合，注重能量与信息的时空转换，以谋求在复杂系统科学领域里开展中医中药科学问题与方法学的研究，既有唯物史观又有唯心史观的观察。显然，中医学的现象理论与后现代大科学的宇宙观相吻合。

当今社会已进入到高概念、大数据的后现代。高概念首先体现为科学技术与人文哲学的互补互动，取向是人类追求的真善美；二是要研究提高系统的相关性，要敢于突破原有学科的边界，提倡整合；三是对不同民族、地域的优秀文化中的科学概念进行诠释吸纳与推广。大数据是针对复杂系统多学科多元化研究的海量数据，包括非线性、不确定性数据的综合集成技术。可见高概念、大数据技术为中医药学学科理论框架与临床实践指南的更新完善创造了良好的机遇。回首20世纪医学发展的轨迹，它是以主客二元论与还原论为中心展开的纯生物性理论与技术的研究，代价是人文医学的失落，忽略了"人"作为主体的苦痛感受与心理，强调了检查指标作为判断疾病的标准。进入后现代，"以人为本"的医学价值观将引导科学与人文的整合，整体论与还原论的整合，象思维与概念思维的整合，系统性研究与描述性研究的整合，循证医学与叙事医学的整合，朝向西学东渐与东学西渐汇通，中医西医合和共进，为实现统一的新医药学而努力。

晚近十数年间体认、体验到医学方向的变化，社会人文医学、医学心理学、医学伦理学逐步深化对患病的人的"以人为本"的关怀渗透到诊疗过程中。与此同时，人类学主体一元论与动态流转的整体论的兴起，天人合一、知行合一、物我一体、精气神一体、象意形融通的国学国医的理念逐步回归人们思想的路径，在我国从农耕文明向工业文明的转型期，多学科介入人类健康的研究，诸如具有整体性意义的多基因组学网络对人类复杂性巨系统的研究，新趋势指明中西医学有可能朝着整合方向迈进。

中医药学历来以临床医学为核心，辨证论治具有原创优势并与个体化医学相吻合。中医学人对方剂的研究，组建了多学科的研究团队，不仅有中西医药学专家，还广泛吸收了化学、物理学、数学、信息学与天文等多学科领域的专家参加与指导。中医方剂有中药配伍组合的物质基础又体现治疗效应，是中医理论的载体。方剂的潜能蕴藏在整合之中，不同饮片、不同组分、不同化合物的不同配伍具有不同的效应，诠释多组分与多靶点的相关性，针对全息的病证，融合对抗、补充、调节于一体，发挥增效减毒与减毒增效的和谐效应。整合效应包括药效物质与生物效应的整合；药物实体与表征信息的整合；药物功效与人体功能的整合，通过实验认识到"网络"可以看作整体与系统的构建基础和关键技术。如"网络药理学"在宏观与微观的基因组、转录组、蛋白组、代谢组、表型等不同层次有基因调控网络、蛋白质互相作用网络、信息传导网络、代谢网络、表型网络等各种生物网络。网络作为复杂系统分析的关键，代表了一种符合中医药整体特色的研究新理念与新方法，我国学者无分中西展开的复方网络药理学研究与国际基本同步。中医方药研究有望跻身当代科技前沿，为源头创新提供强有力的支撑。我国首次成功防控人禽甲型流感 H1N1 综合集成创新过程中，中医药依据明清温病卫气营血辨证诊治，研发出金花清感方。2009 年运用标准汤剂在预防和治疗中均获得显著效果，论文发表在《美国内科学年鉴》上，全球很多媒体进行了报道，世界卫生组织建议推广中医药防治人禽甲型流感的经验，提高了中医药学的国际影响力。

目前医学发展的总趋势是实施个体化医学、预防医学、预测医学、转化医学和参与医学，恰恰为中医药学发挥原创优势提供了良好机遇。中医诊疗从整体出发，对同一种病，因遗传背景、禀赋、体质等差异，出现证候不同而治疗方药剂量也不同。还有医学模式中生理心理与自然、社会环境的变化相适应，以体现个体化医学，显然象思维整体动态流转的理念和辨证论治的体系将在个体化医学发展的时空中发挥主导的作用。未病先防、既病防变的思想和各种中医保健方法的推介，则可践履预防医学思想。中医以五运六气学说为代表，取象运数，以易理积极辨识体质健康状态及演变趋势，适应各种气候、物候、环境的变化，将重点放在病前的早期监测，尽力做到调心身，怡情养性。转化医学要作为重点变革之一，凸显中医中药优势的同时要参与到全球卫生信息化系统中去。中医讲转化医学是以"本真之我"为主体，从临床实践中凝聚科学问题再做基础研究与新复方的开发研究，当是基础科研成果转向临床应用，进而提高维护健康与防治疾病水平的过程。因此，转化医学的研究模式必须是多学科联合体的密切合作，医院向院前社区乡镇转化；成熟技术向产业研发转化；科技成果向效益民生转化；面向基层，医、教、研、产向人才培养转化，总之其"模式"要具有普适价值。当今的中医学与西医学能以互补互动向趋同方向发展，能为构建统一的新医药学奠基吗？有学者认为，中西医之间从具体研究对象、研究方法以及两者医学的基础理论都有不可通约性。先说具体对象，中西医学面对的都是"人"及人的"存在"的一切对象。只是产生西方工业文明基础上的西医学在一段历史中将对象侧重在病人的"病"，追求的是生物学指标，重技术、重实证，必须可重复、可复制。在 20 世纪，还原论的盛行对医学进步有一定积极意义。中医学作为整体系统医学有明确的内在标准，如"气脉常道""积精全神""阴平阳秘"等。具体干预方法，如饮食有节、恬惔虚无、法于阴阳、和于术数等为实践证实有效的身心调摄的理念和方法。倡导每个人主动参加到对自身健康的认知和维护健康的全过程中去，做到"正气存内，邪不可干"。无须讳言，我们在推动转化医学与运用网络医学作为调整改革的重点时，面对多因素、多变量、多组织器官复杂性的现代难治病，在诊疗过程中体悟还原论与系统论，中医学与西医学基础整合的可能性是存在的。

现今，中医药学面临谋发展的大好机遇，为转变中医学弱势学科的地位中医前辈们尽力了，虽成效不大，也有史鉴证。现冀望后学努力于中华民族伟大复兴过程中，传承好具有特质的传统文化，重振中医药学科，嘉惠医林，服务民生。

（王永炎）

参考文献

[1] 冯友兰. 中国哲学简史 [M]. 北京：北京大学出版社，2000.
[2] 王树人. 回归原创之思 [M]. 南京：江苏人民出版社，2012.

第七节　新征程上中医药临床医学的创新

一、正确认知中华文明与中医药学

在世界文明多元化的背景下，中华民族的文明是唯一未曾断裂、一脉相承的既古老又年轻的文明。中医药也是唯一全面系统传承至今的传统医药学。中华文明的复兴是必然的。所谓传统，代表不仅是过去的，而且是一种运动，一种存在，连接过去、今天、未来的历史流程。中华文明没有过断裂，也不是跳跃式的发展，而是承接、渐进的。它秉持人类优秀的创造成果，又不断吸纳新的文化养分和科技成就，自我完善学科体系。20世纪，国学、国医大师章太炎先生提出："中医之成绩医案最著。"上千种古今医案是明医诊治疾病鲜活的历史记录，经梳理归类运用大数据技术发掘，运用激活数据学有望提供诠证治未病与辨证论治理法方药关联的证据；再如1992年循证医学与2001年叙事医学新学科引入中医药临床医学，从科技与人文精神上都产生了积极效应。

中华民族文明的辉煌与曾经黯淡的历史说明一个真理，必须与时俱进。汉代的"文景之治"、初唐的"贞观之治"带来的是民富国强。当然，也有过南北朝与五代十国因战乱引起的经济滞后、生灵涂炭的时期。然而无论是在战乱时期还是疫病流行时期，城乡医生们均能挺身而出疗伤治病、防控疫情救民于水火。在保障民族繁衍的同时，为医药学术的进步做出了无私的奉献，可谓居功至伟！中医界代有传人，医学人才培养或老一辈亲自带徒，或学派书院培养，医学教育薪火相传，临床积淀丰厚，医药学著作阐释了其理论基础，临床积累的鲜活经验传给后学，医事药事制度日臻完备，可谓至美至幻。

中华文明在诸多文明的冲撞中，不断审视自己，扬弃完全过时的东西，将原创思维与原创优势继承下去；坚持天人合一的宇宙观，和而不同的终极理想，自强不息的民族特质，厚德载物善于吸纳一切外来文化的精华。回首20世纪，主客二元之还原论思维居于主流位置，中医药学科事业的发展，虽有党和国家中西医并重政策的支持，国家领导们的关怀、鼓励，王院士及其学长们为中医药学科的基础建设做了些许工作，评职称、评奖项、学位授权、医疗事故鉴定、中成新药审评等，但在中医药谋发展的路上尚有许多"难为"的事情。当今中华民族的伟大复兴带来了中医药前所未有的良好时机。理念是学科建设的支柱，理念转换成力量，对中华传统文明要有正确的认知和理解，"诚""敬"二字就能铸就国人的灵魂。王院士和学长们也已八旬以上，自当老骥伏枥，唯一重要的是为青年中医学人营造宽松的学术环境，尽一份力量。

二、人才培养要注重创造性思维

晚近中医药学术界认真评选出 99 名岐黄学者，令人为之振奋。一定要把创新放在第一位，主要是科学技术方面的创新、临床实践方法学的创新、继承基础上的创新与人才制度上的创新。首先说科技是国之利器，经济发展需要"创新驱动"，国家赖之以强，人民生活赖之以富足。缘于此，创新能力愈发成为综合国力与国际竞争的关键所在。中医药学的临床诊疗实践要面向社会、面向未来、面向国际，鼎新带动革故。年轻的中医师要补好国学课业，同时学懂用好循证医学与叙事医学，通过大量临床诊疗经验的积累，遵循基于疗效证据的方法学对中医药优势病种获取国之需、民之用、具有学术影响力的共识疗效，为人类健康事业做一份有意义、有力度、有实用价值的工作。回顾 2009 年甲型 H1N1 流感的流行，中医专家们设计使用的金花清感标准汤剂，在一份循证证据防控治疗有效的临床试验报告论文发表之后被媒体广泛传播。世界卫生组织的推荐应用，确是有国际影响的标志性成果。因此，中医药学临床要重视基础研究与新药研发。形而上的国学哲理与形而下的诊疗规范，前者是"道"，后者是"术"，道与术互融、相辅相成提炼理法反馈临证才能提高疗效。科学技术是第一生产力。发表的论文往抽屉里一放，它不会是生产力，要讲产、学、研结合，鼓励科研院所、大学的医院面向企业，重视药品研发，培养为企业工作的博士后人才。经典名方与证候类中成药研发面对的是复方与证候两个相互关联的复杂系统，要与时俱进培养或引进结构生物学与合成生物学、化学生物学与生物化学整合的人才，从复方药物的结构、功能、信息、应力多元化多视角做药效毒理质控的研究。

鉴于中医临床专业人才培养一般需要较长过程，为国医大师、名师做好传承博士后的在站教育工作非常重要。总结大师们的临床学验撰成论著固然是必须完成的业绩，更为重要的是具有创造性思维与原发创生性的学科领军人才后备力量的培养。基于此，创造力确实需要知识的积累和宏富的临床经验，除了这些还需要什么？爱因斯坦说过"我没有特殊的天赋，我只是极度好奇""想象力比知识更重要"。老子《道德经》讲原发创生性本真的我"复归于婴儿"，这是象思维，是中国人的智慧，大象无形、大音无声，宇宙星空给予了我们充分的想象空间。儒释道构成了国学的主体，儒学讲的仁德礼义是社会的主流价值，学科带头人应敞开仁德的胸怀，秉持开放的姿态，引领学术团队，充分吸纳东西方一切文化精华，敬业、团结、勤勉治学执业。礼之用，和为贵，君子和而不同，善于处理维护和谐的人际关系，走出一条中医药学人的自主创新之路。

三、要注重大数据技术对于诊疗实践和名家医案的发掘运用

2019 年 3 月 13 日中国中医科学院获得批准成立了中国中医药循证医学研究中心，邀请世界卫生组织前总干事陈冯富珍参加揭牌仪式。它象征着中医药学界要面向世界以高级别的循证证据共识疗效为人类造福。同时进入到高概念大数据技术时代，上千种古今名家医案是宝贵的数据资料，运用激活数据学将数据之"大"转换为"活"的大数据，数据背后隐匿着混沌，而混沌不是混乱的、无序的、无用的，它符合道法自然的哲学思维，有望转化为治未病与辨证论治理法方药的证据。中医药学界对信息智能两化融合的认知尚处于学习的阶段是较为普遍。21 世纪兴起的叙事医学在我国刚刚起步，医护人员要具有中和仁义的医德医风，尊重患者讲述疾病的故事，在场聆听患者的苦痛，与患者感同身受而后写故事，将医学与文学、美学结合书写平行病历。目的是从心理情绪层面对抗疾苦，鼓励患者由死向生的觉悟，积极面对生活去完成未竟的事业。我们应以"大医精诚"的理念重新审视和运用医学伦理学与心理学以及理化生物设备制作常模参与临床疗效的评价。

医学是人学，以人为本，无分中医与西医，也无分传统与现代，是一门科学定律与人文准则整合的学问。医学的本质是研究人的生命，医疗的功能是由死向生的和缓与减轻患者的痛苦，让人们尽享天年。为此，临床诊疗实践要体现科学与人文的融合，要重视复杂性与关联性研究，还要对描述性研究与系统性研究予以合理的位置。寻着这条技术路线去做临床研究，首先是中医学人要有信仰，有信仰才有自信，有自信才有自觉，提高文化自觉性是中医临床医学进步的动力。回首百年中医发展史，从中医被称是旧医、是封建的、是不科学的，要取缔中医的纷争开始，到前辈师长们竭蹶奋争而谋生存；中华人民共和国成立初期的政策是改造中医，要求短期进修西医且考试合格才能执业；20 世纪 80 年代，西医被称为现代医学，中医是传统医学，政策上是团结中西医，吾辈中医学人于社会学术界仍处于中医是否属于科学的纷争之中，身居非主流医学的地位；1988 年正式成立了国家中医药管理局，到 20 世纪 90 年代才有了中西医并重、传承发展中医药事业政策的出台。中医学人从来不反对接受西医专科训练，首届中医大学本科教育六年制的毕业生共百余名没有人改行，均是能与西医对话会诊的高级中医师。"读经典、做临床、参明师"，坚持在临床诊治中能中不西、先中后西，视疾病属性与病情需要中医西医结合诊治。熟读一本案头书，早临床、多临床，下农村、牧区、工矿造就了我们坚定地热爱中医药学的信念，随着事业的发展，不断提高忠诚于中医药学的自觉性。

中医临床研究对设定与随机、必然与偶然，以非线性不确定性的数据，展现天道自然一体的混沌运动。大自然和人类社会许多数据其实就是一种没有周期性次序的混沌，激活数据学基于复杂系统理论及混沌研究的关于大数据的技术，数据在搜索、融合、激活与碰撞状态下，某一个临界点的扰动必然会导致某种全局性的后果。活的大数据才有生命力，才能与道通为一的中医基础理论的始源一元和合息息相通，契合复杂系统性脉因证治的临床研究实践。自从墨子号量子科学实验卫星发射成功，单光子不可分割，量子态不可复制，动摇了"只有可重复可复制才科学"

的理念。只有这个被颠覆动摇了，才为中医药学基础与临床研究打开了一扇窗，拓宽了空间。

任何一项临床试验绝非一人可以完成，从凝练科学问题，设计方案与技术路线，组织临床观察，到适时调整计划乃至预期结果的评价等，都要靠团结进取的学术团队。课题组长、项目首席专家要秉持"敬、恕、和"的国学理念对待团队的每个成员。"敬"是谦诚，"和"是目的，关键在于"恕"，要平等对待每个成员，要善于调解矛盾，团结就是力量。团队的每个成员都应具有为团队修身、为事业出力的品德。在科研院所与教学研究型的高校要切实办好博士后科研流动站，博士在站工作是由一个多学科、多层级人才组成的小组一起工作，要吸纳邀聘相关学科的专家，要鼓励为国际合作设站，既需要专业人才，又通过交叉学科的训练提高技能。王院士从 21 世纪开始在北京师范大学招收农学、生物学、化学、教育学、心理学、经济学的博士进站工作，开展老年脑健康与脑病的研究，这有利于信息收集整合，能开阔视野并落实到中医学自身规律与方法学的研究方面，重视提炼共识疗效以国际标准为参照系，规范标准渐次修订量表和术语集，建设能体现国际水准的知识库。国际标准是通行世界的语言，为推进行业现代化、面向未来、走向世界多做有现实意义的工作。

（王永炎）

第八节　从王永炎院士验案谈叙事医学内涵与中医平行病历构建

随着医学技术化的迅速发展，疾病实体化倾向日益显著，强调理性而忽视感性，重技术、轻人文的问题，往往使得医生在接诊时从治疗"病的人"转变成了治疗"人的病"，医学朝向面临发生偏移的困境。

由美国哥伦比亚大学丽塔·卡伦医师于 2001 年在美国医学协会期刊提出的叙事医学（narrative medicine）概念，是指具有叙事能力及相应的医学实践活动，通过培养临床医生的理解、解释、反馈的叙事能力，提高医生对患者的理解、共情、亲和能力及其对自身医疗行为的反思。并且采用平行病历的方法，记录患者的疾病与痛苦的经历、体验及主观感受等，为医生理解患者与反思医疗行为提供参考。这是对重临床证据，以客观化、对象化描述生物学改变，所谓常规病历人文缺失的弥补。

王永炎院士在长期的临床医疗中一直践行着以科技为基础、以人文为导向的医学宗旨，重视临床医学的人文关怀与中医学"天人相应""形与神俱"的医疗整体观。本文谨就王永炎院士成功防治中风及痴呆的案例，分析其中蕴含的叙事医学内涵及价值，阐述构建中医平行病历的临床意义。

一、案例中的叙事医学内涵及价值

2002 年 6 月沙庆林院士在酷暑烈日下长时间工作导致晕厥中风,请王永炎院士为之诊疗。在治疗康复的 10 年内,沙院士在 75 岁完成了标志其最高研究水平的原创理论著作,创新形成我国高等级公路半刚性路面的修建模式。如果仅根据病人生物学特征,给予常规诊断治疗,难以想象能坚持 10 年,更难以置信能取得如此的防治效果。通过对沙院士及其夫人的访谈,我们了解了更多王永炎院士常规病历记录以外的诊疗内容。诊疗中不仅从理法方药上体现了中医形神一体、科学人文交融的整体系统个体化的特点,而且还在与病人及家属的沟通中践行了叙事医学的理念。从开始的倾听与尊重,到诊疗中的关注、共时、再现,以及归属、共同担当,这些内容在防治中至关重要、不容忽视。

(一)倾听病人故事,感受见证其疾苦,医患共情

为沙院士初次诊疗时,王院士不仅仅对求诊动机、诊疗目的和疾病现状进行了解,也详细询问了具体发病过程,同时还了解到沙院士住院期间请假去外地出差开会的情况。王院士对沙院士不顾天气炎热、奋战在公路现场的敬业精神表示由衷钦佩,对其身体稍见好转即刻投入工作之急切心情给予深刻理解,对因健康因素影响全身心专注事业的痛苦感同身受。可以看出,他通过倾听病人的故事,见证病人的疾苦,与病人精神情感息息相通。在沟通互动中,病人得到尊重、关怀、体谅、支持,获得了恢复健康的希望,甚至获得了寻找自身潜力的力量。

正如特鲁多医生墓志铭所记载的"有时是治愈,常常是帮助,总是去安慰"。医生的职责不仅仅是治疗、治愈疾病,更多的是帮助、安慰病人。疾病治疗的"窗口"常常是狭窄、短暂的,作用是有限的,然而情感抚慰的天地是宽广的、永恒的,其力量是无限的。因而从某种意义上来说,临床中真正的疗愈并非只有在应用药物或其他措施之后,而是常常始于医生与病人相遇,倾听并感受其疾苦,病人通过讲述得到尊重、理解、支持和共情的时候。

(二)展现叙事医学特征,弥合医疗卫生中医患的分歧

在王院士为沙院士的诊疗过程中,叙事医学的时间性、独特性、因果性(或偶然性)、主体间性和伦理性五大特征得以充分展现,并藉此弥合了医患关于病因认识、疾病情境、生死观等方面的分歧。10 年诊疗过程,时间性特征可谓突出。时间性既是诊治行为的基础,又是康复治疗不可替代的部分——花时间来倾听、辨认和关心、疗愈。在时间中了解并尊重病人个人的特殊性,在时间中观察病情发展变化,在适当的时机给予适宜的治疗。沙院士 10 年诊疗分 3 个阶段,不同病情及相应治疗不仅仅局限于对疾病的关注,医生在考虑疾病共性规律的基础上,根据病人的独特性,赋予诊疗以鲜活的定制性特点,弥合了物化疾病、追求共性、病人的整体性与个体独特性之间的分歧。

不仅如此,特定的时间、环境和情境下疾病的发生,事件前因或与情境存在因果性或偶然性。在叙事中,讲述者和倾听者觉察意识,观察者的世界和被体验的世

界不再隔绝，病因认识和疾病情境的生物学世界与生活世界的分歧得以弥合。因而，当意识到卒中发生与在烈日炎炎的户外长时间工作导致晕厥而引起的灌注不足有关时，被王院士告知不顾病情忘我工作存在极大危险，并进而提出在战略上藐视而战术上高度重视的诊疗策略，沙院士就非常容易完全接受，并对此后王院士制订的诊疗方案、康复方案、生活起居工作方方面面的要求也给予认真配合、严格遵守。

主体是认知的自我、行动的自我、观察的自我。主体间性是当两个主体或两个真正的自我相遇时，因为传递信息、情感和心境而建立起关系。通过叙事，王院士与沙院士及亲属在情境交融、身心联结、感性与理性结合的过程中，医者与病人真正做到了相遇相知，在实现主体间性的同时，能共同直面生死、健康、疾病，以及病痛中的诸如责备、恐惧等负面情感，建立起由衷信任、有担当的伦理关系。这或许是面对如此困境，能成就 10 年防治复中风及防治痴呆成功的内在动力，也是叙事医学在诊疗中弥合医患分歧的独特价值。

（三）在关注、再现与归属中彰显生命伦理学健康人文底蕴

中医学以人文为主导，强调医疗活动以病人为中心而不是以疾病为中心，与叙事医学重视人文不谋而合。中医重视人体自身在疾病疗愈中的积极作用，叙事医学在叙事中通过关注、再现与归属达成的医患伦理具有尊重、信任、共同担当的健康人文底蕴。

在临床实践中，医生与病人，一人叙事，一人关注。这种关注本身就能为病人的痛苦、需求、困境和真正的自我所召唤，让病人深切感受到在他讲述和经历疾病痛苦折磨时与医生同在。医生的再现，一方面表现为在场时的全身心关注回应，以及给予病人治疗时相应部署的沟通，另一方面体现在平行病历记录的体验和反思中。静心倾听病人的诉求，心领神会其所苦，拟定策略谋所愿，齐心协力疗健康。由此，医者与病人在共同经历、见证疾苦的基础上，形成了信任默契、同心协力重塑健康的归属关系。

在临床诊疗中，王院士对病患的倾心关注包括凝神望诊、三部九候切诊，乃至闻其气息问所苦、体察隐情等。通过叙事，与病人和家属沟通，沙院士为公路事业倾心倾力和对自己勤用脑不会发生痴呆的信念深深印入王院士脑海，使其更能真正懂得沙院士的坚定信念和对公路事业的热爱，这些都是康复疗愈的正能量。

从初次诊疗开始，王院士就看到了病人自身的力量、正能量。当沙院士在坚持治疗康复的 10 年内，实现了为我国公路事业贡献其最高研究成果的理想，全家人对王永炎院士深怀感激，表达感恩之情时，作为中医界内科大家的王院士却认为能够成功诊治，中医药功不可没，但更加难能可贵的是沙院士坚定的信念和对公路事业割舍不断的热爱，以及永无止境的探索，还有坚持执行包括饮食、起居、锻炼在内的综合康复方案，更有沙院士夫人秦若云先生 10 年来对沙院士的精心调护。时至今日，在沙院士认知功能损伤有所加重、不愿配合治疗的情况下，每每提及是王院士的治疗方案或措施时，沙院士仍无不依从完成。这种信任默契、共同担当、坚持不懈的健康人文底蕴，不仅在 10 年疾病防治康复中意义重大，而且对病人后续的健康维护也影响深远。

二、构建中医平行病历的目的与意义

从上述验案可见，叙事医学内涵在防治康复中有难以估量的人文力量及临床价值。中医学临床实践活动始终重视人文关怀，在历代医案医话中记载叙述的疾病故事正是叙事医学精神内涵在中医学中的具体表现，也是中医生命观、疾病观的体现。然而，随着临床病历规范化、格式化乃至病历电子化的发展，出现了对个人生活境遇和患者特征观察了解不够全面系统的问题，特别是在当今身心疾病高发、精神心理问题日趋普遍、西医学面临巨大挑战的情形下，构建体现天人相应和形神一体整体观的中医平行病历具有重要的现实意义。

中医平行病历的构建，将会整合叙事医学的内涵，汲取现代心理学成果，发掘中医医案医话优势，重视疾病史与个人史、社会生活史、家族史的有机融合，重视躯体病症与情绪心理精神状况以及工作生活环境的密切关联，重视对病人形而上与形而下的双重诊治或拯救，重视医患在诊疗活动中的双方力量，重视医患的互动效果，以及医生与病人在诊疗中的反思与成长。因而构建中医平行病历，不仅能提高医生叙事能力，践行医学人文关怀，提升生命品质，而且对继承发扬中医学科人文特点，完善诊疗疾病认识论，构建生命科学的健康人伦也意义重大。

（一）发展叙事能力，承担见证，实践医学人文关怀

平行病历犹如临床札记，是标准病历之外的关于病人生活境遇的"影子病历"。叙事医学证明，阅读和写作的叙事训练有助于提高临床效果。丽塔·卡伦把阅读文本中的细读作为重点，在阅读时对文本的框架、形式、时间、情节和意愿进行审视，读懂文本间隙、字里行间的内容，从言语表达、非语言表达或隐含的转瞬即逝的意象中捕捉领悟，对未完成的文本进行想象。

随着人类文明对心灵与肉体间关系的不断认识，对身体与自我的认识逐步增多，医学也在健康与疾病的环境中深入探究身体和自我的关系。每一个人都有两个"身体"：一个用于感知和释放自我；另一个用于感知和吸收这个世界。身体承受着世界，并向世界散发着自我，它是世界和自我联系的纽带。医务人员必须学会聆听身体和自我讲述的病痛，除了身体各系统检查出现的问题，我们还必须准备理解其中所包含的全部内容，包括病人的沉默、隐喻和暗示。处在聆听和关注状态的临床工作者要熟悉身体和自我的语言，要知道身体和自我会互相隐瞒和误读，如果没有深入解读，就不能相互理解。只有通过倾听病人的故事，进入其内心世界，看到病人身体和自我的关系，才能对病人承担见证的责任。

中医诊病注重病人的身体疾苦与精神情志及人生境遇的关系。如《素问·疏五过论》中之"五过"，即指诊治疾病时易犯的 5 种过失，包括因忽视病人的社会地位变迁、思想情绪变化、精神内伤状况和患病的始末过程，以及不明诊脉的原则，而发生误诊与误治的 5 种过失，明确了心理、社会的致病因素，强调"病从内生"、心身合一的病因病机。将诊疗中忽视患者生活际遇、精神情绪等情况列为"五过"来论述，是将这样的学术问题提到伦理的高度来认识，似乎寄寓了医学心理学与伦理学更为普遍的医学意义。

构建中医平行病历，有助于弘扬中医人文精神，提高叙事能力，使医务工作者更加关注病人，体会病人的经历，反思自己的实践，承担见证，从而更好地实践医学中的人文关怀。

（二）从生活最深处认识人与疾病，弥合整体论与还原论的分歧

在当今慢性病和心身疾病、精神心理疾病发病率不断升高的时代，像以往一样仅仅关注于收集"症状"，套入各种疾病的已有模型去安排各种检查和治疗，忽视身心关联、割裂科学人文的互动，难免陷入机械论、还原论顾此失彼的困境。叙事医学已经意识到，病人和医护人员是以整体进入病痛和治疗的，包括他们的身体、生活、家庭、信仰、价值观、经历，以及对未来的希望，应该努力从生活的最深处帮助病人恢复健康。叙事医学是从病人根植的生活世界来认识疾病的方法，与中医学确有相似之处，而与西医学在生物医学框架下，从结构形态上找到组织、细胞、分子乃至基因改变的疾病还原论认识方法截然不同。构建中医平行病历，有助于从生活最深处认识人体，有助于在物质—能量—信息的关联互动中，在发挥有机体能动优势的同时，寻找整体论自上而下与还原论自下而上的最佳整合环节，摆脱整体论陷入不可知论和还原论陷入局部僵化割裂系统的困境，有助于构建"小而无内、大而无外"的生命科学的新认识论，更好地造福于人类健康。

（三）建立尊重与信任、共同承担的医患归属关系，构建生命科学健康人伦

当代医学所推崇的循证医学要求医生在有限的时间里吸收有关疾病本身的大量信息和数字，并对其进行评价，似乎没有时间理解和感受病人所要面对的痛苦乃至死亡，而病人则期望医生能够理解他们所经受的疾痛，希望参与临床决策。一旦医患双方的诉求长期得不到满足，就容易产生矛盾，引起医患纠纷。

中医学强调人与自然、社会等各方面整体的和谐，是生物—心理—社会医学模式的先行者。叙事医学旨在寻求技术和人文的结合，将观察视域与体验视域、科学视域与人性视域、疾病关注与生命关怀统一起来，强化知—情—意、身—心—灵的整体互动，大大丰富了人文关怀的内涵和意义。叙事医学关注的是患病之躯体，备受煎熬的痛苦心理情感，处在困惑中及正在寻找生命意义、生存价值的灵魂。医生的在场和再现，其面部表情、眼神、身体姿态和言语表达的内容，对病人的回应涉及身心灵各个方面。在关注与再现中，医患形成的归属关系，就是一种精神上的相互信任、尊重，情感上的相通交融和躯体上的相互支持，也是共同面对生死自然规律、共同担当疗愈康复、朝向健康幸福和有意义的人生的情感价值道德共同体和治疗康复联盟。因此，中医平行病历的构建，将中医诊疗特点与叙事医学人文内涵相结合，不仅对建立健康和谐的医患关系大有裨益，而且对建立尊重与信任、共同承担的医患归属关系，构建生命科学健康人伦也有重大意义。

参考文献

［1］Charles E. Rosenberg. 当代医学的困境［M］. 张大庆，主译. 北京：北京大学医学出版社，2016.

［2］杨秋莉，王永炎. 叙事医学与中医学的人文关怀［J］. 现代中医临床，2015，22（2）：1-3.

［3］谢颖桢，任晋婷，王玉婷，等. 王永炎教授防治中风复发及智能损伤验案实录与经验总结［J］. 现代中医临床，2018，25（5）：21-25.

［4］Rita Charon. 叙事医学：尊重疾病的故事［M］. 郭莉萍，译. 北京：北京大学医学出版社，2015.

［5］张大庆. 医学人文学的三次浪潮［J］. 医学与哲学，2015，36（13）：31-35.

［6］杨秋莉，王永炎. 叙事医学的平行病历与中医学的医案医话［J］. 现代中医临床，2015，22（3）：1-4.

（谢颖桢　王冬慧　孙娜）

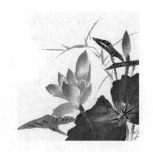

第五章
学科建设

第一节　新时代的呼唤：医德建设与临床研究

当前，世界上各个国家、地区多以经济建设为主题，追求经济总量的提升、人民生活水平的提高。追求经济利益最大化的价值取向对人类生存的自然环境和社会环境都产生了极大影响，导致人类生活方式和社会行为都发生了很大变化，由此带来了种种健康、疾病和社会问题。中医药学是中国传统文化的瑰宝，是世界唯一全面、系统传承下来的医学。中医学者们必须有文化自觉，要继承中医学的原创思维与原创优势，以治未病、辨证论治为核心，朝向现代难治病，以循证医学与叙事医学及医学统计学多元化、多层次地设计观察评估出共识疗效，是当今医学的主题和任务。

一、认清形势，与时俱进

中华民族的伟大复兴为国学国医带来回归重振的前所未有机遇，但如今仍处在统筹共谋发展时期，激励我们去争取真正春天的到来，从根本上转变弱势学科的状态。当前，中国处在农耕文明、工业化文明与信息智能并行的时代。自从墨子号量子科学实验卫星发射成功，我国科技界从跟随者跃升成为领导者之一。单光子不可分割，量子态不可重复的理念，对中医学基础研究与临床研究有什么影响？大数据怎样由"大"的数据变成"活"的数据？中医药研究的非线性不确定性数据背后隐藏着混沌的信息，并非是无序混乱无用的。如何将这些信息融入我们的研究工作？这都是需要学人认真思考的。任何学科都重视始源，因为它关乎未来学科的走向，中原黄河流域基于史前期的天文、地理、物候、气候等观测出河图洛书与负阴抱阳、冲气为和的太极图，是气—阴阳五行学说的哲学基础。今天的学人尚缺乏关联辨证论治、理法方药的研究。

中医学具有科学与人文的双重属性，社会价值观的异化、技术进步的同时带来一些医务工作者的冷漠与傲慢，与病人的距离逐渐变远了。近年来，叙事医学的兴起、人文医学的推广和医学伦理的教育都需要重塑以适应大健康、大卫生社会的发展。中药学研究最迫切的是中成药上市后临床再评价，尤其是安全性临床评价尚未真正列入日程，禁忌证、副作用、不良反应等安全性指标内容"尚待研究，尚不明确"，普遍于注册后没有补齐，不符合国家用药所依据的国际规范。中成新药"先天不足、后天失养"的状况没有根本的改变。医学人文伦理的淡化，造成临床研究缺位现象程度增加，又逢中药新药研发低谷期的十余年，循证医学体系临床试验观察报告减少，国内中医药刊物中临床研究观察报告稿源仍然不足。新兴交叉学科合成生物学与结构生物学对天然产物研发的推进，化学生物学与生物化学整合，深化代谢组学的启示等均需要进一步加强。中医学人较为普遍地对高概念、大数据时代的信息沟通不足，对信息、智能两化的融合处于认知学习阶段，需要知识技能的进一步更新。因此，急切需要融入病证疗效的临床基础与研发工作中去，以与时俱进的姿态探索方法学的改进，学用象思维原发创生性，跟上时代前进的步伐。

二、医学研究要把握高概念特征

医学是人学。在自然哲学引导下，医学的本质是研究人的生命，举凡与人的生命相关的学问均与医学相关。以人为本，增进健康、疗伤治病则无分中医与西医，也无分传统与现代。医疗的功能是减轻病患的痛苦而尽享天年。人生苦短，在步向年老气衰时通过养生"治未病""守静笃""护正气"争取参与社会活动，能做力所能及的工作，"死而不亡者寿"。因此，中医研究无论基础与临床都需要把握高概念特征，首先是科学与人文的融合，重视"仁德"理念重塑医德伦理，克服经济大潮中社会价值观的变异，营造和谐团结进取的学术氛围，建设好开放、包容、创新的学术团队。营造鼓励学人为团队修身，为事业出力的良好作风、学风与文风。

重视复杂性与关联性研究。21世纪兴起的叙事医学在我国刚起步，关键在于医务人员同理心的培育，尊重疾病故事，认真聆听病人的苦痛，在场体验，感同身受，并及时予以精神抚慰，引导病人积极抗病。我们应当重新审视与运用伦理学与心理学制作常模与循证证据整合评价临床共识疗效。中医学人要坚守中华民族优秀的一脉相承的传统文化。我主人随，体现中医原创思维与临床医学优势，同时要善于吸纳其他国家的文化养料与科技成果。中医学与中西医结合的优势在于临床，以共识疗效为目标展示医学的生命力。

三、全科医学与早临床、多临床

早临床、多临床是强化临床研究基本功的关键步骤。全科医学是面向个体家庭与社会，集合了临床医学、预防医学、康复医学与叙事医学相关内容为一体的综合性学科。全科医学主要在农村乡镇、城市社区一级医疗机构医务工作中体现，全科医生下农村、牧区、厂矿为基层医疗服务。北中医1956级学生六年间三下农村、两下厂矿，见习周期累计两个学期，每个学生诊疗人次在5000～10000例，总结出熟读一本案头书、早临床、多临床是锻炼基本功的重要经验。近年，江西中医药大学创办的岐黄书院，培养的专业硕士生下农村、下基层实习，相比较而言，城市三级医院与农村乡镇医疗机构疾病谱差异很大，学生治上呼吸道感染处方一剂煎服可以退热，暴发火眼两剂煎服愈病，非常有利于巩固其专业思想进而热爱中医药学。

中医与中西医结合临床研究绝非一人可以完成。凝练科学问题，设计假说、方案与技术路线，组织临床观察，适时调整计划及预期结果的总结评价等，都要靠团结进取的学术团队，团队的每个成员都应具有为团队修身、为事业出力的品行。团队的首席专家必须以"仁德"为怀，仁德就是力量，是社会规范，也是人文准则。国学传统以敬代静，"守静笃""护正气""敬恕和"。"敬"是主体，敬畏谦卑之德；人的聪明智慧禀受父母师长学派，理应敬畏，一切科技成果都要符合公理数学表达，经过时间、实践的检验，必须谦卑。"恕"是关键，团队中的众人平等、包容、友好相处，共同营造和谐的氛围，开拓独立之精神、自由之思想。项目首席负责人要善于发现和调整人际间的矛盾，维护团结十分重要。

要重视学科始源，追踪演化发展指导临床实践。史前期的河图洛书与负阴抱阳的太极图，确立了一元和合的气—阴阳五行学说，符合高概念复杂系统关联性研究的特征。缘于此，象思维回归中国人的智慧，"尚一""尚同"的哲学重视太虚原象、道通为一的原发创生性。不仅知道"道生一，一生二，二生三，三生万物"，还必须思考"道生一，一生二，二数神"，二即阴与阳，形立而神生，重视心灵哲学。我们从不否定还原分析所取得的研究成果，而且具象思维与逻辑思维可以互补互动。然而在还原论被捧上神坛，国学国医在历经百年屈辱与倍受压抑挫折后重生的当今，必须以中医学原创思维指导临床与基础研究，朝向民之需、国之用的共识疗效，以筚路蓝缕之志付出不懈的努力。

从东学与西学、差异与融合的大背景看，中医与西医整合是历史的必然，中医药学科研究与高等教育应体现中医中药与理化生物学整合、象思维与概念思维的整合、系统性研究与描述性研究的整合，中医药正处在生命科学与人文哲学融合互动的高概念时代，学科知识技能正在进步，以辨证论治的疗效带动了学科框架的更新，以中华民族"尚一""尚同"的哲学智慧进一步完善医学体系。

（王永炎）

第二节　关于中医学学科建设目标的研讨

学科是科学的分支，学科建设是科学发展进步的基础。

学科门类有数理科学、生命科学、人文科学等；门类再分级，如中医学、中药学均是医学门类中的一级学科，而中医内科学、中医基础理论等是中医学的二级学科。各级学科均有相关学科与前沿学科。进入21世纪，学科建设已呈现出大学科、广兼容的发展趋势，突出了前沿学科的辐射作用，并逐步形成多学科的渗透交融，体现了宏观与微观的结合，综合与分析的结合，实体本体论与关系本体论的结合，推动了科技第一生产力的进步，以适应经济建设的重大需求。本文拟就中医学学科建设的目标，提出粗浅的认识，与同道们一起研讨。

一、对中医学学科属性的认识

中医学是以生物学为基础，与数理化交叉渗透，与人文哲学相互融合，具有丰厚中国文化底蕴的古代医学科学。中医学的整体观念、辨证论治、形神统一是自身学科的特色与优势，也是具备属性特征的科学内涵。中医学重视"人""患病的人"，其治未病的理念是健康医学的基础；中医师看人治病最重视精、气、神；中医学重视临床，疗效是学科的生命力，其临床思维方法是逻辑与形象思维的结合。概言之，中医学是科学与人文融合得比较好的学科，通常说科学为人文奠基，人文为科学导向，科学与人文合而不同，互补互动。值得提出的是，20世纪还原论与控制论导向下的科学技术高速发展，为人类物质文明与精神文明的提高曾起了重要作用，功不可没。然而新兴学科复杂性科学融汇了理性论、系统论和人文精神，它将对当今自然科学与社会科学的发展产生重大的影响。由于中医学学科属性特征决定着复杂性科学将对学科进步带来新机遇。

二、学科优势的凸显与时代赋予的使命

当今人们最关心的是生存质量的提高，渴望绿色医药。21世纪医学科学面临两大主题，一是亚健康，另一是难治病。关于亚健康的概念虽至今仍含混不清，然而亚健康的干预是大家关心的事，中医"未病先防，既病防变"的思想与有效的干预手段备受青睐。在现代难治病中属心身疾病者，罹病逐年增加，人们渐渐认识了"恬惔虚无，真气存之""燮理阴阳""以平为期"的意义，对于中医中药的调节、调和、调理、调补，由了解熟悉发展到推广运用。显而易见，由于社会广大人群的需求，中医学科的优势凸现出来了。面对新形势，我们要勇于承担时代赋予的使命。首先是加强人才梯队建设，重视培养一代名中医，创造与推广临床鲜活的经验，造福群众。其二，抓住学科建设的核心，提高多学科综合研究的能力，培植稳定的研究方向，防止漂移，突出重点，对证候、方剂、针刺原理几个关键科学问题的研究，形成新思路与新概念，指导临床，提高疗效水平。其三，注重资源，加强中药材质量及相关临床疗效标准的研究，维护环境生态，保持药材道地性，制订与完善饮片炮制规范，培植与扩大可持续产业化利用的药用资源。

三、创新是学科建设的动力

中医学的基础理论、应用基础与临床研究都需要创新，而继承是创新的基础，需要正确处理好继承与创新的关系。应从源头创新，并寻求源头创新的领域、理念

和方法。显然，从实际出发对中医理论与临床诊疗通过现代研究，做内涵诠释也是创新。中医学是古代医学科学，它需要现代化。如何实现现代化？首先要从继承做起，运用史学包括外史研究与文学方法把中医学的关键科学问题进行认真的梳理。譬如证候的概念、名称、分类与规范就需要正本清源的文献学研究。在继承的基础上，学习复杂性科学，树立非线性复杂适应系统理念，无论是证候、方剂、中药、针灸都需要从线性出发，通过非线性研究再提炼出线性规律；从个案研究出发，通过群体规则的分析制订个体化的诊疗方案。不是单纯地追求简单、清晰、明了的线性结论，而要通过非线性复杂性系统科学的方法进行深入的研究。再者就是怎样正确认识中医学的"人文"含量的问题。精气神、藏象乃至逍遥散、六味地黄丸、牛黄清心丸等都有"人文"含量。中医学确是具有深厚中国文化底蕴的医学，有人说文化背景是中医走向世界的"瓶颈"，是进行现代研究的障碍。但是，只有民族性才具有"国际化"意义，当今用纯科学的理论、方法研究生命现象已显示出不可弥补的缺陷，非线性复杂性科学理念本身含有人文精神，而需要运用系统论定性定量集成的方法来研究人体的复杂巨系统。简单举例：嗜酒造成的胃热用寒药治，饮冰水导致的胃寒用热药治，这是二维线性的认识。中医用左金丸治肝火犯胃，方中黄连、吴茱萸剂量比为 6:1，吴茱萸反佐，目的是治病而不伤正。再者，长期饮冰水不仅可导致胃寒，还可发生心阳不振、心血瘀阻的心绞痛，自然是非线性的多因素致病，而需用多组分、多靶点的整合调节来治病。至于当今医学的社会性更是"人文"含量的体现。当然把医学当作文化，从文化到文化的研究方法也不足取。综上所述，中医学虽然是古代医学科学，因其蕴含有复杂性科学的合理内涵而毫不逊色于其他医学而葆其青春。

四、学科建设目标的定位与实施

学科的发展要适应国家经济建设与社会进步的重大需求，建设目标的定位要与时俱进，应是有限的目标，学科领域不宜过宽，凝集出的科学问题不宜太多。中医学一级学科建设的目标应是继承与发展中医学优势特色，为全面提高人类健康素质和防治常见病、多发病与现代难治病服务。中医基础学科要联系临床实践，中医临床学科要结合基础理论，应用基础研究。

实施学科建设目标亚须引进现代科学的方法手段，诸如生物信息学、分子生物学、应用统计学、循证医学等学科的相关技术，还要构建证候与方剂研究的物质基础、生物效应与数据评价，利用、挖掘技术平台，还有天文学、气象学、应用数学、理论物理学的相关方法。当然多学科综合研究能力的形成需要一个过程，不可急功近利，也要注意某些技术方法的局限性。比如舌诊研究，舌质的色泽，舌苔的厚薄、湿度均可由图像转换成数字用计算机进行分析，然而"望而知之谓之神""血气者"等用 IT 技术很难表达。同样，循证医学的方法可以用于中医临床研究和中药开发研究，但亦需要结合中医自身学科的规律加以改进完善，否则事倍功半。

五、加强学科建设需要良好的学术环境

诚然，创新是实现学科建设目标的动力，稳定的研究方向是实施学科建设的核心内容，而人才梯队是落实学科建设任务的根本保障。因此需要营造良好宽松的学术环境，要拓宽空间，鼓励自由探索，要发扬学术民主，通过学术讨论的激荡碰撞，探寻新知。如此，以管理创新推进源头创新和持续创新，不断培植学科的新生长点，获取标志性的科研成果。

目前，值得重视的是学术带头人的青黄不接，造成已有稳定研究方向的漂移，所谓漂移多因起指导作用的著名学者退休而中青年学术带头人的知名度与影响力尚且不足，造成学科研究方向的萎缩。为此，要重视发挥老一代学术带头人的学术指导作用，积极培养年轻的后备学术带头人，使老、中、青三代人均成为在国内外卓有学术影响的著名学者。再者，是注意多学科复合型人才的培养，向综合性大学的前沿学科派送中医药学科的博士进博士后工作站，同时引进多学科的博士与博士后进入中医中药学科，开展中医药科研工作。还有正确对待超常人才的教育，循循善诱，切不可歧视。

近年来发展中国家的高等教育普遍受到重视，目的在于扩大优势群体，发展科技推动经济建设，尤其是我国高校扩大了招生规模之后，亟待提高教学质量，加强学科建设则是重中之重的事情。至于公益性科研院所，过去在计划经济环境下以承担国家科研任务为主，优秀人才靠选调。今天面对体制改革，同样需要加强学科建设，明确目标，稳定方向，靠自身培养优秀的高层次复合型的学术带头人。因此，高等院校、科研院所、医疗中心想要进入良性循环，求得稳步发展，都必须紧紧抓住学科建设，而发展目标、研究方向、人才梯队是学科建设的三大要素。最近中医学界前辈、学长及青年学者们提出建议，组织专家群体研讨学科建设目标，是很有必要的。

（王永炎）

第三节　中医药学学科建设研究方向的思考

一、研究方向的界定

学科建设有层次，研究方向是关键环节又是核心内容。学科发展目标是确定与构建研究方向的指导思想，学术梯队建设是实施研究方向的保障。

研究方向是学科设置的研究领域，一般说研究方向在二级学科之下设置，譬如中医内科学下设置的"中医防治脑病的临床与实验研究"即是研究方向。依据中医学、中药学与中西医结合 3 个一级学科自身学科发展的需要，也可以有多个二级

学科在 1 个共同领域内构建研究方向，譬如"证候与疾病、方剂相关性研究"则是中医诊断学、中医方剂学、中医内科学 3 个二级学科寻求中医学临床与基础交叉融合的研究方向。再如"中药材地道性与药物资源保护开发利用"则可能是中药资源学与自然地理学、生态学、环境科学相关二级学科交叉融合的研究方向。多个二级学科构建研究方向，如北方某中医学院以防治病毒性疾病的临床与实验研究为研究方向，而南方某中医学院则以防治免疫性疾病的临床与实验研究为研究方向。研究方向隶属于学科，但又不同于课题、项目，它是学科中的研究领域，可分解为若干课题、项目，也可参与多个课题、项目的研究，在每个项目中做一个分题或做一部分。例如医史文献研究常常涉及疾病通史的研究，可以渗透到临床各科，为临床诊疗做基础性本底资料的整理与挖掘，以史为鉴，启迪临床医师。

二、研究方向的遴选与培植

学科建设是高校科研院所医疗中心整体水平提高的龙头。一个单位一个学科遴选研究方向，培植学科新生长点形成新的研究方向，必须依据社会发展的需求，人才培养的需求，坚持高水平和优势特色，形成科技发展的推动力。为此提出如下建议。

1. 围绕高水平学术带头人遴选，确立研究方向，必须有著名教授的支撑。老一代学术带头人，执掌学科研究方向的带头人和后备的年轻学科带头人都具有显著的学术成就和一定的知名度，为学科建设奠定良好的基础。

2. 承担国家与省部级各类重大研究计划的课题项目带动学科建设，培植学科新增长点，形成研究方向，体现本学科与本单位的优势与特色。

3. 重视学科起步的前沿构建研究方向，如治未病理念与亚健康干预的研究，循证医学在中医临床试验中的方法学研究，还有中医药学与分子生物学、生物信息学、数理统计学前沿的交叉渗透，尤其是信息科学应贯穿学科的全方位，当作制高点对待。总之，学科新增长点应在百米起跑线上通过竞争而涌现出来。

4. 新的研究方向可来自原有稳定的研究方向，是原有研究方向的延伸、拓展与分化。允许一位学术带头人牵头两个研究方向，常常是后备学术带头人继续新的研究方向并逐步地完善与发展。

5. 在国家、社会急需的领域构建研究方向，如《中华人民共和国中医药条例》颁布实施以后，中医诊疗技术标准的建设；再如我国进入 WTO 与《药品管理法》的实施，中药材资源保护与饮片的炮制加工都将成为相关学科需要强化或构建的研究方向。

6. 从高校、院所、医院总体业务建设出发，选择共同的领域如证候学、病毒病、老年病等汇聚基础、临床、中药、针灸多学科参与建设的研究方向，以提高整体水平。

三、研究方向的稳定性

稳定性是指该研究方向有 10 ～ 15 年的经历，建设成就突出，居国内领先、世界知名的地位，具有鲜明的优势与特色。具体地落实到标志性成果上来，一是承担国家级与省部级重大研究计划的课题项目，或国际合作项目；获得多项国家级与省部级高级别的科学技术与学术成就奖励；具有重要学术影响的论文专著的发表。再者是培养出一批博士，有的已成长为著名学者，该研究方向的三代学术带头人均有重大的学术成就和较高的学术造诣，而且青出于蓝而胜于蓝，年轻的学术骨干具有较强的发展潜力。本学科的学术带头人与骨干在各级各类学术团体中有兼职，有相关学会、协会在本单位与本学科挂靠，并且承担着国家与地方政府有关本学科领域的公共政策的咨询任务。值得注意的是，近3～5年出现了稳定的研究方向漂移现象。所谓"漂移"实际是滑坡，由于老一代学术带头人的退出，学科带头人学术行政双肩挑，行政管理工作繁重以及后备学科带头人的不稳定等因素致使学科建设停滞不前、学术萎缩。还有因急功近利，缺乏求真务实的措施以及严重经费投入不足，造成研究方向的漂移。我们说构建一个稳定的研究方向需要专家群体10～15年的不懈努力，成就来之不易，应该珍惜。当今在评价标准的多项指标中，对一所高校、科研院所、医疗中心整体水平的评估，最重要的是研究方向的水平层次高低、稳定性的强弱。一个国家级重点学科应有3个以上稳定的研究方向，其中必须有1个是全国之冠。至于非重点学科乃至弱势待发展的学科，同样需要构建稳定的研究方向，起码应有一名著名教授牵头一个高水平的研究方向，如果确实不具备，则应加大力度培养选拔或从外界引进人才。如此将各级各类学科稳定的研究方向综合汇总，才能体现单位的总体水平。

通常说研究方向是学科建设的关键环节，学术梯队建设是学科建设的核心内容。由于中医中药参与SARS的救治所获的显著疗效，政府与民众更加关注中医药学科的发展，面对大好形势，期望界内学人一手抓学科一手抓学风，推动学科建设和产业发展，让我们共勉。

（王永炎）

第四节　学科带头人在学科建设中的地位与作用

针对学科人才梯队培养，尤其是学科带头人在学科建设中的地位与作用略抒己见。

一、人才梯队培养是学科建设三要素之一

实现学科发展目标，稳定学科研究方向与构建学科人才梯队是学科建设相互关联的三个要素。针对现实状况，学科发展目标亟待拓展，面对新世纪科学与人文融合的主题，中医中药学科门类应树立服务人类健康、为现代医学科学与生命科学做

贡献的宏伟目标；学科研究方向的漂移尚未得到根本好转，强势学科缺乏核心竞争力，弱势学科的研究方向尚未形成，诸如中医基础理论研究、中医预防医学研究、中医急症研究、中医临床疗效评价、中药资源保护利用与药材道地性研究等，亟须提高学术地位及学术影响力。我们将学科发展目标的实现落在研究方向上。显而易见，加强研究方向的稳定性，与时俱进，扶植培育新兴研究方向，关键是人才梯队的建设。有鉴于人才队伍新老交替，新一代学科带头人对把握学科宏观目标，研究思路理念以及科研项目的设计、运作、评估等缺乏经验的问题凸显出来。为了有针对性地寻求解决办法，首先需要明确学科带头人在学科建设中的地位，定位明确后则实行有为才能有位的具体政策措施。一般而论，学科带头人应是学术骨干的中坚，是学科建设的组织者和领导者，依照国情应实行学科带头人与科室主任单轨制；学科带头人应是实现学科发展目标的重要保障及保持学科研究方向稳定性与先进性的主要支撑力量。

二、人才梯队的层次与职能

学科带头人是学科人才梯队的组织者与领导者。学术带头人是学科建设的指导者，多数是学科某一研究方向的奠基人。学术骨干是实施学科科研教学的主要成员，可以是项目与课题的负责人。学科带头人可推荐遴选某位学术骨干作后备学科带头人，按照高等院校或科研院所的相关要求进行培养。应将进站的博士后工作人员与在读的博士、硕士纳入学科人才培养计划之内。对于已越退休年龄的老教授、老科学家邀聘为学术带头人，自然德高望重、善于启迪后学是必备条件，而作为指导者关键在于需要对本学科门类与相关学科、前沿学科领域熟悉、精通，对把握目标与研究方向，具体到大项目的申报、科技成果的评估，尤其是人才培养的规划、计划富有经验与真知灼见，以及其自身的学术地位与影响对学科建设具有重要的指导作用。对于学术骨干，主要要求在本学科门类的成就，需要一级学科的知识与信息，二级学科的基本功，三级学科的专攻，课题与成果落实在三级学科的研究方向上面。还应指出，多学习源的人才培养对中医药学科与多学科渗透融合、培植新兴研究方向至关重要。一类是生物学、化学、数学、物理学、信息学的相关人才学习中医中药，再一类是史学、哲学、逻辑学、心理学、环境生态科学等学科人才引进与从事中医中药研究，以提高学科在大科学中的活力。对于在站的博士后人员应强调在基础与应用基础研究领域做创新性的科学研究，对做新兴研究方向的后备学术带头人加以培养，这对拓展学科影响力与核心竞争力是不可或缺的工作。

三、学科带头人的素质与培养途径

专家群体的牵头人必须在研究方向上有杰出的学术成就，而更重要的是宽广的胸怀，善于做"人"的工作，能团结反对过自己的同志一道工作；具备大学科广兼容的理念，敢于求真求异，提倡敢说"不"的群体；积极扶持探索，能正确对待超常人才，肯于循循善诱，发挥其所长；注意克服"大一统、均贫富"在科技教育界的弊端，鼓励年青一代脱颖而出。对于中医药学科门类的方法学研究注重科学与人文合而不同、互补互动，提倡归纳法与演绎法并重，还有就是肯于吃苦、持之以恒，具备锲而不舍的爱国激情。

学科带头人的培养途径有三。首先是研究方向，在稳定的基础上有创新发展的学术骨干可接替上一代学科带头人；通过学术引进，消化吸收，多学科交叉渗透融合，构建新的研究方向，成为第一代的学科带头人。再者是承担重大课题项目的负责人，其中包括 WHO 邀聘与国际多边、双边的合作研究项目负责人、长江学者特聘教授、国家自然科学基金委杰出青年基金以及国家相关部委设立的人才培养计划项目人才。通过项目运作取得标志性成果，获得国家与省市级与全国性学会科学技术奖励，成长造就专家团队。应该指出，项目运作强调"出成果"，切忌急功近利，营造宽松育才环境十分重要。对于博士授权的新学科点，在设定学科发展目标之后，应着眼于中医药学科门类的新领域，在百米起跑线上构建研究方向，如中医预防理念与预防医学、中医循证医学、生命科学原理与中医学、心理学逻辑学融入中医学的临床基础研究等。按计划选拔人才，并送其到国内外领衔学术机构进行专门培训，这也是学科带头人培养的途径之一。

四、学科带头人的工作职责

不同层次教育科研机构的学科带头人有不同的要求。以高等院校为例，高水平研究型院校、科研教学型与教学科研型院校，三类机构分属不同的层次。虽然学校都要求坚持教学与科研两个中心，学科建设均重在科研，然而高水平研究型在人才梯队构成、经费装备软硬件的配备等方面，是按国家队的水平设置，学科带头人的学术地位与影响要求达到或接近国际先进行列。至于科研教学型与教学科研型，依照科研、教学具备的基础与学术知名度的差异，对于学科带头人的职责要求也有所不同。具体说学科带头人的工作职责有以下三个方面。第一是制订科学、合理、可行的学科建设计划，必须强调以研究方向的稳定性为核心，全面规划各类人才的培养方案，尤其是后备学科带头人的遴选。学科团队的活力可体现学科带头人以人为本的理念与协调协作驾驭全局的水平。"人才"是关键，学科带头人以身作则率先垂范是起码的条件，而善于适时适度地调整人际关系，在稳定中求发展则关乎学科建设计划实施的成败。第二是组织课题项目的投标招标，科研成果评估鉴定申报奖励，组织科技专著与重点论文的撰写与发表，这是学科的支撑，是研究方向稳定性与先进性的展示。目前应当以把握激励机制和完善管理制度作为工作重点，招投标要择需、择重、择优，评成果要公开、公正、公平。第三是学风建设，有学者说实事求是的良好学风是学科的灵魂，是取之不尽的力量源泉。诸如李时珍、叶天士、居里夫人、爱因斯坦，品行高尚、纯朴，为科学事业献身的精神令今人学习。当今正处于社会转型的新阶段，将关爱作为教育的基础，善于发现团队内学人的优良品德加以弘扬，应是学科带头人的本职，调动一切积极因素，热爱集体，为学科建设出力，当然奖罚分明也属必需。如上三条应是学科带头人基本的职责，不同的教育科研机构还应有细则。

五、21世纪中医药学科门类发展趋势

科学与人文的融合是21世纪的主题思想之一，中医药是科学与人文融合比较好的学科，科学求真，人文求善，两者互补互动。当今我们需要整体论、系统论、理性论指导下的还原分析，诸如络脉、络病与病络的基础研究；辨证行为、处方行为与方剂配伍理论研究；肥胖病与超重、亚健康状态的基础应用研究；中药材道地性与资源保护可持续利用的研究；中医预防医学、老年医学研究等，均展现出优势特色，为学术界瞩目。读经典、做临床，遵循中医药学自身规律培养优秀临床人才，实施中国中医名医战略已经行动起来。还有，模式生物研究虽然不可或缺，而重视人体实验，关注临床医学的趋势已见端倪。今天具有社会科学与自然科学双重属性的心理学融入医学科学之中，使医学的社会性增强了，因此适应社会顺乎自然，注重调节、调理、调摄、调补，维持稳态平衡，促进疾病医学向健康医学转化，凸显了中医药学科门类理论与实践的原创价值，成为中华先进文明的闪光点。形势喜人，催人奋进，吾辈学人当自珍重，互相勉励，为现代医学科学发展，为生命科学的进步多做有益的工作。

（王永炎）

第五节 中医药学学科方向的变革与创新

进入21世纪，中医药学的学术方向随之发生了一定的变化，其中包括有西学东渐和东学西渐的融合互动，还有人类新思维进入到后科学时代的影响。我们需要系统地梳理，并结合中医药学科的现状去探寻创新之路。现就中医药学学科方向的变革与创新这一主题展开研讨。

一、学科方向变革的背景

随着全球科学格局的变化，中医药学的学科方向需要调整变革与创新。所谓科学大格局应该包括概念的更新、思维模式的转变、理论框架的构建与付诸实践行动的指南。其中的重要因素，应该是科学概念的更新和宇宙观的深化。当英国物理学家史蒂芬·霍金在1974年作黑洞预言时，整个科学界为之震惊。黑洞由一个只允许外部物质和辐射进入而不允许物质和辐射从中逃离的边界所规定的时空区域。黑洞会发出耀眼的光芒，体积会缩小，质量要无限大，甚至会爆炸。黑洞是一种引力极强的天体，就连光也不能逃脱。当恒星的半径小于其史瓦西半径时，就连垂直表面发射的光都无法逃逸。这时恒星就变成了黑洞。说它"黑"，是指它就像宇宙中的无底洞，任何物质一旦掉进去，似乎就再不能逃出。由于黑洞中的光无法逃逸，

所以我们无法直接观测到黑洞。宇宙中黑洞的物质运动是不规则的、非线性的、具有不确定性的，显然它是我们研究的对象。2010 年 11 月 16 日美国宇航局宣称，科学家通过美国宇航局钱德拉 X 射线太空望远镜在距地球 5000 万光年处发现了仅形成 30 年的黑洞。其中有 90% 的暗物质，至今我们可以看到的物质只占宇宙全部物质总质量的不足 10%（5% 左右）。暗物质无法被直接观测到，但它却能干扰星体发出的光波或引力，其存在能被明显地感受到。在宇宙中，暗物质的能量是人类已知物质能量的 5 倍以上。暗能量更是奇异，以人类已知的核反应为例，反应前后的物质有少量的质量差，这个差异转化成了巨大的能量。暗能量却可以使物质的质量全部消失，完全转化为能量。宇宙中的暗能量是已知物质能量的 14 倍以上。上述宇宙天体的观测与发现又会对中医药学有什么影响呢？中医药学确切说不是唯物为主的而是以唯象为主体，是非线性和不确定性的，应强调关系本体论，注重能量与信息的时空转换等无疑是与现代大科学的宇宙观吻合的！

关于中医药的讨论有一个始于 20 世纪中叶的争论问题，那就是中医药学被称作经验医学，学科本身有没有自己的理论？如果有，又是一个什么样的理论？资深科学家钱学森先生认为，中医药学有自己的理论，中医药学的理论是唯象理论，是巨系统的复杂理论。它的理论价值一方面体现了中华文明科学哲学的底蕴，体现了中国人崇尚真、善、美；另一个方面，它能够指导实践，维护健康和防治疾病。其与线性科学不同，具有很大的发展潜力，如思维模式。20 世纪初期，西学东渐，还原论盛行，还原论无疑给人们带来了工业文明的进步，给人类的精神文明和物质文明都创造了良好的条件，功不可没。然而还原论的盛行，特别是新文化运动提出"打倒孔家店"，否定了优秀的中华文明，是一个重大的错误。21 世纪已经过去了 20 年，迎来了中华文明的复兴，呈现东学西渐与西学东渐并行的现象。截至 2009 年全球已有 720 多所孔子学院，关注学习中国的文史哲。长期的农耕文明、象形文字造就了中国人的形象思维。形象思维是中医药学的原创思维，形象思维决定了我们重视观察和体悟。我们重视病人的客观表现，做好望闻问切四诊信息的采集，就是通过四诊收集到病人"象"的表现，医生运用自己已有的知识与经验，对"象"做出分析，是临床医生诊疗工作的依据，这是主体的认知过程，将主体、客体、象、意、体结合，是具有可操作性的象思维。"象思维"属于动态的整体，其所使用的工具有视、嗅、听、味、触等人体的感知器官，还可有超感官之形而上层面的内容，而且是更为重要的。如老子的"大象无形""顿悟"等。

健康理念的更新是 21 世纪中医药学重要的源动力！20 世纪以还原论为主体的西医学是建立在以"病"为中心的模式上，今天则需要从诊治"人的病"向关怀"病的人"转换。忽视了主体是"人"，过度注重医疗技术的进步而忽视人文关怀是错误的，以致心理障碍、精神疾病发病率增高又得不到合理的诊疗等。随着科学技术的不断发展，全球均开始重视医疗改革，突出表现在医学模式的转变和健康理念的更新！健康不仅是医学问题，更是社会问题。医学研究的目的最终是人类的生活满意度与生存幸福感，强调的是人与自然的和谐及社会的可持续发展，关注的是满足各类人群的不同医疗需求和实在的疗效，重视个体化医疗与循证医学证据等。这是引起西方学者关注中医药学的内在因素之一。中医药学的原创思维与原创优势可引领 21 世纪医学发展的方向。其整体医学思想、多维恒动的关系本体认识论、顺应自然的各种疗法有其存在的广阔天地。为此，中医药学学科建设要坚持我主人随，弘扬原创思维与原创优势，重视传承和在传承基础上的创新。

要植根于大科学的背景之下，要适应大环境的变迁。所谓大环境的变迁应该包括自然生态与人文生态。要服务于大卫生的客观需求，促进国家的医疗卫生体制改革，要朝向全社会的广大民众，要提高为广大民众服务的公平性和社会可及性，要让广大群众能够得到及时、合理、安全、有效的防治，对常见多发病能够吃得上药，吃得起药，能够把中医的适宜技术加以推广，更要重视人文关怀，及时解除病人的痛苦。为实现中医药学科的总体目标、科学与人文的融合互动、东学西学兼收并蓄，来建构统一的新医学、新药学，为人类的健康事业做出更大的贡献。在这里要强调的是，学科建设要贯彻"我主人随"的原则！ 20 世纪的中医前辈们是为了中医的生存而奋争。现在我们需要做的是为中医药未来的发展谋策略。我们主张以国学、国医为主体，有主有从，中西结合，同时，欢迎和团结一切关心中医药学发展的多学科人员与社会的有识之士参与进来。

二、中医药学学科方向概述

21 世纪的医学不应该继续以"疾病"为主要的研究领域，应当以人类和人群的健康作为主要的研究方向，这也是世界卫生组织的意见。中医药学的学科方向是在自然哲学的引领下实施医学健康行动，针对"以人为本"的健康问题与中医药学的临床优势病种，以辨证论治为主体方向的个体化诊疗手段，不断完善中医药学的评价方法体系，以获取共识性的循证证据，进而提高中医药学理论的科学性与技术的可及性，保证技术使用的安全性与稳定性，建立规范的中医药行业国内外通行标准，不断地提升中医药学的国际学术影响力。

自然哲学是任何自然科学的引领指针，属"道"的层面。21 世纪的自然哲学观重视以系统科学为核心的网络信息链接为主的模式，强调关系本体论和实践第一性的观点。这也为中医药学的发展提供了良好的发展机遇，同时也是重要的挑战。纵观 20 世纪医学科学的发展轨迹，是以二元论和还原论为中心展开的纯生物性理论与技术的发展方向，代价是医学人文的失落，浪费主义盛行，卫生资源的短缺，寿命虽有延长但伴随痛苦的增加，眼中只有"病"而没有主体的"人"，形成了过度追逐科学化以生物学标准判别疗效的医学评价体系。虽然在传染病和感染性疾病诊疗方面取得了重大的成绩，为人类的健康做出了不可磨灭的功绩，推动了医学科学的发展，但同时也发现了作为医学主体的"人"的复杂性、能动性、非线性、不确定性等特质，尤其是现代宇宙观的重大变化，带来了人们视域的不断拓宽，特别是现代信息技术的快速发展对中医药学带来的是更多的机遇。新的自然哲学观引领下的健康新理念主要强调：突出"以人为本"的价值目标，主张整体系统的和谐与统一理念，注重关系本体论的认识方法，在真实世界的背景下开展相关的科学研究，注重人文关怀、人的道德和人的社会适应性能力的培养。

将"以人为本"的健康问题与中医药学的临床优势病种作为中医药学研究的

主要领域。中医药学历来是重视"人"这一主体因素的。"人为本，病为标""治病救人"等理念深刻烙印在中医药学人的脑海中！人有生物学属性，更有社会心理属性，每个人平均有 1014 个细胞数并同时还有寄生于人体上比人体自身细胞多 10 倍的细菌，多么庞大的军团！人的健康问题又是一片广阔的天地，中医药学对其认识有着十分丰富的内涵！目前中医治未病（包括亚健康防治）思想与工程的不断推进、中医养生和中医饮食文化的研究也十分活跃，中医心理学也开始为人们所重视。在"十一五"期间，中医药学的研究领域国家各类研究计划将重点放在现代难治病的辨证论治方案和证治规律的研究上，其中包括临床常见的五种疾病，即高血压病、冠心病、脑血管疾病、肿瘤及糖尿病。对新发、突发传染病的防控也有专项资助。2009 年发生的甲型 H1N1 流感，2010 年的手足口病，中医药在防控上起到了重要的作用。在优势病种上，以辨证论治为主体方向。如何把握好时间、空间的转换，寻找到证候演变的拐点，有效诊治与阐发机理是我们的优势。譬如冠心病患者有胸部闷痛，心电图不正常，可以确诊为冠心病，然后行血管造影介入检查发现冠状血管完全是通畅的，未见有斑块，它只是微血管的血循环障碍，中医称为"病络"，是络脉的病，按"络脉者，常则通，变则病，变则必有病络生，病络生则络病成"理解。通过审证求因，明辨导致络病的核心病机，依据共性的病理环节进行治疗，运用复方中药的标准汤剂多获较好的疗效。以"证"为核心加以展开，"有是证，则用是药"，贯彻"我主人随"的主体性原则，三因制宜、天人相应、形神一体、动态时空等均有其合理的内核。

保证技术使用的安全性与稳定性，建立规范的中医药行业标准，针对中医药优势病种诊治的共识性疗效问题有二：一是疗效的循证证据不足；另一个是担心中医药技术的安全性。前者要不断完善中医药学的评价方法体系，以获取公认的循证证据是目前中医药学术领域重要的方面之一。要充分而客观地看待循证医学，一要学，二要懂，三要用，四要知道局限性，五要为我所用、创新与发展。特别是关注"人"和"病人"的评价研究，如自我感知、心理承受、知情同意等。在安全、有效、稳定的大前提下亟待建立规范的中医药行业标准。这是一把公平的尺子，是人们均应该遵守的"游戏规则"。否则难以比较，无法约束而使行业行为处于无序的状态。要以全球的视野去处理中医药学的相关问题，这样才有一定的高度，才有和谐的发展环境，才能使中医药学有良好的国际学术影响力。

现今有关中医药学学科方向的调整变革问题，我们是基于以下背景而提出的。二元论与还原论逐渐被多元大科学的革新所取代，同时一元论与系统整体论的兴起也需要不断拓展，需要把"人"放在天与地之间来看健康、来看疾病，主张精气神一体、象与形融通。我们主张科学和人文融合互动，然而医学的方向不能够从人文到人文，如果是从人文到人文，过分强调象思维，不与形体融通，就不能更好地维护健康。这是一个值得高度重视的大问题。现在人们经常批评大学教育，认为大学培养的人才社会适应性差。从中医药学科看，主要是我们培养的人才实践技能不足，亟须强化基本功训练等。值得思考的是，如果中医教育是跟着西方的模式走，是借鉴吗？能赶超吗？要重新调研，要吸收宋代书院及太医院教习，优化目前中医药学的教学资源，闯出中国人自己的路！

三、中医药学学科方向内涵的调整

以人类健康为主要研究方向，在具体的学术内容上朝向个体化医学（personalized medicine）、预测医学（predictive medicine）、预防医学（preventive medicine）、参与医学（participatory medicine）做出调整，以适应转化医学（translational medicine）与网络医学（network medicine）的发展。

东学西学融合提倡 4P 医学，由于人类基因组计划的顺利完成以及分子生物学技术和生物信息学的迅猛发展，药物遗传学从中得到了强有力的推进，个体化医学的概念也是在此背景下发展起来的。如何基于药物遗传学去发展个体化医学，受到各方面的高度重视。对于患相同疾病的不同病人，现在的用药方法是用同样的药，而在将来的个体化医学中，由于可以预测不同病人的药物效应，即使是治疗同一种疾病，医生也可能根据病人的遗传背景来选择合理的药物和最合适的剂量。显然，中医药临床医学的核心辨证论治理念与技术将在 21 世纪的个体化医学方面有充分的发展机遇。人群不同，环境不同，得病的几率是不一样的。南甜北咸，东辣西酸，是人们适应当地自然环境的一种生存需求与本能。四川人为什么吃辣椒？因为四川地区是一个湿气较重的区域，火神派医生多生长在四川，其用附子非常多，做菜都可以加附子。所以人的生存环境对人的影响是长期积累的过程，给人养成生活习惯的条件是自然生态与社会环境等。中医关注一个人在一定社会环境、自然环境下，包括整个生长过程、成长经历，再加上他现在的表现，通过望闻问切来综合观察与评价。所以，中医学才是真正的个体化医学，包括个体化诊断和个体化治疗。

未病先防，已病防变，提倡预测医学。其重点应该放在病前的早期监测上，可及时预测、辨识健康状态及变化趋势，一旦发现异常变化就要及时采取相应的防护措施。预测医学包括各种气候、物候、环境、致病因素等，既要关注环境等自然条件，又要关注是什么样的人得了什么样的病，怎么样去调理，通过调身心针对人体的状态去解决对病证的治疗等问题。中医多通过望、闻、问、切的宏观观察方法，也可以结合现代科技手段，应用生物学指标做微观的研究。中医治未病思想和五运六气学说是代表性的预测医学。关于整体医学指引下的预防医学，即是对疾病的发生与发展过程进行人为的干预，包括药物干预、营养干预，或者是生活行为干预。这是目前应对慢性病公认的最佳策略。中医药学中对整体系统医学思想早已有之，且有明确的内在标准，如"气脉常通""阴平阳密""积精全神""形与神俱"等。具体干预的方法也众多，如"法于阴阳，和于数术，食饮有节，起居有常，不妄作劳"，"恬惔虚无，真气从之，精神内守，病安从来"，"志闲而少欲，心安而不惧，形劳而不倦，气从以顺，各从其欲，皆得所愿"等，均为实践证实有效的生活调摄方法。"民以食为天"（《史记》），中国人最讲究饮食与营养。中国文化在全球最有影响力之一的载体就是饮食文化，在医学领域中也形成了独具特色优势的饮食疗法，以"调"为核心的理念与相应的烹调技术，十分丰富。不仅有药物干预方法，还有祝由调心、调气、调神、针灸等上百种治疗方法，且多为天然、安全、经济、有效的干预措施。至于参与医学，即对个人的健康，我们每个人并不是被动的，仅由医生来决定对我们如何进行诊断和治疗，而是倡导自己也要主动地参与到对自身健康的认知和自觉维护健康的全过程中，主张自然科学与社会科学的融合，提倡科学与人文融通。中医药学历来重视人的智慧能力，"人为本，病为标"，"正气内存，邪不可干"。机体的强健与否在发病学中占有最重要的地位，是决定病人在临床上是否发病的关键！治病的目的是救人，"人"是核心，是健康的主体。

转化医学（translational medicine）作为重点的变革之一，要凸显中医药学的个体化医学优势，同时还要参与到全球卫生信息化工作中，重视高概念时代的医学导向，为构建统一的新医药学奠基。什么叫高概念？一要有现代的大科学理念。二要研究复杂的相关性，要敢于突破原有的学术边界，提倡整合。三要在实践中践行诠释与创新。目前美国已有 38 所大学的医学院建立了转化医学中心，美国国立卫生研究院（NIH）2006 年起实施临床与科研成果转化奖励计划，叫作"CTSAS"。美国国立卫生院每年投入 5 亿美元用于推进转化医学的发展。转化医学这个方向的变革是由于广大民众对医药的客观需求拉动的，要以病人为出发点去研究、开发和应用新的技术，强调的是病人的早期检查和疾病的早期评估。在现代的医疗系统中，我们清晰地看到医学的研究进程向一个更加开放的、以病人为中心的方向快速发展，以及对从研究出发的医学临床实践的社会包容。故此，转化医学倡导以病人为中心，从临床的实际工作中去发现和提出科学问题，再做基础研究与临床应用基础的研究，然后将基础科研成果快速转向临床应用，基础与临床科技工作者密切合作，进而提高医疗的总体水平。所以，转化医学的研究模式主张要打破以往研究课题组单一学科或有限合作的模式，强调多学科、多机构、多层次组成课题攻关组，发挥各自的优势，通力协作。中医药学历来以临床医学为核心，从临床到基础。临床是开端，通过基础再回到临床上来，还要以临床研究为最根本的评价标准，达到基础理论的升华，中药研究与开发的源泉都在临床。医院要到院前去转化，院前就是社区、乡镇和农村。临床上的成熟技术要向产业转化，研究的成果要向效益方面转化，要应用到基层上去。

医、教、研、产要向人才培养转化。转化医学的模式要具有普适的价值，才能得到很好的应用。更要有永续的动力去支撑可持续发展。转化医学的模式需要稳定的结构，过去的提法是创新团队，进一步朝向产、学、研联盟的更新。近来已有专家提出"多学科联合体"这一新概念，未来我们应该建立多学科联合体。多学科的联合体有三项要求。第一，一定要有多学科、多机构的多层次性的稳定结构。第二，它引领转化医学的研究方向，要朝向基层、朝向临床、朝向应用。将农村、社区慢病的防治、突发传染病的防控等作为研究的重点。第三，多学科联合体是要医、产、学、研、资实行一体化。"资"是资源，要求前置进入市场，进行资本的有效运作，在实践中来提高学科自主运作的综合能力。这也是我们把维护健康和防治疾病的工作做好的保证。如此，我们就能够取得基本医疗保险、商业保险、促进健康基金会等有效的参与和大力支持，就能够有资本的高效支撑，中医药学的学术发展就必会更加顺畅和健康地向前快速发展。总之，转化医学的重点要前移，移到预防上来，重心要下移，移到社区和乡村中去。

网络医学（network medicine）也是调整变革的热点。还原论的思想与方法功不可没，但是用它来解决生物医药复杂的病理过程，特别是多因素、多变量与多组织器官变化的过程就十分困难了。它是一个非常复杂的病理生理过程的转化，要涉及机体相关的网络系统与多重靶点的整体因素。那么，从系统生物学的观点来看，机体受到某一个应激性刺激的时候，它就出现一个网络的系统调控，应激系统运作，到一定的时候还会启动机体的代偿功能，一直到系统失控时，才表现出疾病的表征。所以这样一个复杂的过程，不只是涉及特异性、机体自我适应性，还有机体自组织、自修复、自调节等方方面面。所以，疾病的过程是一个非常复杂的过程，涉及机体整体、各系统、各器官、各层面组织细胞，它的共有特征就是网络协调性。在这种背景下，要认真地总结前人的经验，把原有中医药学的学说与理论，合理地延伸到所谓的神经体液免疫的网络学说之中，延伸到细胞的分子网络体系之中。网络医学不仅仅是人们理解的用计算机远程会诊，网络医学是来解释健康与疾病，特别是复杂性、难治性疾病的。机体产生的各个组织细胞的复杂病理变化有它网络变化的整合效应。探索复杂疾病之间的内在关联，重要的是要解决表征问题，根据表征与基因组学、蛋白组学、代谢组学等之间的联系，不仅要了解基因，还要知道基因的功能以及它与表征的关系。所以，我们在衡量临床疾病诊治的过程中，不仅要注意反映疾病真实面貌、治疗的效果，还要注意它的临床中间节点，同时也要注意影像学等检测的客观指标的表征变化，把主观的这些评价表征和科学数据结合起来。因为疾病涉及多因素、多变量、多环节，它呈现出一个多层次的网络结构，我们要解释网络中它的共性病理环节是什么。它不是一个单靶点，而是多靶点节点的协调变化。这就是中医要解决的证候的核心病机，也是网络医学、病理生理学都具有的一个非常亲缘的关联，都是揭示疾病发生的主导环节与多节点、多靶点的互动，这样就可以去探索宏观与微观的结合，关系本体与实体本体的联系。在网络医学引领下，基于基因组学、蛋白组学、代谢组学等系统生物整体观念，把疾病理解成表征，即是中医"证候"。表征的基因是一个功能化的概念，基因节点就是多靶点，然而与药物受体三个要素的互动，运用计算机技术，观察药物对病理网络的干预和影响，这样就使研究的新药更贴近于疾病的本质，从而提高研究的效率。"973专项方剂关键科学问题的基础研究"中就已提出了"复方组合化学"这一新的复方中药的概念，在网络药理学基础上提出来的研究复方组合化学的新方法，是针对复杂疾病系统多靶点、多环节提出的新研究方法。复方网络药理学以蛋白质组学、基因组学等系统生物学为基础。随着自然科学的发展，运用基因芯片技术以及二维凝胶点、蛋白凝胶点等，我们不仅能够识别基因，同时可以探讨这个基因的功能，以及基因功能在什么条件下，什么时间上实现蛋白质表达及多个基因的组合互动等。通过对先进技术的组合，我们完全可以继续沿着这个方向去研究，有可能反映系统的复杂问题。

四、中医药学的学术创新门径

中国科技走向世界寄希望于中医药。我们作为中医人的使命是承担中医药的传承、创新、现代化、国际化四项任务。习近平总书记在十九大报告中提出："坚持中西医并重，传承发展中医药事业。"习总书记也曾高度评价，"中医药学凝聚着深邃的哲学智慧和中华民族几千年的健康养生理念及实践经验，是中国古代的瑰宝，也是打开中华文明宝库的钥匙。前科技部部长万钢同志、前卫生部部长陈竺同志都讲过，科学家们首肯中医药学的科学性。万钢同志认为，正是由于中医学有着和西医学不同的认识论和方法论，因此中医学是最具原始创新潜力和可能的学科领域。而且他明确提出："实现中医学的自主创新，既是中医药自身发展的关键，也关系到中国科技能否实现重点跨越，争取在医学和生命科学方面有所突破，从而成为中国科技走向世界的突破口之一。"所以中医学是中国科技走向世界最有希望的学科和领域。陈竺同志明确提出："中医要有胆略，要欢迎新事物，要奋发图强，要卓有成效地传承，传承的同时要有创新。"

面向未来，最为重要的是学科建设和人才培养，如何提高创新能力？

一方面是学用诠释学。诠释学是理解、解释与应用三位一体的科学，对于学科的框架概念进行诠释也是创新。中医学如冲、任、天癸、玄府、气液、病络等是西医学中没有的概念，要给出一个清楚的定义使人能够理解，能够接受，并在国内外的生物医学期刊上发表相关文章。中医学对西医学没有的概念给予诠释，被接受并吸收了就是对医学科学的充实，关键在于它能够指导临床。

王院士在中医药应对2003年传染性非典型肺炎（SARS，下称"非典"）的过程中运用中医进行诠释。在参加非典死亡病例的病理解剖中，我们真正地看到了"肺热叶焦"的形态，非典的病原体是明确的、变异的冠状病毒。病毒导致出血性肺炎，打开胸腔看，肺叶萎陷干枯了，同时有满腔的胸血水。这种现象怎么解释？致病机理是什么？至今还不是完全清楚。按中医诠释，金元医学大家刘河间在其著作《素问玄机原病式》中提出了"气液玄府"理论，就能够很好地解释非典为什么会出现这样的胸血水和肺热叶焦的现象。由于毒邪的感染，疫毒之邪侵犯了肺中的络脉，络脉瘀滞而渗出了血液，血液又经隔膜上的孔隙通过了隔膜，这个孔隙是不是细胞间质那还很难说，需要进一步求证。依据刘河间的学说，其机理是渗出的血液通过膜上的"玄府"而渗透进了胸腔。而最可贵的不只是我们看到了"肺热叶焦"是一种什么样的状态，更重要的是它能用来指导我们的临床治疗。它是由于疫毒之邪导致了病络的形成，通过玄府而渗出来血性胸腔积液，那么就需要用解毒清热，凉血化瘀的治法。可辨证使用中医汤剂，也可大量地使用静脉注射液，包括清热解毒的喜炎平、热毒宁等，还有活血化瘀的复方丹参注射液、丹红注射液等，再用一些益气养阴的中药治疗，尽早投药治疗可取得较好的疗效。通过中医药综合抢救很多病人就有了生还的希望，还能减少大量激素冲击治疗带来骨质疏松的弊病。

第二是循证医学。循证医学不等于随机对照试验，然而循证医学的理念为大家所共识。循证医学不一定完全适合于中医学，然而我们要得到一个共识的疗效，就必须更新现有的评价方法，去创新方法学，才能得到适合中医的共识疗效。共识疗效就是说中医药的临床试验所取得的疗效中医认可，西医也认可，中国人认可，外国人也认可。如此，我们不仅可以在核心刊物发表文章，而且还应该能够在国际著名医学杂志上发表文章。例如2009年甲型H1N1流感的防控，首先在预防方面我们研究了一张小复方，由鱼腥草、金银花、菊花、薄荷、生甘草等组成，制成标准汤剂送给大、中、小学生及受阅部队食用，当时正值北京7、8月份，还没有疫苗研制出来。通过回顾性的研究，做了3万多例的回顾性调查，证实中医药是有一定预防作用的。在佑安医院做的263例对轻症的临床试验，一组为连花清瘟胶囊治疗，另一组为达菲胶囊治疗，进行甲型H1N1流感治疗的非劣性检验，结果说明连花清瘟胶囊不比达菲差，而且在流感样症状缓解方面还有它的优势。这份在北京完成临床试验的工作拿到上海进行数据处理，以确保疗效证据的真实性，因此，该结果就得到了卫生部主要领导的肯定。

关于完善评价方法体系，我们对于疾病防控，特别是社区慢病的防控，随机对照临床试验是有局限性的，可采用实用性的随机临床试验，要比较中医在参与治疗中是否起作用，起什么样的作用，在什么样的时空间起作用，起到了多大的作用，能体现出中医的疗效优势和它的特质吗？既要服务于广大民众，同时也要发表学术论文，还要在国际上，在SCI源的专业杂志上发表文章，这样也就提高了我们中医药学的整体学术水平和国际学术影响力。

关于提高素质与学术创新能力的思考，有几点建议，供大家参考。

第一，就是要兼通文史，透视组学，宏观与微观、综合与分析要逆向对接。学术方向的调整与变革的最高理念是宇宙观，宇宙是由大而无外的大一与小而无内的小一共同构成的。大一寓有小一，小一中涵有大一，两者相兼容而为用，大一含天体、地理、物候、气候；小一含蛋白质、分子、中子，甚至有比中子更小的粒子。综合和分析、宏观和微观、关系本体论和实体本体论，需要去对接。宏观的研究向下，微观的研究向上，如果能够对接上，找到契合点，这就是一种重大的发现。然而机会常常是擦肩而过的，平行地擦肩而过，要将之契合在一起大概需要几代人用几十年、上百年的工夫，然而最终所达到的大一融入小一、小一融于大一，大一小一能够融通，东学西学能够兼容，科学与人文能够融合互动将是一个重要的理念。我们当前所面对的是如何体现中医药优势，其重点在临床医学。首先是有肯定的疗效，而后要制订诊疗指南和规范标准，并且能够具有可推广和辐射的能力，最后去发现其中的机理。

第二，要将科学与人文有机融合，学科带头人要能够兼通文史，特别要关注科技发展史，包括对中医各家学说等应该有很好的把握。传承是基础，创新是目标。要实现创新的目标，要通过崇尚国故、追思前贤、善于学习借鉴等手段来实现。举一个例子如"小学"，这个"小学"是指对文字的释义。"药者毒也"，是说药能对抗疾病，如大黄、附子等；"药者厚也"，是说药也能够补充营养，像阿胶、鹿茸、熟地黄之类；"药者瀹也"，瀹有疏导调节之意。这个"瀹"字，三点水，说明水是源泉，上善若水，积淀厚重；右边上面是一个人，人底下一个横，一是阳，断开了当然就是阴，一画开天，人贵阳气；三个口为团队、群体，三生万物；再下面是一个册字，为团队所某之事，含事理、伦理、哲理，有和合配伍的物质群体，才能起到疏导调节的作用，这当然需要实践和时间的更多检验。

第三，是透视组学。一定要用系统论来指导还原分析，要从整体出发，进行还原分析的研究。还原分析的研究一定要回归到整体上来。要重视表征，重视观察、体悟、司外揣内等，这是中医药学的特点之一。基因、蛋白质、代谢组学和表征之间的关联，我们希望能做逆向的对接，然后非常可能是与之平行地擦肩而过，对于新的技术应该着眼于整合，使之成为系统才具有的创造功能。

第四，是动态的观点。太极图是平面的示意图，快速旋转的时候，再看不出来黑与白，而是显现灰色，也看不到白鱼的黑睛和黑鱼的白睛，因为都融合了。还有由动态时空出现多维的界面，此时太极图就没有了外边圈的界限了，整体是混沌的，所以它是复杂的、非线性的，它是不确定性的，它可以演化出千千万万种变化。这是中国人的哲学，这种见解来自农耕文明与象形文字的象学，这也为中医提供了良好的发展机遇。

第五，是多学科交叉渗透融合。理念、技术、器物三个层面中技术和器物不具备学科属性，而具有学科属性的是理念，要注重中医药学理念的思考、理解、学习和应用。譬如光谱、质谱与核磁共振等科学仪器装备的应用，催生了生物医药的新技术，同时可为多学科研究服务。中医药融入的多学科当分成两类，一类是传统的天文、星占、术数、历法、物候、地理、律吕等，另一类是现代的学科，如数学、物理、化学、生物、地学、信息学、逻辑学等。

第六，是面向概念时代要自主选题。要提倡自主选题，学术研究。要启动新思维，中医学的复杂性就在联系上，要解决这个复杂性也是在联系上，中医学重视联系，联系体现中医的医理。精气神，形象思维，要重视关联问题的研究，要重视归纳法和演绎法的结合，要摆脱固有的模式。建议中医药大学和中医科研院所拿出一定的经费鼓励自主选题，突破原有的模式，要提倡大胆思考。概念、判断、推理是理性认识的三要素，认知过程的基本模式，既要反映逻辑思维，又要反映形象思维，抓住本质。读经典、做临床、好学善悟，要善于把鲜活的临床经验进行再现。

为适应当今中医药学学术方向的变革与创新，一定要着眼于人，着眼于人的素质、水平的提高，克服急功近利思想，加强道德、学风建设，大力提倡精神成人，专业成才！希望大家能够做真正的学人，学术所化之人，要作敢于选择走阻力最大的艰险道路的人，为构建我们创新性的国家而努力工作。

（王永炎）

第六节　东学西学兼容为中医学发展拓宽了空间

21 世纪初叶出现东学西渐与西学东渐并行，相互交织、渗透、融通的新局面。中华民族的美德，孔孟仁学将以儒藏为载体远渡重洋而传播四方。医学是人学，中医药学具有科学与人文的双重属性，科学求真，人文求善，人们总是追求真善美，而以美启真、以美储善、以美立命。人需"重生"顺应自然，天人合一的整体观与辨证论治是中医原创的优势。医学不是纯粹的科学，医学离不开哲学，更离不开经验，尤其是中医学理论来源于实践经验的汇聚、检验和升华，进而指导临床诊疗。中医药学以临床医学为核心，疗效体现学科的生命力。20 世纪 50 年代前称中医中药为国医国药，以国学为指针，意象思维是原创思维。中医治学当溯本求源，古为今用，传承是基础，在传承的基础上创新。

屠呦呦先生早年遍览各类中药典籍文献，得知用鲜青蒿捣汁饮用可以截疟，而后用萃取的方法获得青蒿素和双氢青蒿素，用于临床治疗恶性疟疾，挽救了数以百万计人群的生命，是原始创新的成果，并获得诺贝尔生理学或医学奖。显然这是利用现代科学技术创新研制出的药物，其成果表达也是用现代科技语言。晚近王院士的学生提出中医治病用复方的"方剂组学"概念，从化学、生物学与网络药理学等方面阐释中医方剂配伍原理的新技术。

综观 20 世纪医学的重大成就，其中之一便是传染病、感染性疾病的防治。自 20 世纪 50 年代中医药治乙脑，到 2009 年防治甲型流感，展示了中医药防治病毒性传染病的优势，在国内外产生了良好的学术影响。当今对 WHO 所列的现代难治病，诸如冠心病、糖尿病、脑卒中、癌症、痴呆等，中医药通过疗疾治未病服务于大健康。

若论中医科研方法与路径，运用现代理化分子生物学的技术成果等研究中医证候、方剂与科学原理，并用现代语言诠释，是刚刚起步的探索阶段。而综观古往今来贤哲名医均以儒家之学为主体，以道家之学为辅而儒道互补，此即所谓儒相儒医。名医者必是明医，既重视经验传承，又引进科学技术，还当融汇新知，运用科学的临床思维方法，将理论与实践相联系，以显著的疗效诠释、求证前贤的理论，于继承之中求创新发展。这是以中医药学固有的自身规律做研究。所谓格物致知与致知格物的中医研究。它既有益治学也是做人需领会的道德箴言，有利于医德的培育，使医生与病人成为道德的共同体。

一、病证诊断标准与共识疗效的认识

中医药学以临床医学为核心，疗效体现学科生命力。当今全球化背景下，世界对中医药的需求日益凸显。传统中医、中药要想被世界认可走向科学前沿，融入主流医学体系，必须走标准规范之道，这既体现了国家需求，也是学科自身发展的必经之路。任何学科都有其规律可循，即使是经验累积到一定阶段，同样会呈现一定可重复的规律。因此，标准化是一门学科成熟的标志。个别中医学者认为辨证论治注重个体化的思维可能成为标准规范的障碍，然中医之辨证是在整体观前提下的个性化医学。这种辨证观，既求同又求异。同病同治凸显辨病，同病异治、异病同治则强调辨证。中医学强调病证结合，据病言证。因此，依科学思维，可谓既求大同，据哲学思维，又求其小异。中医之病证具有时空的属性，因此有病候、证候之说。这种时空属性实际是以天人相应之整体和以五脏为核心的人体系统为前提，前者将人置于天地之间论健康与疾病，注重人与外界互为影响的一体化思想，后者凸显人之局部与整体之间的关系。其辨证思维既有八纲辨证之总纲，同时又有脏腑、经络、气血津液、三焦、卫气营血辨证之分。如果说八纲辨证在思维层次中是更高层次的抽象总括，那么后者就更为具象化，是进一步延伸与反思。无论辨病还是辨证，其实都需要强调标准和规范，因为同和异本身就是一种辨证思维，同中有异，异中亦有同，中医学的规范化、标准化思维和道路就是追求异中之同、同中之异，归根结底都是在探寻内在的规律。因此，中医学的规范化、标准化要在遵循中医学自身规律基础上，探寻诊疗标准及疗效评价的技术、方法，不能简单照搬。比类取象运数，从象开端，意象并举，以象为素，以素为候，以候为证，据证言病，病证结合，方证相应，建立形象思维与逻辑思维结合的方法体系。首先，以规范望闻问切四诊信息观察的方法为基础。全面采集文献中的四诊信息条目，构建条目池，在明确概念内涵、临床描述要点、诊疗评价相关性的基础上，分析总结，梳理条目之间的关系，先归并再提取。然后，借鉴数据分析的理念与方法，融入整体系统，实现四诊信息的客观化、定量化。目前，这两项工作已经取得了一定进展，但真正解决四诊信息的规范化，尚需中医与理化生物统计学等多学科的进一步交叉融合。

证候是中医学原创理论的核心，但是中医重视经验的特质，伴生了证候的主观性、模糊性，由于目前缺乏客观、统一的证候诊断标准，严重阻碍了中医科研和临床学科的发展，影响了中医药现代化的进程。因此，我们设想建立辨证方法新体系，提出以象为素、以素为候、以候为证作为证候研究的依据；提取证候要素，厘定证候靶位，进行应证组合是完善辨证方法体系的步骤；据证言病、病证结合、方证相应是临床证候研究的主要原则；系统对照、回顾验证、互补互动是深化证候研究的重要措施。目前，生物统计学等方法探索了证候规范化中的证类构成比、病证所属症状的基本构成规范、证类临床诊断标准规范、证类基本演变趋势等问题，为证候的规范化提供了可行之策。但证候具有动态时空的特点，而量化建立的函数式或判别方程体现的是症状和证类的单一线性关系，对证候的动态演变和非线性关系研究不足。因此，证候规范研究尚需不断探索更好更适合中医证候研究的多种方法。

方剂是根据证候而立法选药、配伍组合而成的，与证候之间有着内在的吻合性，即有是证用是方。由于证候具有动态时空的特征，因此，方剂应依据证候要素来选择或拟定，通过证候要素、应证组合的变化观察证候动态演变规律，以期能够真正体现法随证立、方从法出的辨证论治精髓，方能为"方证相应"的研究奠定坚实的理论基础。方剂的规范，需以中医的病证为前提，在大量搜集古代医家治疗某一病证的相关文献著作的基础上，进行统计分析、数据挖掘，并运用专家共识等方法对中医临床方剂研究文献进行判定和评价。

症状、证候、方剂规范的最终目的是形成中医临床诊疗指南，规范临床诊疗行为，提高临床诊疗水平。但中西医思维模式的不同，中医诊疗标准与西医学诊疗标准的制订存在很大差异，需要探索中医诊疗标准制订的相应模式。在遵照国际指南制订程序与方法的基础上，充分考虑中医诊疗的理论与临床特点，合理运用统计学、临床流行病学与循证医学等研究方法，将其与中医的自身特点相结合，探索有示范性地制订某一疾病诊疗标准的模式，对中医诊疗标准的制订具有指导意义。

疗效评价是临床评价的主体，但是完全按西医学疗效评价的方法来评价中医疗效，结果往往差强人意。缘于在中医药治疗中，要求随着疾病证候的动态演变，选方用药随之调整，这种药物的调整和加减变化充分表现出一种复杂干预的过程。同时，中医治疗某种疾病往往干预手段多样化，内服、针剂、外用、针灸、推拿，充分体现"外治有同内治，不同者法耳"的思想。最后，中医治疗效应可呈现出多维度效果，既可控制病情变化，又能改善病人生存质量；既注重病人主观感受，又兼顾机体功能恢复。针对中医临床干预的复杂性，如何重新审视和评价中医疗效？既往的研究中，评价单方单药、某一药物组分或某种针灸推拿技法临床疗效的方法显然存在局限性，难以解决中医复杂干预的问题，束缚并降低了中医药优势的发挥。因此，中医临床疗效评价实践应该回归临床实际，反映真实世界的临床诊疗情况，以期凸显中医复杂干预对患病生命体的整合调节作用。目前，综合评价技术的介入，如数据包络分析法等为中医疗效评价的开展提供了新的研究方法和思路，成为中医临床研究的前沿领域。但是如何体现中医特色，如何反映中医防治疾病所具有的真正效果，如何制订疾病可行、有效的中医药复杂干预防治措施和策略，如何客观地判定药物或治疗措施具有改变某一个体或人群的特定病证的自然进程、结局或预后的能力，如何运用综合评价技术评价不同治疗方案的整体优势，并进一步优化方案，这些均有待于我们在临床评价方法学中进行尝试和探索。

循证医学的核心是任何有关疾病防治的整体策略和具体措施的制订都应建立在现有最严谨的关于其临床疗效的科学证据之上。随机对照临床试验是获取这种证据的最严谨的科学方法。循证医学方法学可以促进中医药学发展、中医临床医疗决策科学化和中医药临床疗效做出客观科学系统的评价。应用循证医学的方法开展中医药学临床疗效评价的目的，主要是寻找有效的中医药临床治疗的药物、方法、技术、措施等，促进更合理、更有效地分配和利用中医药资源。总体目标是建立一个包含中医药临床研究评价中心，可通过中医药虚拟网络连接、协作开放、资源成果共享的完整体系，能够科学系统地评价中医药新产品、新技术和新疗法的临床疗效。

中医药在此有其成功的一面，但并非每一个防治措施都有高的循证医学证据，因为中医学更加注重个体经验。目前发展中的循证医学实践既重视个人临床经验，又强调采用现有的、最好的临床研究证据，两者将共同发展。中医药学在发展中十分重视在获取临床证据的基础上，思辨中医药理论，如证候的理论和实践。此外，中医药历来重视医学文献的收集与整理，特别是强调历代医著对理论、实践的指导意义。临床考据与循证医学类似，这可能是两门学科相互渗透的基点。在此，也应该清楚地认识到，由于中医自身规律，循证医学的方法应用到中医学疗效评价方面，尚需解决中医证候疗效评价方法和标准以及探讨建立临床研究评价方法体系、评价指标体系和相关标准。随着医学模式的改变，人们将逐渐重视对人体功能活动、生存质量和影响健康重大事件的评价。因此，建立适用于中医药需要，包括中医证候、生存质量评价在内的综合的临床疗效系统评价的方法、评价的指标和标准显得尤为重要。虽然，多中心随机对照临床试验具有毋庸置疑的价值，中医药临床试验必须结合中医药的理论与临床特点，进行专业设计，尤其对重大疾病的辨证论治综合治疗方案的有效性评价，对进一步揭示中医药的辨证论治规律具有重要价值。中医药临床评价应是多学科、多层次的交叉渗透，专业机构的构建和人才队伍的培养对于提高中医临床研究质量和水平以及促进整个中医药学发展具有深远意义。

循证医学不是万能的，同样面临着方法学、逻辑学、社会学的众多挑战，逐渐暴露出自身局限性，除了其以随机对照试验为基础脱离临床实践外，一些疾病，如肿瘤等灰色地带不可能使用随机对照试验，在观察时间、安慰剂对照、入选人群、终点事件等方面存在较低的临床可操作性。另外，循证医学评价过程的权威性也值得商榷，如不同专家和不同的评价标准，即使是同一结论也有不同的解释，甚至 meta 分析的角度、选材的不同，同样也可以造成偏差。中医药学赖以生存和发展的基础是临床疗效，随着生物医学模式的转变，建立在单侧面、单生物因素基础上的生物医学模式评价方法和标准，不能全面、系统反映中医个体诊疗特色和复合干预策略的疗效，严重影响了中医药新产品、新技术、新疗法的开发和成果的推广。循证医学方法不是中医临床研究评价的唯一方法，过分依赖和忽视均不可取。

二、证候规范化研究

整体观念和辨证论治是中医学两大特色。整体观的核心是在系统角度关注子系统结构与功能相关性，而辨证论治是个体化整体观的临床实践。对"证"体悟和归纳以及规律的总结历史悠久，成果丰硕。20 世纪 50 年代，任应秋、秦伯未、姜春华等对辨证论治体系的深入研究，促进了"证"实质的研究。随着研究的深入，学界同仁逐渐认识到"证"的规范是证候研究的基础，催生了 20 世纪 80 年代提出"中医证候规范"的研究。首先，证候概念的提出是对"证"研究的一大贡献，也是中医理论的一大发展，是对古代文献只言片语的总结。"证"是一种当下的概念，而"候"是一种发展、演变的规律总结，证候理论充分考虑到功能相关性。进一步说，其折射的是一种时空概念。因此，证候既是认识论，也是本体论。其次，提倡证候规范化，更是将学科发展置于首位，极具前瞻性。证候规范的前提是对其特性的认识和把握，证候由一组信息群构成，其中有共性的因素，也有个性化的因素，也就是说证候具有内实外虚的特性，其中内实反映的是一种共性，是反映病机权重的关键内容，缺一不可；而外虚反映的是一种个性，涵盖了能够表达个体化的全部内容，如体质、性情、人格特征、生活习惯、生存环境等。辨证论治就是辨识、区分证的内实、外虚，进而将干预的靶向对准证候结构中最"实"的部分，也就是我们临床常说的主方。除了靶向治疗外，临床所谓的加减就是针对外虚的部分。内实外虚是决定证候演化的初始条件，其中内实对证候的演化更为重要，对病因、病性、病势的预判，甚至病机的概括都有启示作用。但临床实践中往往很难第一时间捕捉到疾病的初始证候，医家看到的往往是证候演化过程中的某个状态，造成疾病不同证候之间极小的"内实"或"外虚"的差异，因而难以准确预测演化的结果。证候具有动态时空的特性，这是基于功能相关性的预测和总结，其与内实外虚的特征密不可分，具体体现于证候系统的内实外虚具有在"时""空"两个方面的变动、演化、迁移和发展的规律。同时，基于功能相关性的证候构成和相互关系具有多维界面的特征，其中维是构成证候演化过程的全部要素，面是证候演化过程中某个侧面或界面。对维和面的把握相对容易，对于界的判断是截断扭转的关键。证候的多维界面使证候具有了混沌的特点，其混沌运动是在绝对的时空演化和绝对的多维界面特性条件下，其内实外虚的内容在某一特定界面有相对的稳定性，从而使证候系统的短期行为可以预测，长期行为不可预测，表现出既稳定又不恒定，既可预测又不可拘泥，既有共性又有个性的特征。上述三个特征属于理论化的证候演化，真实世界中干预的复杂性、个体差异等原因会加重证候演化的不确定性，解决的唯一途径是要回归到病证结合之后的病机剥离，也就是说以内实为抓手和观察总结至关重要，这基于证候的特性。我们必须清楚地认识到，证候的规范存在诸多障碍。证候的规范化研究已有30年的历程，但是一个"统一标准"的目标尚未达到，主要原因在于无论是证候的概念、分类、命名，还是诊断都没有达到统一。标准不统一造成推广应用的障碍，以至于业内出现了对证候规范化的质疑之声。中医药学要走向世界前沿，标准化是不可回避的关键环节。证候规范化过程中出现的问题，除了与证候本身复杂性密切相关外，与人的思维及方法也有关。证候规范化的研究必须基于对证候概念和属性的正确理解，对选准证候研究突破口有直接指导意义。"中风病证候学与临床诊断的研究"使用的降维升阶方法为证候规范研究提供了较好的范例，维是证简化分解之后最基本的证候要素，具有不可再分性，维度越小，越容易掌握，使用者的可操作性越大；阶就是基本证候要素相互间的组合，阶度越大，灵活性与适用性越大。降维升阶的方法使证候诊断不再是一种由各种具体证候与临床表现之间单纯的线性联系组合的平面，而呈现出一种复杂的立体交叉的组合关系。在这种组合当中，使用者有着极大的自由掌握空间，这正符合病人特殊个体差异及医生圆机活法的需要。正因为如此，《中风病证候诊断标准》在临床上推广使用的效果也较为理想。显然，复杂性科学的引进对证候规范化的研究非常必要，因为证候系统是一个非线性的多维多阶的复杂系统，用线性研究的方法无法真正来规范它。临床上可能预见证的情况是动态的、多变的、复杂的，辨证也不可能是一种由各种具体证候与临床表现形成的单纯的线性联系。中医学重视思辨，在实践应用中重视功能及相关性，而非实质或层次递进的深究。这种思维源于国学，而异于西方医学。整体、求本、辨证的中医学思维似乎已被国人熟知，但意象思维以及伴生的司外揣内的方法却没有得到应有的重视。

三、整体观视角对中医方剂配伍的研究

（一）创建方剂有效物质的多维提取、分离与分析体系

中药方剂是一个复杂的、包含多种有效物质成分的天然组合化合物库。中药含有众多含量悬殊、结构类型不同的化学物质，因而方剂中有效物质的提取、分离与分析是现代中药系统研发的关键。在"973"项目"方剂关键科学问题研究"中逐步创建了规范化、重复性好的中药标准组分提取分离平台，集成包括多模式多柱色谱系统及多元检测技术、化学指纹图谱的分析技术、制备分离技术、计算机数据管理等技术，形成了高通量、系统集成的分离平台。同时，在多模式、多柱原则的指导下，针对不同中药的样品特性，应用相应的分析模式及方法进行中药分析，建立

行之有效的气液相色谱分离的方法。

（二）构建方剂复杂物质质量控制体系

在创建了基于稳定、高效、系统集成的分离分析平台基础上，融合中药指纹图谱计算分析技术，进而构建了中药指纹图谱质量评价体系。创新的相关分析技术包含基于遗传算法的色谱指纹峰配对识别方法，用于中药指纹图谱相似性计算；使用峰数弹性、峰比例同态性及峰面积同态性，用于中药色谱指纹图谱相似度测度及评价；基于 Fisher 判别法的中药色谱指纹图谱比较分析方法，用于鉴别中药材真伪；基于小波变换的色谱指纹图谱分型表达方法，用于表征中药材质量等级划分；将化学特征分类与类别相似性计算相结合，用于对中药组分进行量化分类等。

（三）探索标准组分配伍的方剂组方新模式

传统方剂的中药配伍停留在饮片层次，其成分复杂、质量难以控制，疗效机制难以说明，而西医学要求中医药需朝着"质量可控、安全有效、机制清楚"的基本要求去发展。因此，王院士带领项目组率先开展了基于中医理论，以系统科学思想为指导的标准组分配伍的方剂组方。以临床有效的名优中药二次开发为切入点，遵循传统方剂的配伍理论与原则，在基本搞清方剂药效物质和作用机制的基础上，以组效关系为基础，优化设计，针对临床适应病证进行组分配伍。组分配伍的主要目标是，形成安全、有效并具有特定功能主治的组分组方或组分与成分组方，如此能够遵循中医辨证用药，具有较高的安全性，而临床适应证明确，还能做到物质基础及作用原理相对清楚而质量稳定可控，可产业化推广。

（四）创制多层次的多药物药效筛选与优化平台

中药复方以多成分、多靶点、多环节、整体综合调节作为其作用方式和特征。如何在多种相互作用的药物成分中筛选出有效物质群，并进行合理量效、时效配比，是组方优化的关键。项目组建立了基于药效的分子、细胞、器官、整体多层次的实验模型，融合调节分子、细胞形态、智能行为、生理生化及生化物质定量 / 半定量等多层次指标，提出了因果关系发现、基线等比增减、极性分段筛选、药对协同效应、试验设计 – 非线性建模 – 多目标优化三联法等多种设计与优化方法，并整合复方组分药代动力学方法，系统构建了中药方剂生物活性评价技术平台，可针对临床适应病证，对中药有效组分进行配伍、配比多个层次的优化设计，该平台的创制对方剂活性筛选及评价具有现实价值和深远的历史意义。

（五）在国际上创立具有中医个体化治疗特色的新学科——方剂组学

"方证相应"的临床实践与经验历经数千年的积淀而日显东方防治疾病的智慧，但方剂联合治疗的网络药理靶标的复杂机制面临巨大挑战。在后"组学"时代，于2011 年率先在国际《临床药理学杂志》（*journal of clinical pharmacology*）上提出了"方剂组学"的概念，探索用现代的多组学方法与信息分析技术来创新发展传统中医学，同年即被《自然》专刊引用。2015年在《中国药理学报》和《现代血管药理》的方剂组学专刊中系统总结了该学科相关概念和技术方法以及目前的研究进展，指明了未来的发展方向。方剂组学是以方剂组作为研究对象，以可控的有效物质群为基础，以临床疗效为目标，用现代检测与分析技术对方剂进行整体论指导下的还原比较分析，创新发展传统中医药理论，提高临床防治疾病的能力，为未来的个体化医学发展提供思路与方法。方剂组包含了成千上万的方剂，联合不同的组学技术和相应的分析工具可以揭示方剂组在不同组学水平的复杂关系。通过优化成分谱、通路以及靶标，方剂组学可以成阵列设计的和可控的联合治疗，通过联合最少的药物实现比单一治疗更好的靶向作用，减少脱靶效应。这种新型中药复方研究模式，是将中医方剂转化为临床药物的转化医学策略，对中医的发展至关重要，同时亦有助于人类加深对复杂疾病机制的了解，并通过制订更好的个性化方案来实现医学的最高目标。

四、病络学说与毒损脑络

病机认识的不同是中西医学共识突破的关键屏障，这关乎两种医学疗效评价的基础。络的理论发掘和发展对于关键病机的认识非常重要，有可能成为未来中西医共识的突破点。但目前对于络的认识在传统理论上发掘不够。络的数量之多、分布之广、联系如网，致使络陷入神经以及微循环的定式思维，接着就有了气络和血络的概念，随之渗灌气血津液，濡养周身的功能被普遍接受，但是对气络的功能认识尚处于一种假说阶段，并且各种假说并没有足够的传统理论支撑，过于附会西医学生理、病理、解剖之实质。其实，根据中医学"言气不言质""其大无外、其小无内"思想的理解，只有将功能和结构结合才能突破对络的认识，也就是说络是一类功能和结构的载体，并不限于某种特定的物质。根据目前文献研究，"通道"作为络基本功能特征具有合理的解释，通道中的物质除了气血津液等营养性物质之外，类似传导、表达、调节、协调、传递的物质也经其运行；另外，络还是病邪、废物出入的通道。络的理论发展既强调"通道"的结构特点，又重视濡养、调节、传导、出入的功能，说明传统中医学对络的认识历来就强调是功能和结构载体。

古代医家提出"久病入络"的理论，提示络是疾病的一个关键环节，也就是说络是疾病病理过程、病机环节的关键，是病证产生的根源。络有常有变，常则通，变则病，病则必有"病络"生，病络生则"络病"成，此时产生的状态，可为疾病状态，也可为亚健康状态。所谓"病络"是疾病的基本病机，其概念的外延是络的某种具体的非正常状态，而内涵是以证候表达为核心的，联系病因病机的、多维界面的动态时空因素，是可直接提供干预的依据。基于病络的认识，病络不仅可以产生络病，还可以产生其他疾病，任何疾病都可能出现病络病机，病络病机也可和其他病机杂合同现。

病络理论的提出具有很重要的实践意义。首先，病络作为病理状态的反映，可以预示疾病的轻重变化。疾病初期，邪气侵袭表浅之络则病情轻浅，随着病程延长或毒疠酷烈之邪侵袭络，则不论病程长短，均标志着病邪深入，病情危重；其次，病络作为病势反映，标志着络结构或功能的改变，成为认识疾病变化、确定治疗方案的一个理论工具，常络为通，变则或络气失和，或络郁、络结，或络虚、络弛，或络急、络引，均可成为络通之碍，日久削夺则会导致络损、络破。目前，临床上似乎形成一种定式，提及络动则虫类搜剔破血化瘀，未免失之偏颇，当审其病机而论；再有病络作为一种基本病机，具体体现为各种病理因素以络为幕布的病理投影移变。病络各种状态的发生，在时间上表现为一种动态过程，随着时间序列的递进，各种病邪产生的增多，应证要素组合的形式必然增多，临床上出现的证候也相应增多，新旧之邪的夹杂性，在时间序列演变上，总以络为经线，各种病理因素的胶结表达，最终形成各种病理因素交织于一体的复杂病局。在此过程中，络始终为邪气深入的主干道和病情递进的晴雨表；还有病络作为一种病理过程，包含着复杂的动态病位变化，这种沿络深入传里布散的过程，具体体现为各种病理因素的空间特性演变，呈现出一种流动的或动态的证候演变。

总之，病络是中医学的重要病机之一，深入分析病络机制，理解其动态演变过程，对全面认识疾病、确定病位、判断预后，具有重要意义。就病因而言，有外感六淫、内生五邪等内外病邪的不同。病变则涉及脏腑、阴阳、气血、津液和神志等功能与形质的变化。所包含的基本病理变化，可按基本证候因素如郁、滞、瘀、虚、毒、痰、水、湿、风、火、寒等实质因素和阴虚、阳虚、气虚、血虚等虚性因素进行应证组合，衍生出多种病络模式，是临床干预的依据之一。

毒邪致病多用于阐释温病、疫病或者外科疮疡疔疖，即重视外毒的致病作用。现代临床难治病、复杂性重大疾病的发病大多是多因素的、复杂的、内伤性的致病过程，既往在因于风、因于火、因于瘀、因于痰的认识基础上，采用单一或多因的辨证论治，取得了一定的疗效，但进一步的疗效提高实在艰难，且临床可重复性差。当代医家在长期临床实践基础上，提出毒损络脉的病因与发病学观点，随着理念的更新和研究的深入正在逐步达成共识。20世纪80年代，从传统安宫牛黄丸发展而来的清开灵注射液，重在清热解毒、化痰通络，从治疗病毒性肝炎、上呼吸道感染着手，取得了较好的疗效。在此基础上，针对中风急性期常规疗法难以取得更好疗效的情况，先后将清开灵注射液应用于缺血性中风和出血性中风急性期的治疗。大量临床实践证明，解毒通络在急重型出血性、缺血性中风病抢救和治疗上能够取得疗效，这也进一步证明，内毒损伤络脉的存在和在发病中的作用。此后，陆续的研究报告从多视角、多系统证实了内毒损伤络脉是临床众多难治病、复杂性重大疾病具有共性发病和加重恶化的原因。遵循审因论治、因脉证治的原则，它可直接、有效地指导临床诊治，提高疗效，因此揭示其科学内涵是病因与发病学理论乃至治疗学理论可持续发展的迫切需要，深入研究有望在病因学理论和疗效上取得进展与突破。

中风病起病急骤，见证多端，变化迅速，与毒邪致病的骤发性相似；中风病病位在脑，涉及五脏气血，累及血脉经络，与毒邪致病的广泛性相似；中风病病理因素涉及虚、火、风、痰、气、血多端，这些因素为毒生、毒聚、毒留、毒滞提供了可依附的条件；中风病多出现神志改变，而毒邪的酷烈往往造成毒邪犯脑和毒邪攻心，毒邪的秽浊性可造成秽邪蔽窍、浊邪害清及浊邪蒙神，传统的方法多用解毒开窍法救治。针对上述临床表现，提出毒邪是中风病病理演变过程中极重要的一种致病因素，贯穿于中风病的整个病变过程。脑为元神之府，是神明出入、神机流转之所。络既是神明出入、神机流转的通道，同时还是病邪、废物等出入的通道。邪积日久可为毒、废物蓄积可为毒、清浊升降失调也可为毒，毒邪排出障碍即可损伤络，进而败坏脏腑组织。这与现代生命科学中生物毒的来源颇为相似。机体的排毒系统是复杂的，脏腑组织器官必须依靠经络的沟通联络作用，才能协调一致，发挥正常的排毒功能。中风病火热燔灼经络，经气必为之扰，信息传输失职，联络功能失常，从而造成排毒障碍。火热之极便是毒，有其内在的理论内涵和依据，而从热毒、火毒论治中风病，与从火热论治中风病有相同的理论基础。正因为火热之极便是毒，才启示临床，单纯用清热泻火的方法是不能尽括病机的，必须用重剂解毒法，方能切中病机，以获疗效。当然，火热之极便是毒，多指中风病先兆期、始发态，中风病整个病程随着病机的变化，在病理演变过程中，寒毒也会出现。也就是说，中风病先兆期和急性期，尤以热毒为多，而在恢复期之后，热毒势减，寒毒显现，且痰毒、瘀毒、湿毒也往往混杂，从而构成了中风病复杂的毒邪病理机转。丰富的临床实践，证实从毒论治中风病的正确性。无论是解毒通窍的清开灵、醒脑静注射液的普遍应用，还是通腑祛毒的涤痰通腑颗粒的满意疗效，都意在使肆虐之毒有出路，是对络损的截断扭转，恢复络正常的生理功能，进而恢复脏腑功能、气血平衡、神明出入及神机流转。

五、意象思维与形神共俱的思辨

（一）意象思维

目前，谈到思维似乎只有哲学与科学方为正统，西方人罕有承认中国人有自己的哲学。我们中国人习惯将自己的思维核心称之为诸子百家或一源三流。直至清末民初西学东渐，梁启超、章太炎、邓实等先贤在西学主义的刺激下，发出了国学、国粹、国故等呼声。近代中国的哲学家有人称之为"中国的哲学"，国学或中国哲学只是名称的差异，至于本质，关键看其思维的特性如何。

自伏羲一画开天地，意象思维就成为主导国人思维的核心。该思维是透过现象表面探索其内涵本体的一种思维，也可称之为形象思=维。《康熙字典》释"意"曰："意不可见而象，因言以会意也。"意体现一种具象或抽象概括的思维领悟内涵。象的内涵又是什么呢？《易》以"象"为最基本观念。《周易·系辞上》曰："在天成象"。又曰："仰则观象于天，俯则观法于地，观鸟兽之文与地之宜。"此处之象为日月星辰之天象，也即上古时代之观象授时之历法。进一步说明象有事实和现象之意，包括客观事实和经验事实，后者多指主体抽象、理解判断、意念想象，如意象、卦象、法相、藏象、脉象等。《老子》等著作也在讨论"象"和"意象"。《韩非子·解老》："人希见生象也，而得死象之骨，案其图以想其生也，故诸人之所以意想者，皆谓之象。"先民运用立竿测日影的方法，开创并逐渐完善了我国的历法。观察性方法也就成为先民理解宇宙及万事万物的主要方法。追溯观察性方法的思维模式，其源头自然不脱《周易·系辞上》之"县象著明，莫大乎日月"与《易传·系辞上传》之"是故易有太极，是生两仪，两仪生四象，四象生八卦"所建立的"立象以尽意"思维定式。《庄子·天道》曰"语之所贵者，意也"，明确将意象擢升到思维领悟的层面。以意立象，立象尽意的意象思维一直主导着中国先民的思维，儒家倡导的格物致知，医家推崇的司外揣内，都是对意象思维和观察性方法的一种诠释。

中医药之意象思维，以象开端。从训诂学而言，象本身就有开始入口之意。如《周礼·大宰》"正月之吉……县治象之法于象魏"。又如《黄帝内经·素问·六节脏象论》："象谓所见于外，可阅者也。"一切生命及健康表现于外可见或可感知的物象资料及生理、病理现象自然也就是中医学观察研究的开端。《寓意草·序》言："《内经》所谓微妙在意者也。医孰无意？"《续医说·序》："医者理也，理者意也，何稽乎？理言治，意言识，得理与意，料理于未见曰医。"医者意也，医者理也，突出体现了医者个人对病象的观察、分析、论理的思维能力。这与张东荪先生所言之"哲学大部分是由于论理的进路而取得结论"颇为相似。如果说宋以前的医学体现的是一种个人的主观悟性，那么宋以后的社会由于理学的兴盛，则主张"格物穷理"和"格物致知"的认识过程，亦即强调对规律性的认识。受其影响，医家由重视个人的主观悟性转向凸显理性思维的方向，把"医者意也"的主观悟性思维认识层次，提升到理性思维的认识层次上，并把医家擅用"意"或"悟"的效应称为"神"，后世由此语概括出"医者意也"，充分说明了中医意象思维的主体作用。

（二）司外揣内的思维方法

自先民立竿测日影的方法开始，观察性方法就成为国人认识和理解事物的主要方式，也即运用以小观大的方法，通过局部的观察、近似的描绘，推测整个全局，我们归结此方法为司外揣内，这种司外揣内的思维方法在中医药学中得到了淋漓尽致的发挥。《灵枢·外揣》："远者司外揣内，近者司内揣外。"《类经·十九卷》曰："五音五色见于外，因脏气而彰明也。五脏之气藏于内，因形声而发露也。外之不彰不明者，知内之波荡也。"又："远者主外，近者主内，察其远能知其近，察其内能知其外，病变虽多，莫能蔽吾之明矣。"可见，中医司外揣内的诊断方法是基于整体思维，把重点放在局部病变引起的整体病理变化上，或将局部功能变化与整体功能反应统一起来。也就是说根据人体生理、病理现象，揣测生命运动所处状态的逻辑思维活动。如前所述之意象思维，是通过对生命现象的观察、辨认，形成感性认识，进而发现并归纳本质属性的生命状态与表现于外在现象的固定联系，形成概念，由感性认识上升到理性认识，进而达到外揣到内揣相对吻合，逐渐形成中医表里对应、经络对应、脏腑对应、脏腑与组织对应等以阴阳学说、五行学说理论为核心的整体观，构成了司外揣内、司内揣外的诊断方法的理论基础。中医诊断方法的望、闻、问、切就是基于体表与体内脏腑的密切关系而采取的行之有效的诊察方法。

（三）象，素，候，证

中医学的辨证过程可概括为以象为素，以素为候，以候为证。"以象为素"使司外揣内的思维方法更具中医特色。《博雅》载："素，本也。"如果说证是中医疾病的本质，素就是证的本质。以象为素，是一个归纳的过程，"以素为候，以候为证"是进一步演绎和再归纳。以素为候，以候为证体现了一个诊断思维的过程，这个思维过程是个关系传递过程，其中以素为候反映的是一个物生而后有象，"以意立象"的过程。以候为证是在意象思维指导下的再次"立象以尽意"的过程。"候"作为动词而言，有诊察、预测、占演之意。作为名词而言有征兆、时节、节令之意。以素为候之候，既有诊察之意，又有时间、空间与征兆之意。综合而言，候就是与时间空间密切相关的征兆之意，就时间空间而言含有"当下"之意，如竺可桢先生所创"物候学"即有此意。也就是说"候"是契合的、合适的、对应的时间空间的一组症状、体征，由于时间空间的随时变化，也就注定了候具有一定的动态变化性。《增韵》释"证"曰"质也"。从训诂学方面讲，"证"本身就有本体、本质、素朴、单纯之意，因此，将疾病的本质以"证"来抽象概括是合乎国人、国医思维的。以候为证，就是以当下观察或感知到的症状与体征为依据，分析归纳，将其抽象概括为某种证的思维过程。象思维注重唯物、唯象的理念，强调关系本体论，凸显能量与信息的时空转换，这些无疑都与现代科学大格局的变化相适应。高概念时代的来临，中医药学欲取得突破性的发展，必须注重三个结合的原则：逻辑思维和意象思维的结合，以寻求科学问题的凝练、解释与机制的揭示；实证研究与关系研究相结合，推动模式化理念和技术、器物、方法的大发展；自然科学与人文哲学的结合，彰显科学与人文并重、科技为人文奠基、人文为科技导向的重要理念。大量事实证明，在科学创造活动中，意象思维在确定研究方向，选择有前途的科研课题，识别有希望的线索，预见事物的发展过程和研究工作的可能结果，提出假设，寻找解决问题的有效途径，领悟机遇的价值，在缺乏可供推理的事实时决定行动方案，在未获得决定性证据时形成对新发现的看法等方面，都起着十分重要的作用。

（四）形神共俱，君相互感的心身医学调节模式

中医理论中，心身调节的理论模式，经历了由"形神一体""心身合一"的整体观念到"君相互感"的过程。在医学模式向社会—心理—生物模式转变的今天，精神与形体的关系已被普遍认识，心身疾病与身心疾病也得到相应的重视，这与形神共俱、君相互感的理论内涵相合，同时基于上述理论的中医心身调节实践经验，对指导当今的临床有着重要意义。

君火寓心火，涵盖着人的全部精神心理活动，也称为神志之火，具有五行火的性质，与五脏之心相应，同时容易受人欲、情欲的影响而过极形成病理之火。由于君火具有调控人和环境和谐互动的功能，使人能在复杂环境中得以生存；君火有主司人的感知和思维的功能，人的自我意识和对外界的感知皆有赖此火。君火对人体脏腑功能活动具有强大的制约和调节作用，为脏腑之主。相火蕴含于脏腑之中，根

源于肾与命门，兼具阴守和阳动的双重属性，守本位，不妄为常，其不同于五行之火，而具龙雷之火的性质，不为水灭湿伏，宜养之、藏之、敛之，忌折伐。君火与相火生理上互相资生，互相制约，彼此协调，上下配合，温煦脏腑，推动机体生长发育、新陈代谢。病理上互相影响，互相耗损，变证丛生。

中医君相互感的心身调节模式为君火通过君相互感、水火既济与相火互相联系、互相影响的桥梁和纽带，使人体形成形神一体、心身合一的整体，进而使人和自然形成天人合一的整体。君相互感理论揭示了人体在生命高层次上的整体调控模式，是医学史上的重要突破，对其深入研究无疑将对心身疾病的中医诊治及预防、中医心理学科的发展都有着重要的指导作用。

（王永炎）

附录一：
《中国中医药重大理论
传承创新典藏》序

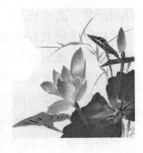

　　中华民族的伟大复兴必须有文化强国的战略，必须有全民健康的教育。医学是科学与人文融合的学科，医学不是纯科学，医学离不开哲学，也离不开经验。医学是人学，在自然哲学引领下一切以人为对象的学问均与医学相关。人有生必有死，医学是由死向生的和缓，尽享天年，是让疾病苦痛减轻的学问，是依靠科学成果与人为准则结合的学科，而医学学科建设是卫生事业的基石。中医药学是以中华民族国学儒释道一源三流为指针，以临床医学为核心的，在高等教育中占有一席之地，科学研究、事业产业、学术期刊自成体系，被国务院、国家学位委员会认定为一级学科，是具有科学与人文双重属性的学科。

　　对于任何一门学科来说，创新一定是其发展过程中亘古不变的主旋律，于古老的中医学来说尤是如此，正所谓"若无新变，不能代雄"。但中医学如何做到更好地创新发展，却是我们首先应该思考的重大问题。中医药学产生于中国古代农耕文明时代，许多思想和原则乃至具体方法都与工业文明的科学体系有所差别。不同文明体系和不同科学的冲突、融合、裂变，以及再裂变、再融合的格局，对中医学这门古老的医学既提出了挑战，又提供了新的历史发展机遇。近百年的中医学坎坷历程就是这一过程的真实写照。

　　我们中医药工作者，首要要重视传承，要在传承的基础上创新。传承不仅仅要传承中医药几千年来梳理汇集的哲理实践及其宏富的临床经验，更重要的是要传承发扬中医学中所蕴藏的人文美学，以及整体观、尚同、尚一、小康和合的哲学思想。作为社会成员奉行敢担当、识常变、知无常的儒释道国学准则，坚守优秀传统文化特质，兼取吸纳异质文化的养分。东学西学的整合，既具有内驱力又重视外动力，但必须坚持我主人随的原则。中医学强调动态流变直观的整体，注重关系本体，论关联性研究，重仁德善行，重义利事功，重良知医德，强化人自身的修养。在当今高概念、大数据、大健康与大学科的时代，具有弘扬一元正气、形神一体、取象易数等原创思维与诊治现代难治病与病毒性传染病的原创优势。中医学人应有文化自觉、自信、自立。在中医药学学科领域崇尚国故，追思贤哲对人与自然和人际关系，创造和谐稳定的人类文明，以及对生命健康真谛的体悟和探索。人必须消融在大自然中，"天人合一"，维护环境，绿色建设十分重要。当然，当今社会，多极化的政治，多元化的文化，现代科技高速发展，多学科有机融合，中医药学运用现代科技的方法手段，如化学生物学、结构生物学、多基因组学做研究，并用现代语境诠释、表达成果，这是应该提倡的，也是必须的。

中华人民共和国成立以来，在党和国家中医政策的支持下，广大中医药工作者披荆斩棘，砥砺前行。师长们与学长们在中医政策执行不力，"中焦痞塞"，中西医并重政策不被落实，中医药学处于弱势学科的情况下，紧紧围绕国家战略和社会需求，开展多学科协同研究，集成创新，取得了许多有益于人民健康和有一定国际影响力的重大研究成果。

中央提出弘扬中华民族传统文化是建设富强中国的基石。"天下为公、世界大同""三个代表""八荣八耻""一带一路的共商、共建、共享"等都是优秀传统文化的展现。"文革"结束，百废待兴，邓小平同志提出以经济建设为中心，又提出"韬光养晦"的策略，为我国改革开放带来了 40 年的发展机遇，传统文化的负性逻辑也很重要。我向来肯定"五四"新文化运动倡导的科学、民主，然而"打倒孔家店"是错误的。同理，"文革"中"打到一切"压抑、摧残了传统文化的继承。今天回归中华民族优秀传统文化的中国智慧绝非偶然。中医人备受鼓舞，迎来了软实力的擢升。《中华人民共和国中医药法》的实施，《中医药发展战略规划纲要（2016—2030）》的部署，为我们带来了前所未有的机遇期。"借得东风四海航，挂帆直下三千里"，我们应该深刻认知当代中医基础理论发展的责任感、使命感、紧迫感，重视临床对现代难治病诊疗研究与共识疗效的评估，宏观深入地对治未病与辨证论治优势辐射推广。应该从战略科技特区的基础性、前瞻性、系统性进行全方位、多视野、一体化格局的中医理论科学研究和体系建设。"且将升岱岳，非径奚为？欲诣扶桑，无舟莫适"。《中国中医药重大理论传承创新典藏》博采众长，既宗古训又弘新意，实为中医药科学研究与临床实践之"门径"与"舟楫"。

（王永炎）

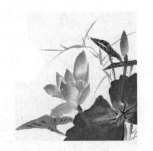

附录二：
《任应秋医学全集》序

　　任应秋先生是杰出的中医学大家、中医理论家、中医教育学家。先生学术成就卓越，系中医药学科建设重要的奠基人。领衔基础理论研究，其求真创新之举，悟道导航之功，博极医源，精进沉潜，丰功伟业，实为吾辈学人的楷模。先生曾例行每周门诊两次，带领学生教学实习，于临证之际，于性命身心之学，六艺圆融之道，苍生司命之术多所研习。学问互砥砺，疑义相与析，曾有幸得先生教诲、传授与点拨，开临床思维，徇读经典而获益，对"辨证论治""天人相应""形神一体"，渐悟其理，于日后诊疗中践行。先生崇尚国故，致力国学、国医，积学深厚，仁术并重。先生遍览"十三经"注疏，读尽中医名著，通达古今各家之学；先生惟人惟学，刻苦读书，温故知新，成就吾辈做人、治学之典范；先生颇具独立之精神、自由之思想内涵，教书育才，营建团队，于传承基础上力创新说。先生之伟业必常青于杏林，不竭于橘井，惠泽于医道，虽历久弥新，流芳于千古矣！

　　追忆先生奉调北京任北京中医学院教授辗转约三十载，作为首届毕业生颇多感概，缅怀往昔，悲情苦涩惋伤之后则催人奋进。十年"文革"间，先生备受折磨，遭受坎坷，令人痛心疾首。而先生淡定不惊，继续笔耕著书治学，令吾辈铭刻于胸永志不忘。于茫然惆怅之后，焕发涌动出一股激情，立志毕生忠诚于中医事业以谢恩师！

　　1956级学生在读期间，理论学习课时较少，为了让学生能增厚医学功底，奠定较为坚实的基本功，于1962年毕业后，留校补习《内经》课程，由先生主讲。先生认真敬业备课，其破策问难之论，原文思辨缕析，朗朗震耳发聩之音，彰显效力之功，至今记忆犹新。先生倡议：六年制本科毕业，应组织论文答解，确定分配指导教师，论文以策论文体为主，由指导教师问策命题。先生为首届学生撰写论文做专题报告以启迪，届时全年级百余位同学按题目学科区别，分作四组答辩，效果良好，对培养学生治学写作的能力多有裨益。

　　20世纪80年代初，依先生学术造诣与学科建设之奉献，理应出任我院院长，师生亦多有推荐，然终未成。当时上海、成都诸校皆先生一辈执掌，对现实我等多不理解，原感茫然。学校与卫生部等经17个月的调研考核，由当时的国务院总理赵紫阳任命我任院长。时值1983年底，于春节期间我前往拜谒先生，执手促膝相谈，我认为当以学科建设为主导，深入到学科课题组当中，尊师重教，一定不失学人之本色。先生坦然告我，对医古文与各家学说课程设置做些调研之后，可考虑做些改进为好。我牢记先生之教诲，感先生以拳拳之心甘为人梯之德，为我校建设与发展倾心尽责，惟为道为善是从。先生对学生诚心耿直的谆谆教导，显示出学者之美德，令吾辈学人敬仰并受益终生。

《任应秋医学全集》即将付梓，相信这部宏伟巨著当自立于国医之林并辐射发挥重要的国际影响力。先生热爱国学，融通哲学、史学，坚持真理，追访前贤而自创新说；先生在五十余载的从医历程中，勤勉著书30余部，写论文500余篇；先生学术成就丰厚，为后学留下了宝贵的经验和文献资源，堪称中医学术界的一面旗帜，是振兴中医之功臣。

《任应秋医学全集》计十二卷，从纵横两个视角系统整理和发掘先生的学术思想、治学方法和学术成果。"纵"以时间顺序为主线，"横"以学术主题为主线。光阴荏苒，时空转换，百年中医经历多少艰难曲折。先生与同辈学者为中医药学生存而奋斗不息，使自1929年"废止中医案"失败后，终得以有复兴之机遇。中华人民共和国成立之后，老一辈国家领导人毛泽东主席、周恩来总理关怀支持中医事业，曾做过多次重要批示。在20世纪50年代中期设立了中医科研、医疗机构，尤其是建立了高等中医教育，北京等四所高校应势诞生。但由于"中焦阻塞"，中医中药的发展仍举步维艰，"废医存药"之声不绝于耳，中医"不科学"之风阻碍着中医政策的贯彻执行。在中医工作的坎坷磨难进程中，先生出任中华全国中医学会副会长，亲自主持和创办了仲景学说专业委员会，举办了高端国内外学术交流会议，团结业内学者，培养新生一代，多次为中医工作、中医教育等政策方针的落实建言献策，针对政策执行不力的垢弊直言批评。总体来看，著名的"五老上书"是具有现实和历史意义的，是有力度、有影响、有独立见解的建议。当然，因历史的缘由，"五老上书"难免有偏颇之处，但起码首届毕业生在诊疗实践中，多数已成为一代明医就是其积极影响的见证。值此，我们深切感叹先生与前辈学者忠诚中医事业所亲历的沧桑苦涩。

《任应秋医学全集》所载先生之论著，有中医学经典研究、中国医学史研究、中医学文献整理研究、中医各家学说研究、中医临床实践与研究，还有医论文集等内容，总计700余万言。关于中医基础理论，尤其是《内经》医学理论体系的研究，是十分艰难的事。在只能讲"一分为二"容不下"合二为一"，只许讲"唯物史观"不准讲"唯心史观"的环境中，先生率先提出"阴阳学说""五行学说"是贯穿于中医理论体系的认识论和方法论，指出"阴阳五行"作为元素，不是物质实体，而是具有某种性态特征的运动功能。先生总是坚守中医原创思维和本旨来论述阐发中医学的理论。明鉴先生追求真理之学风、文风，镌刻先生求实、无畏之精神。大哉先生！伟哉先生！其实国学、国医中有唯心主义的内容，对维护人类健康和防治疾病至关重要，应给出一条路让医师与医学生学习体验，并付诸诊疗实践。当今，叙事医学与叙事循证化是推动医学发展的重要内容，学人读马一浮、熊十力等新儒学派的著作，乃至读朱光潜、李泽厚等哲学、美学书籍，为悄然兴起的中医基础理论研究拓宽了空间。回顾先生往昔对中医理论与仲景学说的研究成果，实乃居功至伟。

今天恰逢高概念、大数据新时代的来临，科学求真、人文求善，科学人文和合共进。中医药学其"天人相应""辨证论治""形神一体"的理论精髓与原创优势，其人文内涵蕴藏有丰富的哲学、史学、逻辑学、心理等学科的内容，而体现在中医中药的理法方药之中。显然，中医药学是科学与人文水乳交融的产物，科学为人文导向，人文为科学奠基，科学人文合而不同，互辅互动又相辅相成，可以自豪地说：中医药学是以科学精神体现人文关怀的典范。"整体论"与"系统论"结合融汇、还原分析的成果集成进入后基因时代，各种组学与内外环境的关联对疾病、证候、方剂表型组学的研究推动，成为中医中药科研的重要趋势，我主张发挥原创思维与优势总以惠民为要务，并逐渐提升学术的国际影响力。

《任应秋医学全集》的出版，旨在弘扬先生的学术思想与道德风尚，传承先生继往圣、开来学、弘医道、造福祉、利众生之志，将国医、国药之学发扬光大，彰显薪火相传之效力。

感谢任廷革主编及整理组编写团队的信任与鼓励，邀我作序，不敢懈怠，以继承先生之学，幸甚至哉，乐观厥成。

中央文史馆馆员

中国工程院院士

学生王永炎

甲午冬月于致远书屋

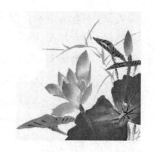

附录三：
《一代儒医萧龙友》序

崇尚国故，追思前贤，令吾辈学人晚年垂慕而倍受鼓舞，欣闻萧承悰教授近著《一代名医萧龙友》，真乃可喜可贺之事。是书系前辈萧龙友先生嫡孙女萧承悰教授纪念萧先生诞辰140周年、仙逝50周年而作。萧先生是文史学家、书法家、中医学家、中医教育家，生平跨越两个世纪，适民族于水深火热之中，国学遭遇摧残，中医历经坎坷，萧先生一代儒医，为彰显国故勤勉奋争而成就卓越，实为今人楷模。当今笼罩在中医学人头上"不科学"的阴霾逐渐消散，中医受歧视的日子已经过去。由于东学西渐与西学东渐并存，中医药学渐为科学家首肯，其深厚的社会基础，已为百姓拥戴，我们即将迎来中医学术发展的良好机遇。为此感怀故人忠诚国学、笃志国医之精神，自当相互勉励，严谨治学，为事业出力，为学术修身，为群众造福。

传承、创新、现代化、国际化是时代赋予吾辈学人的使命。传承是基础，创新是目的，学习前贤之学说，而发皇古义，诠释医理既是传承又是孕育创新；现代化是国家民族的要求，适应13亿人口的大国办卫生，以现代科技整合中医药原创优势，我主人随地体现人文关怀；国际化首当着眼于为人类健康，为建立统一的新医学与新药学做前期准备。什么是中医学自身的规律？我认为是中国自然哲学引领下的整体医学，自适应、自组织、自调节、自稳态维护健康防治疾病，一切都要顺应自然。中医学的理论框架是天人相应、辨证论治、形神一体。中医学重视临床医学，鲜活的诊疗经验，显著的临床疗效最富有活力。还原分析用模式生物方法研究中医药虽不可或缺，然而应在系统论指导下去拆分再将数据归于整体去分析。毋庸置疑，中医药研究更需要人体实验，学习循证医学方法克服局限性，按中医自身规律，去设计、去观察、做总结、出成果，而后辐射推广弘扬学术而造福桑梓。

喜读《一代儒医萧龙友》一书，其中家学渊源，足知先生饱学经史子集，熟谙四书五经，学问功底之深厚。先生热衷于教育，于变法维新之始即在山东济南办高等学堂，亲拟章程，兼任教习，至今留有政声。先生于1928年践行"不为良相，便为良医"的夙愿，曾被内务部聘任为考试中医士襄校委员，先生自号"息翁"，为弃官行医自撰《息园医隐记》，文刻扇骨珍藏于世。1934年北京举行第一次中医会考，主考官即萧龙友、孔伯华、施今墨、汪逢春四位，此即"京城四大名医"之由来。萧先生一生致力发展中医教育事业，主张"非学校医院并设，使学习与临床互有经验，不易取得良好效用"，至今仍有指导意义。萧先生与孔伯华先生创办北平国医学院，可谓筚路蓝缕，倾囊解助，愈挫而弥坚。中华人民共和国成立后，萧先生当选全国人大第一届、第二届代表，曾任主席团成员，作为中医学家当选中国科学院学部委员（即今院士），曾任中国中医研究院名誉院长。萧承悰教授将萧先生医道医术凝练升华汇总成篇，寓薪火传承之志，现佳作已成，邀我写序。深感学友厚谊，铭刻先贤遗愿，予重振国医学、弘扬国医矢志不移，愿与同道共勉。

王永炎己丑仲夏